DR. LIESA MA

Barre FITNESS

STÄRKEN • FORMEN • DEHNEN

Das effektive Workout für ein besseres Körpergefühl

riva

Inhalt

Fitness an der Stange – wieso, weshalb, warum?

Hallo, liebe*r Leser*in!

Wie schön, dass du den Weg zu diesem Buch gefunden hast – und vor allem: Wie schön, dass du dich für das Barre-Training interessierst! Ganz egal, ob du gerade zum allerersten Mal von Barre gehört hast oder ob du bereits begeisterte*r Teilnehmer*in bist – ich bin mir sicher, dass du nach der Lektüre dieses Buches noch mehr über dieses ganz besondere Workout wissen wirst. Vor allem aber wirst du neue Trainingsimpulse, wertvolle Hintergrundinfos und hoffentlich auch ganz viel Motivation für deine eigene Praxis mitnehmen!

Doch lass uns ganz am Anfang beginnen: Was ist Barre-Training? Warum braucht es ein Buch darüber? Die Antwort ist so einfach wie überzeugend: Barre ist ein unglaublich effektives, vielseitiges und inspirierendes Training, das in den letzten Jahren zu Recht enorm an Popularität gewonnen hat. Und das ist kein kurzfristiger Hype – es ist vielmehr das Ergebnis davon, dass immer mehr Menschen ein Workout suchen, das ganzheitlich, nachhaltig und für die allermeisten Menschen leicht zugänglich ist. Barre kombiniert auf faszinierende Weise Elemente aus Ballett, Pilates, funktionellem Training und Yoga zu einem harmonischen und zugleich herausfordernden Bewegungskonzept. Es trainiert nicht nur die großen Muskelgruppen, sondern aktiviert vor allem auch die tiefliegenden, oft vernachlässigten Muskeln – und genau das macht den Unterschied!

Was Barre mit deinem Körper macht? Eine ganze Menge. Es kräftigt, macht beweglicher, verbessert deine Körperhaltung und deine Balance – und das alles, ohne dabei Gelenke oder Bänder unnötig zu belasten. Du arbeitest mit deinem eigenen Körpergewicht, mit präzisen, kontrollierten Bewegungen und oft auch mit Mini-Impulsen – und genau das sorgt für diese tiefgreifende Wirkung. Kurz gesagt: Barre bringt dich zum Zittern – im besten Sinne des Wortes. Und dabei eignet sich dieses Training für fast alle: Egal, ob jung oder alt, Einsteiger*in oder Sportprofi, mit sportlicher Vorgeschichte oder ganz ohne Trainingserfahrung – fast jede*r kann mit Barre starten und die eigenen Fähigkeiten Stück für Stück erweitern. Deshalb ist Barre auch viel mehr als nur ein Fitnesstrend – es ist ein Konzept, das dich über Jahre hinweg begleiten kann mit Bewegungen, die deinen Körper immer wieder herausfordern.

Und genau darum braucht es ein Buch wie dieses: ein Schriftstück, das dich Schritt für Schritt an diese Methode heranführt, sie verständlich erklärt und gleichzeitig so aufbereitet, dass du sie sofort umsetzen kannst. Dieses Buch will dir nicht nur Theorie vermitteln, sondern vor allem Lust auf Bewegung, Körperbewusstsein und auf deinen eigenen Weg mit Barre machen.

Jetzt fragst du dich vielleicht, warum gerade ich dieses Buch geschrieben habe. Nun, ich trainiere inzwischen seit über sechs Jahren regelmäßig Barre – und rückblickend kann ich sagen: Es hat mein Körpergefühl nachhaltig verändert. Ich war immer schon sehr sportlich, habe viele Jahre klassisches Krafttraining gemacht, mit Lang- und Kurzhanteln gearbeitet, HIIT-Kurse besucht und beim Indoor-Cycling geschwitzt. Damals galt für mich: Ein Training ist nur dann »gut«, wenn ich völlig ausgepowert, klatschnass geschwitzt und mit Muskelkater nach Hause gehe. Low-Impact? Das war für mich eher ein Synonym für »langweilig«.

Als ich das erste Mal von Barre hörte, war ich –ehrlich gesagt – skeptisch. »Ich bin keine Tänzerin«, dachte ich. »Ich bin nicht besonders flexibel. Ich brauche Power, keine grazilen Bewegungen.« Doch irgendwann wurde meine Neugier größer – und ich besuchte eine erste Stunde. Was soll ich sagen? Diese Stunde hat mich geerdet. Im wahrsten Sinne des Wortes.

Denn Barre hat mich komplett überrascht: so kontrolliert, so intensiv, so anspruchsvoll. Plötzlich brannten Muskeln, die ich beim klassischen Krafttraining nie so gezielt gespürt hatte. Meine Beine zitterten, mein gesamter Körper war gefordert – und doch fühlte ich mich danach nicht erschöpft, sondern kraftvoll, aufgerichtet und innerlich gestärkt. Es war ein völlig neues Körpergefühl. Und: Ich wollte mehr davon.

Es dauerte nicht lange, bis ich mich tiefer mit der Methode beschäftigte, Ausbildungen absolvierte und schließlich mein eigenes Barre-Studio in Köln eröffnete. Heute ist Barre ein fester Bestandteil meines Alltags – beruflich wie privat – und ich bin überzeugt: Diese Methode hat das Potenzial, das Leben vieler Menschen zu bereichern.

Für wen ist dieses Buch gedacht?

Kurz gesagt: für dich – und für alle, die sich mehr Körperbewusstsein, Kraft und Freude an Bewegung wünschen. Egal, ob du gerade erst einsteigen möchtest oder schon Erfahrung hast: Dieses Buch nimmt dich an die Hand und begleitet dich auf deinem individuellen Barre-Weg. Es bietet dir einen fundierten Einstieg in die Welt des Barre-Trainings, vermittelt dir die Grundprinzipien, erklärt dir die wichtigsten Bewegungen, gibt dir Trainingspläne an die Hand und begleitet dich dabei, deine Technik weiterzuentwickeln.

Du wirst nicht nur lernen, wie du deine Muskeln effektiv trainierst, sondern auch, wie du deine Haltung verbesserst, deine Atmung bewusst einsetzt und deinen Körper ganz neu wahrnimmst. Denn Barre wirkt nicht nur physisch, sondern auch mental. Es hilft dir, dich zu fokussieren, dich zu zentrieren und mit mehr Achtsamkeit durchs Leben zu gehen.

Dieses Buch richtet sich an alle, die ein ganzheitliches, intelligentes und modernes Training suchen – ein Training, das Körper und Geist gleichermaßen fordert und fördert. Es ist für Menschen geschrieben, die nicht nur an Leistung, sondern auch an Lebensqualität interessiert sind. Für alle, die neugierig sind, ihren Körper besser kennenzulernen und liebevoll zu fordern, anstatt ihn ständig zu überfordern.

Ich wünsche dir, dass Barre auch für dich zu einer positiven, kraftvollen Veränderung führt – so wie es bei mir der Fall war.

Also: Komm an die Stange und verhilf dir mit dem Barre-Training zu einem Leben mit mehr Energie, mehr Flexibilität, mehr Leichtigkeit – und vor allem zu mehr Stärke, innerlich wie äußerlich. Ich freue mich, dass du dabei bist.

Let's go: Barre – wir gehen zusammen rein!

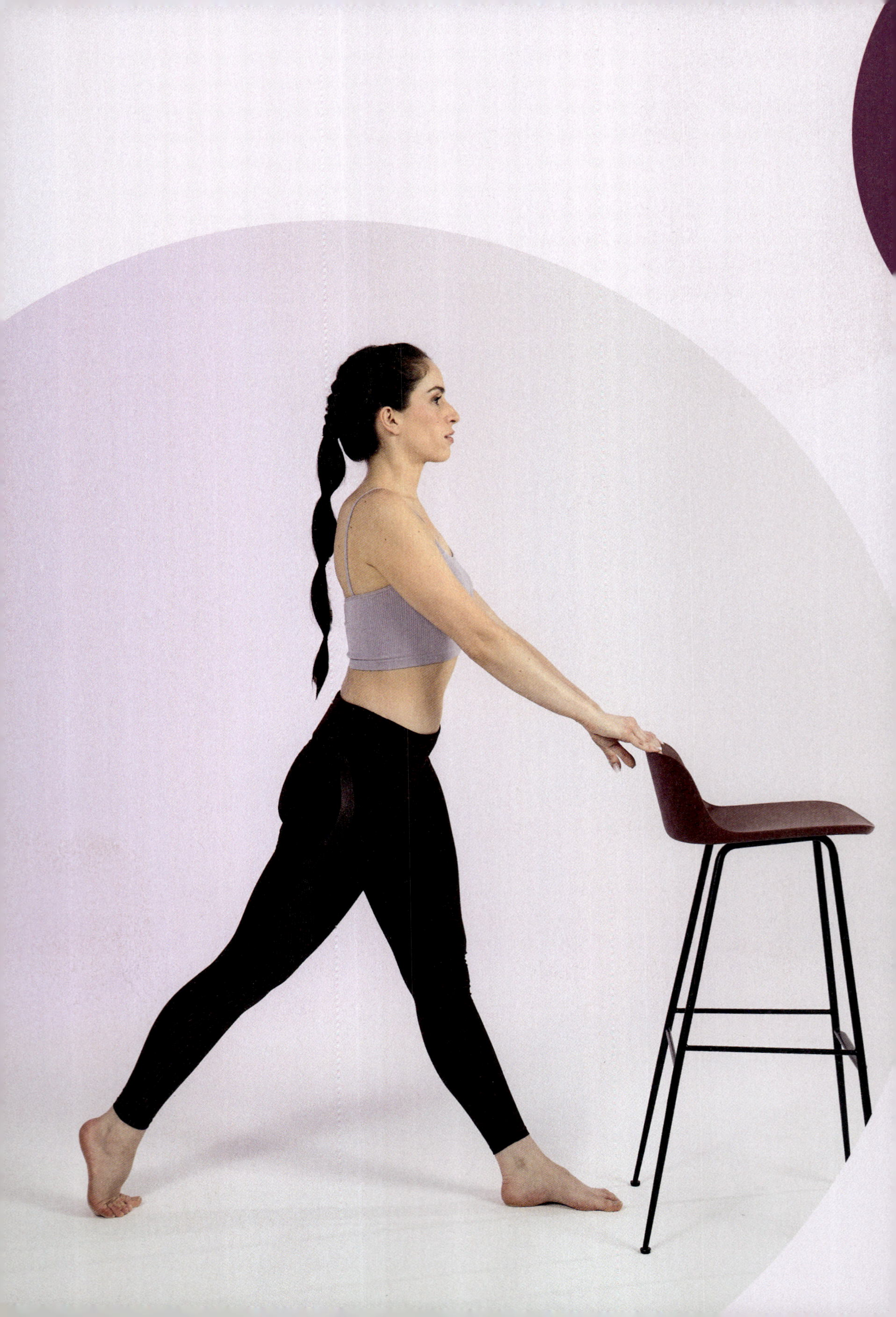

1

Barre BASICS

Was ist Barre überhaupt?

Das Barre-Training ist eine relativ junge Sportart und vielen noch nicht bekannt. Deshalb gibt es natürlich viele Fragen dazu – genau um solche Basisfragen soll es in diesem Kapitel gehen. Was ist das Barre-Training genau und wo kommt es eigentlich her? Wo kann ich es praktizieren? Wie wirkt es auf den Körper und für wen ist es geeignet?

Warum heißt die Sportart eigentlich Barre? Die Namensgeberin ist das Haupttrainingsgerät, die Ballettstange. Barre ist Französisch und bedeutet »Stange«. Und wie spricht man Barre überhaupt aus? Es hört sich an wie »Barr«, das »e« ist stumm. Man spricht es also nicht genauso, wie man es schreibt, sondern eher wie das »Bar« in »Cocktailbar«.

Barre ist ein Hybrid-Workout, das verschiedene Elemente aus anderen Sportarten interpretiert und kombiniert. Es ist ein sehr flexibles Training mit wenig »Eintrittsbarrieren«. Man braucht nicht viel Equipment und – Spoiler – kann es auch ohne teure Fitnessstudio-Mitgliedschaft kostengünstig zu Hause ausführen. Und auch wenn es Barre noch nicht so lange gibt, reicht die Entstehungsgeschichte trotzdem weiter zurück, als viele denken …

Über die Ursprünge des Barre-Trainings

Obwohl das Barre-Training erst in den letzten Jahren so richtig in der Fitnesswelt durchgestartet ist, reicht seine Geschichte überraschend weit zurück. Sie beginnt, kaum zu glauben, in Deutschland. Die Wurzeln dieser heute weltweit gefeierten Trainingsmethode liegen tatsächlich in Köln. Dort wurde 1913 die Frau geboren, die als Begründerin des Barre-Konzepts gilt: Lotte Berk.

Lotte war eine beeindruckende Persönlichkeit – mutig, kreativ, exzentrisch und ihrer Zeit in vielerlei Hinsicht weit voraus. Als professionelle Tänzerin und Choreografin leitete sie zunächst eine Schule für Tanz und Gymnastik in ihrer Heimatstadt. Dies war ein durchaus unkonventioneller Beruf für eine Frau in der damaligen

Zeit – gerade in den 1930er-Jahren, als selbstbewusste, körperbetonte Kunstformen wie Tanz oft mit gesellschaftlicher Skepsis betrachtet oder sogar moralisch verurteilt wurden. Lotte ließ sich davon nicht beirren. Sie lebte ihre Leidenschaft für den Tanz – bis sie durch die veränderte politische Lage und persönliche Schicksalsschläge einen neuen Weg einschlagen musste.

Infolge der nationalsozialistischen Machtübernahme emigrierte Lotte gemeinsam mit ihrem Ehemann und ihrer Tochter nach England, um sich und ihre Familie in Sicherheit zu bringen. Dort erlitt sie eine schwere Rückenverletzung, die sie zwang, ihre Tanzkarriere zu beenden – ein Einschnitt, der für viele das Ende bedeutet hätte. Doch Lotte machte aus der Krise eine neue Berufung und nutzte sie als kreative Chance. Sie suchte nach einer Möglichkeit, ihren Körper wieder aufzubauen – und entwickelte dabei eine völlig neue Trainingsform, die Elemente aus klassischem Ballett, Gymnastik und Pilates miteinander verband. Ihr Ziel: ein Training, das nicht nur den Körper rehabilitiert, sondern gleichzeitig kraftvoll, funktional und freudvoll ist.

1959 eröffnete sie in London ihr erstes Studio: das Manchester Street Studio for Exercise. Dort unterrichtete sie ihre eigene, einzigartige Methode, die den gesamten Körper forderte, straffte und zugleich geschmeidiger machte. Sie arbeitete bewusst mit kleinen, kontrollierten Bewegungen, die tieferliegende Muskelgruppen aktivieren – Prinzipien, die bis heute das Fundament des Barre-Trainings bilden.

Lotte Berk war nicht nur für die körperliche Effektivität ihrer Methode bekannt, sondern auch für ihre ungewöhnliche Namensgebung der Übungen. Bewegungen wie »The Prostitute« oder »The Peeing Dog« sorgten für Aufsehen – nicht nur, weil sie humorvoll und provokant waren, sondern auch, weil sie Lottes Haltung widerspiegelten: Sie dachte unabhängig und unkonventionell und sie wollte Frauen dazu ermutigen, ihren Körper selbstbewusst wahrzunehmen, ihre Sexualität anzunehmen und zu genießen. Für sie war körperliche Stärke untrennbar mit Selbstbestimmung verbunden. In einer Zeit, in der weibliche Lust oft tabuisiert wurde, war das revolutionär.

Der feministische Geist dieser Methode ist bis heute spürbar – auch wenn der sexuelle Aspekt im modernen Barre-Training nicht mehr so stark thematisiert wird. Doch die Verbindung von Körperarbeit, Selbstermächtigung und Freude an Bewegung ist geblieben.

Vom Geheimtipp zum weltweiten Trend

Übrigens: Lotte Berk selbst nannte ihre Methode niemals »Barre«. Das Barre-Training, wie wir es heute kennen, entstand erst im Laufe der Jahrzehnte und hat sich aus ihrer Grundidee weiterentwickelt, an die Bedürfnisse der heutigen Zeit angepasst und modernisiert.

In den 1970er-Jahren nahm sich die amerikanische Tänzerin und Choreografin Lydia Bach der Methode an. Sie hatte bei Lotte persönlich trainiert, war von der Effektivität des Workouts begeistert und erkannte das Potenzial, das Konzept über Europa hinaus bekannt zu machen. Sie kaufte die Rechte an der Methode und eröffnete das erste Studio in den USA – in New York City, einem pulsierenden Zentrum für neue Bewegungsformen und kreative Trainingsansätze.

Lydia veränderte einige Aspekte des ursprünglichen Trainings und passte es für ein breiteres Publikum an. Insbesondere integrierte sie Elemente aus der funktionalen Bewegungslehre, um das Workout für Menschen ohne tänzerische Vorerfahrung zugänglicher zu machen. Die Methode wurde immer populärer – vor allem bei Frauen, die ein effektives, aber gelenkschonendes Ganzkörpertraining suchten.

Ab den 2000er-Jahren nahm die Erfolgsgeschichte richtig Fahrt auf: In den USA eröffneten immer mehr Barre-Studios, prominente Anhängerinnen wie Madonna oder Natalie Portman trainierten Barre, wodurch es populär wurde und schließlich im Mainstream ankam. Schnell folgten internationale Ableger in Australien, Kanada und Großbritannien. Barre entwickelte sich von einem Nischenkonzept zu einem globalen Fitnesstrend, der mit klassischen Studios, Onlineplattformen und digitalen Kursformaten eine breite Zielgruppe erreicht.

In Deutschland ließ der Durchbruch – wie so oft – etwas länger auf sich warten. Erst 2014 öffnete das erste offizielle Barre-Studio in München. Seitdem wächst die Szene auch hierzulande stetig: Immer mehr Menschen entdecken die Vielseitigkeit und Wirkungskraft des Trainings. Von Personal Trainer*innen über Tanzpädagog*innen bis hin zu Physiotherapeut*innen – viele Fachleute integrieren Barre inzwischen in ihre Arbeit.

Zeitlos und modern zugleich

Obwohl Barre sich über die Jahre gewandelt und modernisiert hat, ist das Herzstück der Methode gleichgeblieben: kleine, präzise, kontrollierte Bewegungen, die mit dem eigenen Körpergewicht und einer bewussten Atmung ausgeführt werden.

Das Training stärkt nicht nur, es schult auch das Körperbewusstsein, fördert eine aufrechte Haltung, verbessert das Gleichgewicht und hinterlässt ein wunderbar aufgerichtetes, kraftvolles Körpergefühl. Es ist für alle Altersgruppen und Fitnesslevels geeignet und lässt sich individuell anpassen – egal ob als sanfter Einstieg, als Ergänzung zum Krafttraining oder als eigenes, vollwertiges Trainingsprogramm.

Was mit einer tanzbegeisterten Frau aus Köln begann, hat sich zu einer weltweiten Bewegung entwickelt. Und wer einmal an der Stange steht, merkt schnell: Barre ist nicht nur Training – es ist ein Lebensgefühl.

Welche Sportarten das Barre-Training vereint

Barre ist eine Kombisportart, die verschiedene Elemente anderer Sportarten in sich vereint. Eine essenzielle Inspirationsquelle ist das Ballett. Wer aber jetzt sofort abwinkt à la »Ballett ist nichts für mich« – nicht so schnell! Barre ist ganz explizit nicht nur für Tänzer*innen oder sehr bewegliche Menschen mit ausgeprägter Koordinationsfähigkeit geeignet. Was außerdem wichtig ist: Beim Barre-Training wird auf die »Strenge« des klassischen Balletts verzichtet. Das bedeutet, dass kein Anspruch besteht, dass die Balletttechnik perfekt umgesetzt wird. Das Barre-Workout ist schließlich lediglich vom Ballett inspiriert.

Funktionelles Training mit Eigengewicht ist der zweite große Teil des Barre-Trainings. Funktionelles Training ist eine Trainingsmethode, die darauf abzielt, die Bewegungsfähigkeit des Körpers in alltäglichen Situationen zu verbessern, also den Körper funktionsfähig, sprich funktionell, zu machen. Das gelingt, indem Bewegungsabfolgen nachgeahmt werden, die wir ohnehin im täglichen Leben ausführen. Merkmale dieser Trainingsform sind Übungen, die mehrere Gelenke und Muskeln zur selben Zeit fordern und so den Körper alltagsnah beanspruchen, zum Beispiel Kniebeugen (Squats) oder Ausfallschritte (Lunges). Die sind dann gar nicht mehr so »ballerina-like« …

Der dritte Impulsgeber für das Barre-Training ist Pilates. Beim Pilates-Training geht es insbesondere um die Stärkung der Rumpfmuskulatur. Kontrollierte und langsame Bewegungen stehen im Fokus. Vor allem der Mattenteil des Barre-Workouts oder Barre-Workouts, die komplett am Boden stattfinden (Floor Barre), bedienen sich stark an Elementen der Pilateslehre. Je nach Trainer und Art des Workouts werden außerdem mehr oder weniger Elemente aus dem Yoga integriert. Gerade die bekannte Yogaübung »herabschauender Hund« spielt im Mattenteil des Barre-Workouts eine große Rolle. Ebenfalls von Yoga und Pilates inspiriert ist im Barre-Training die Atmung. Es wird in der Belastung ruhig und kontrolliert geatmet – und zu Beginn und zum Abschluss des Workouts wird eine spezielle Atemtechnik genutzt, um bewusst im Raum anzukommen und nach dem Workout zu regenerieren.

In Kombination entsteht ein intensives Ganzkörpertraining, das die Anmut und Eleganz aus dem Ballett mit der Intensität und dem Pragmatismus aus dem funktionellen Training sowie dem Fokus auf kontrollierter Bewegung und einer starken Körpermitte aus dem Pilates und dem Yoga zusammenbringt. Gute Laune, motivierende Musik und eine »Push your Limits«-Mentalität tun ihr Übriges – tadaaa, das beliebte moderne Barre-Workout ist geboren! Wer regelmäßig Barre-Workouts absolviert, baut schlanke und gleichzeitig kräftige Muskulatur im ganzen Körper auf, verbessert die Haltung und Beweglichkeit enorm und stärkt Konzentration und Körperwahrnehmung. Klingt gut, oder?

Wo man das Barre-Training praktizieren kann

Wie eingangs schon erwähnt, ist Barre eigentlich ein sehr niedrigschwelliges Training. Und zwar nicht nur was das Fitnesslevel, sondern auch was die notwendige Infrastruktur angeht. Du fragst dich jetzt, inwieweit das Vorhandensein einer Ballettstange niedrigschwellig sein kann? Na ja – man braucht die Ballettstange nicht zwingend. Auch wenn die Stange das zentrale Element des Workouts ist, ist sie am Ende nur eine Gelegenheit, sich »festzuhalten«. Wobei wir uns aber eigentlich gar nicht richtig festhalten wollen, doch dazu später mehr. Die Stange bietet eine Möglichkeit zum Halt-Finden, zum Abstützen oder zum Anlehnen. Viele der Barre-Übungen kann man auch zu Hause am Küchentresen, am Sofa oder mit einem Stuhl mit Lehne umsetzen. Im Freien eignet sich die Parkbank oder ein Baum.

Logischerweise lässt sich Barre besonders effektiv in einem dafür vorgesehenen Studio mit einer stabil befestigten Ballettstange unter fachkundiger Anleitung und mit Motivation eines Trainers oder einer Trainerin ausüben. Mittlerweile gibt es fast in allen deutschen Großstädten Studios, die das beliebte Workout anbieten. Natürlich gibt es hier verschiedene Varianten und Schwerpunkte und – wie überall – auch Qualitätsunterschiede. Es gibt reine Barre-Studios, die sich auf das Workout spezialisiert haben. Aber auch klassische Fitnessstudios oder Pilatesstudios nehmen immer häufiger Barre-Workouts in ihren Kursplan mit auf. Da darf man dann allerdings nicht enttäuscht sein, wenn es keine Ballettstange gibt. Häufig sind die Barre-Workouts in diesen Studios von Barre inspiriert und finden eher im Stehen ohne Stange und/oder auf der Matte statt.

Wer lieber zu Hause im Komfort der eigenen vier Wände trainiert oder gelegentlich mal ein Home-Workout einbauen will: kein Problem! Es gibt wahnsinnig viele Barre-Übungen, die sich ohne Probleme in der eigenen Wohnung durchführen lassen. Dafür braucht man lediglich:

- einen Raum, in dem man ungestört trainieren kann
- eine Möglichkeit sich abzustützen (zum Beispiel Küchentheke, feststehender Sessel oder Stuhl …)
- ausreichend Platz zur Seite und nach vorn

Einfacher geht es also nicht! Gerade im Sommer bieten sich auch der Garten oder ein Park in der Nähe super für das eigene Barre-Training an. Genau wie im Haus gilt hier: Es braucht nur einen Ort zum Abstützen und etwas Platz.

Wer mit dem Barre-Training anfangen möchte, kann zunächst Einsteiger-Workouts zu Hause absolvieren. Als nächster Schritt empfiehlt es sich, relativ am Anfang der eigenen Barre-Entwicklung, zumindest ein paarmal ein professionelles Studio aufzusuchen und eine Klasse mitzumachen. Wer sich einmal von einem professionellen Coach hat korrigieren lassen, kann diesen hilfreichen Input mit in das eigene Training integrieren. Wenn man nie unter den achtsamen Augen eines Instructors trainiert, festigen sich unter Umständen in der Praxis zu Hause Fehlhaltungen oder Bewegungsmuster, die nicht effektiv sind oder – noch schlimmer – Verletzungen hervorrufen können. Der Mix zwischen regelmäßigem Home-Workout und Studiobesuchen mit Kurs ist ideal.

Low Impact, High Effect! Wie Barre auf den Körper wirkt

Ein Grund dafür, dass Barre so schnell an Beliebtheit gewonnen hat, ist, dass das Training sehr inklusiv ist und Menschen mit ganz verschiedenen (sportlichen) Hintergründen begeistert. Das liegt nicht zuletzt daran, dass Barre ein *Low-Impact-*Training (LIT) ist. »Low Impact« bedeutet, dass im Training auf Sprünge, ruckartige Bewegungen oder Richtungswechsel und Sprints verzichtet wird. Das sind alles Bewegungselemente, die die Gelenke und Knochen sowie Bänder und Sehnen stärker belasten. Durch das Weglassen dieser Bewegungen sinkt das Verletzungsrisiko. Da beim LIT weniger Stresshormone wie beispielsweise Cortisol ausgeschüttet werden, ist es für den Körper leichter, in der Balance zu bleiben und sich nach dem Training schneller zu regenerieren. Ein weiterer Vorteil von Low-Impact-Workouts ist, dass die Motivation oft länger erhalten bleibt, weil die Belastungsgrenze nicht so schnell erreicht wird. Ist ein Low-Impact-Workout deswegen weniger effektiv? Nein, das kann man so ganz sicher nicht sagen. Das Barre-Training setzt auf eine hohe Wiederholungsanzahl einzelner Übungen und es wird oft mit Widerstand gearbeitet. So können auch langsame, kraftvoll und kontrolliert ausgeführte Bewegungen den Körper nachhaltig effektiv formen und dich fitter und stärker machen.

Für wen das Barre-Training geeignet ist – und für wen nicht

Barre ist ein Training, das fast alle gesunden Menschen anspricht. Personen jeden Alters, auf jedem Fitnesslevel und mit vielen verschiedenen körperlichen Einschränkungen können diese Workouts ausführen und für sich anpassen. Das liegt daran, dass die Bewegungen sehr gut abwandelbar sind und man hauptsächlich mit dem eigenen Körpergewicht trainiert.

Wenn du beispielsweise nach einer längeren Sportpause wieder mit einem Bewegungstraining anfangen willst, ist Barre perfekt, denn deine Muskeln und Gelenke werden nicht überfordert. Die Übungen erlauben dir, dich langsam wieder an die

Belastung zu gewöhnen. Auch ältere Menschen profitieren extrem von Barre-Stunden, denn sie können ihre Balance trainieren und den Körper auf sanfte Art stärken. Durch die Möglichkeit, die Übungen an den eigenen Körper anzupassen, lässt sich Barre auch bei körperlichen Einschränkungen oder speziellen Bedürfnissen in der Regel bedenkenlos praktizieren. Schwangere beispielsweise, denen vom Arzt oder der Ärztin die Freigabe für Sport bescheinigt wurde, können mittrainieren – insbesondere, wenn sie schon vor der Schwangerschaft Erfahrung mit dem Barre-Training sammeln konnten. Natürlich ist es wichtig, auf den eigenen Körper zu hören und die Intensität im Blick zu behalten. Da das Barre-Workout insbesondere Beine und Gesäß fordert, können Schwangere einen Großteil des Trainings sogar ganz ohne Anpassungen mitmachen. Lediglich bei den Bauchmuskelübungen gilt es, Alternativen zu suchen – ein*e gut ausgebildete*r Barre-Trainer*in hat hier sicherlich eine Idee, und wer zu Hause trainiert, lässt den Übungsteil für die Bauchmuskeln sicherheitshalber ganz weg.

Auch superfitte Kraft- oder Ausdauersportler haben etwas davon, Barre in die eigene Trainingsroutine aufzunehmen. Das Ballettworkout adressiert explizit die tief liegenden Muskeln, die man in anderen Bewegungsformen häufig gar nicht erreicht. Die isometrische Haltungsarbeit im Training zahlt sich ebenfalls aus – durch regelmäßiges Training geht man aufrechter und beugt Rückenschmerzen vor. Das Barre-Workout verbessert die Flexibilität enorm, da in der Regel kräftigende und dehnende Bewegungen integriert werden. Die Muskeln werden »länger« und geschmeidiger, dein Körper wird beweglicher.

Natürlich gibt es auch beim Barre-Training sogenannte Kontraindikationen, sprich Gründe, die ein Training unmöglich beziehungsweise nicht empfehlenswert machen. Akute Entzündungen sind ein ganz klarer Grund, nicht am Barre-Training teilzunehmen (das gilt übrigens für alle Sportarten!). Wer sich frisch verletzt hat, sollte so lange warten, bis die Verletzung abheilen konnte und die betroffenen Bereiche wieder sicher belastet werden können. Bei akuten, nicht ärztlich abgeklärten Kniegelenksschmerzen oder Fußschmerzen wird von der Teilnahme ebenfalls abgeraten. Auch bei akuten Bandscheibenvorfällen oder unmittelbar nach Operationen sollte man pausieren. Und wie bei jedem Sport gilt: Wer krank ist und an Symptomen wie Fieber, Gliederschmerzen oder Husten leidet, sollte sich erholen und kein Barre-Training absolvieren. Der Körper braucht Ruhe, um sich zu regenerieren, und Belastung wäre jetzt kontraproduktiv. Im Zweifel sollte man vor Absolvierung eines

Barre-Workouts immer kurz Rücksprache mit einem Arzt halten. Better safe than sorry – besser sicher trainieren, als dass es einem hinterher leidtut und man unschöne Konsequenzen zu spüren bekommt!

Wie sich der Körper durch das Barre-Training verändert

Barre ist eine sehr besondere Sportart. Häufig merken Teilnehmer*innen schon nach den ersten absolvierten Workouts, dass sich etwas verändert. Das Ganzkörpertraining hinterlässt direkt nach dem Training ein gutes Gefühl. Man fühlt sich stärker und irgendwie »fester«. Während klassisches Training mit Gewichten im Fitnessstudio häufig Muskelkater hinterlässt und die Muskeln wachsen lässt (daher das Wort »pumpen«), stärkt Barre-Training auf einer tieferen Ebene und etwas subtiler. Beim klassischen Gewichtstraining wird häufig auf schwere(re) Gewichte und wenige Wiederholungen gesetzt, während das Barre-Konzept eher leichte Gewichte – oder gar keine – und viele Wiederholungen vorsieht.

Beim Barre arbeiten wir mit isometrischen Bewegungen – das heißt kleine und sehr kontrollierte Bewegungen, die aufeinander folgen. Außerdem konzentrieren wir uns weniger auf die großen Muskeln, sondern eher auf kleine, unterstützende Muskeln, die sehr tief liegen. Dadurch verändert Barre nicht unbedingt die Größe der Muskeln an sich, baut aber trotzdem Kraft auf und verändert die Form der Muskeln. Im Ergebnis wirken deine Muskeln bei regelmäßigem Training nach einer Weile schlanker und länger, so wie man das von Tänzerkörpern kennt.

Eine Frage, die natürlich oft gestellt wird, ist, ob Barre dabei hilft abzunehmen. Diese Frage lässt sich ohne Kontext nicht mit einem klaren Ja oder Nein beantworten. Gewicht verlierst du nur, wenn du weniger Kalorien zu dir nimmst, als du verbrauchst – also durch ein Kaloriendefizit. Wenn dein Ziel ist, Gewicht zu verlieren, kann Barre dir definitiv helfen. Einerseits verbrennst du in jeder Barre-Stunde Kalorien, die zu oben angesprochenem Kaloriendefizit verhelfen können. Andererseits wirst du bei regelmäßigem Training stärker und deine Körperzusammensetzung verändert sich hin zu einem höheren Anteil an Muskelmasse im Verhältnis zum Fettanteil. Muskulatur verbraucht mehr Energie und so erhöht sich dein Grundumsatz – wieder positiv für deine Kalorienbilanz. Außerdem verbessert sich durch das Training deine Mind-Body-Connection, das heißt, du kannst besser auf deinen Körper hören und besser mit Stress umgehen. Stress wiederum kann es schwerer machen abzunehmen, denn bei vielen Menschen führt die Ausschüttung des Stresshormons Cortisol zu einem Verlangen nach ungesunden Speisen. Stress sorgt außerdem häufig dafür, dass man schlechter schläft, und das wiederum bringt die Hormone ins Ungleichgewicht und macht es oft schwer, Abnehmziele zu erreichen. Alles in allem bedeutet es: Ja, Barre kann dabei helfen abzunehmen, aber das Barre-Training allein macht dich nicht schlank.

Das Barre-Training hat aber noch eine ganze Reihe weiterer positiver Effekte. Hier ist eine Liste der Veränderungen, die du erwarten kannst, wenn du regelmäßig an der Ballettstange trainierst:

- **Verbesserte Körperwahrnehmung und gesteigerte Balance:** Die haben wir eben beim Thema Mind-Body-Connection schon kurz angesprochen. Beim Barre wird sehr präzise gearbeitet und viel Wert auf die richtige Ausrichtung des Körpers gelegt. Das kann am Anfang sehr herausfordernd sein, hilft dir aber langfristig dabei, ein besseres Bewusstsein für deinen Körper und seine Bewegungen zu entwickeln. Außerdem wird es dir leichter fallen, bestimmte Muskeln gezielt anzusteuern. Das wiederum hilft dabei, die Balancefähigkeit zu steigern. Um dies zu fördern, wird beim Barre-Workout häufig auf einem Bein gearbeitet, da kann es wacklig werden. Du lernst das Ausgleichen und wirst automatisch auch besser in der Koordination alltäglicher Bewegungen. Und genau wie alle anderen Sportarten hilft regelmäßiges Barre-Training dir dabei, Stress abzubauen und dich zumindest für einen Moment auf etwas anderes als den Alltag zu konzentrieren. Mehr dazu findest du im Abschnitt »Wie sich der Geist durch das Barre-Training verändert«.
- **Höhere Stabilität und verbesserte Haltung:** Barre ist ein ganzheitliches Training, das alle Teile des Körpers anspricht. Während eines Workouts sind die Muskeln im Bauch und im Rücken gefordert, denn sie halten dich bei der Arbeit an der Stange in der Aufrichtung. Auch den Beckenboden stärkst du intensiv. So wird dein Core, deine Körpermitte, immer stärker. Das ist sehr wertvoll und hilft dir, mit mehr Selbstbewusstsein durchs Leben zu gehen. Eine stolzere, aufrechte Haltung ergibt sich von allein. Barre eignet sich auch hervorragend für Menschen, die einer sitzenden Tätigkeit nachgehen, denn das Training beugt Rückenschmerzen vor.

- **Stärkere Muskeln:** Muskeln zu stärken und den Körper zu definieren, ist eines der wichtigsten Ziele des Barre-Trainings. Die Kombinationsübungen aus Ballett, funktionellem Training und Pilates sprechen tief liegende Muskeln an und stärken diese intensiv. Dadurch fühlt sich der Körper insgesamt straffer und fester an. Das gilt für alle Muskelgruppen: Arme und Schultergürtel, Bauch und Rücken und insbesondere Beine und Gesäß. Ein weiterer Benefit ist: Wenn die Muskeln rund um die Gelenke gestärkt werden, werden die Gelenke selbst weniger beansprucht. Wenn du zum Beispiel den Quadrizeps und die hinteren Oberschenkelmuskeln stärkst, ist das Kniegelenk weniger gefordert. Die Wirbelsäule wird durch starke Rücken- und Bauchmuskeln entlastet.
- **Verbesserte Flexibilität:** Beim Barre wird nicht nur Kraft trainiert, sondern der Körper auch ausreichend mobilisiert und intensiv gedehnt. Bei vielen Übungen wird in die Länge gearbeitet. Nach intensiven kräftigenden Übungen schließt sich ein Stretching-Part an. So wird dein Körper mit der Zeit nicht nur stärker, sondern auch geschmeidiger. Die Gelenkmobilität wird gesteigert. Die langen und fließenden Stretches tragen dazu bei, eine hohe Bewegungsfreiheit in den Hüften, Knien und Schultern zu erreichen.
- **Bessere Ausdauer:** Die muskuläre Ausdauer wird durch die kleinen, kontrollierten Bewegungen mit vielen Wiederholungen definitiv trainiert. Deine Muskeln können einer Belastung länger standhalten, ohne zu ermüden. Und wie ist es mit der Herz-Kreislauf-Ausdauer? Barre ist kein Cardio-Training. Aber trotzdem kann es dabei helfen, die kardiovaskuläre Fitness zu fördern, also das Herz-Kreislauf-System zu stärken. Insbesondere wenn das Training in einem schnelleren Tempo durchgeführt wird, hilft die Kombination aus kraftvollen Bewegungen mit vielen Wiederholungen dabei, die Ausdauer zu verbessern. Dynamische Sequenzen, die die Herzfrequenz erhöhen, verbessern die allgemeine körperliche Ausdauer bei regelmäßigem Training. Allerdings ersetzt Barre das klassische Cardio-Workout nicht, sondern ist vielmehr eine schöne Ergänzung.
- **Positiver Effekt auf die Faszien:** Die Faszien sind ein Netzwerk aus Bindegewebe, das den gesamten Körper durchzieht. Faszien sichern Stabilität und gleichzeitig Elastizität der verschiedenen Schichten im Körper. Wenn Faszien aber verkleben oder hart werden, können sie ihrer Aufgabe nicht mehr nachkommen. Im Ergebnis spürt man Verspannungen oder sogar Schmerzen. Ein Grund für verhärtete Faszien ist Bewegungsmangel oder eine sehr einseitige

Bewegungsroutine, sei es beim Sport oder im Beruf. Da das Barre-Training viele fließende Bewegungen enthält und auf die Abwechslung von Kräftigung und Dehnung setzt, profitieren die Faszien. Federnde Dehnübungen, die im Barre-Training häufig enthalten sind, fördern die Elastizität der Faszien und halten sie geschmeidig. Die kleinen, kontrollierten Kräftigungsbewegungen beim Barre aktivieren die Tiefenmuskulatur – so werden die Faszien stimuliert. Da Barre außerdem meistens auch bewusste Atemsequenzen enthält, wird Stress abgebaut, was wiederum die Faszienentspannung begünstigt.

Man kann also sagen, dass sich Barre-Training in jedem Fall auszahlt und viele positive Effekte mit sich bringt. Je nachdem, welche Ziele du verfolgst, kannst du dein Training natürlich auch spezifisch anpassen. Später im Buch gibt es dazu noch einen Abschnitt, der sich damit beschäftigt, wie man das Training auf ein bestimmtes Trainingsziel ausrichten kann (siehe Seite 23).

Wie sich der Geist durch das Barre-Training verändert

Barre ist mehr als nur ein körperliches Workout. Barre ist wie schon angedeutet ein ganzheitlicher Ansatz, der nicht nur den Körper formt, sondern auch das mentale Wohlbefinden bei regelmäßiger Praxis spürbar steigern kann. Viele Menschen, die über einen längeren Zeitraum zwei- bis dreimal pro Woche ein Barre-Workout absolvieren, berichten von grundlegenden inneren Veränderungen: Das Selbstbild verbessert sich, man findet in ein emotionales Gleichgewicht und entwickelt ein besseres Gespür für seine eigenen Bedürfnisse. Die Eigenwahrnehmung wird durch dieses Training nachhaltig geschärft.

- **Gesteigerte Achtsamkeit:** Grundlegendes Element des Barre-Trainings ist es, die Bewegungen achtsam und aufmerksam durchzuführen. Man muss sich beim Training sehr konzentrieren, da jede Position bewusst gehalten und jede auch noch so kleine Bewegung bewusst ausgeführt wird. High-Intensity-Formate verlangen einem oft alles ab – man muss sich durchbeißen, den Kopf – das heißt die Gedanken – ausschalten und loslegen. Beim Barre ist das anders – man muss sehr bei sich und im Moment bleiben. Das kann einem helfen, das Gedankenkarussell anzuhalten und den Alltag hinter sich zu lassen. Wer das Workout öfter praktiziert, schafft es meist relativ schnell, in diesen Zustand der Klarheit zu kommen. In unserer modernen Welt, die häufig viel Lärm und schnelles Tempo mit sich bringt, kann so eine bewusste Auszeit Gold wert sein. Man muss nicht immer in den Urlaub fahren, um mental runterzufahren, auch ein bewusstes, körperfokussiertes Workout kann helfen.

- **Gestärktes Selbstbewusstsein:** Ganz unabhängig von der Art des Trainings kann Sport wunderbar dabei helfen, das eigene Selbstbewusstsein zu stärken. Wenn man spürt, dass man körperlich stärker wird, traut man sich auch in anderen Lebensbereichen mehr zu und das Selbstbewusstsein profitiert. Barre-Training kann dem Selbstbewusstsein noch mal extra einen Booster geben. Ein Grund dafür ist die Tatsache, dass beim Barre-Training extrem auf Haltung geachtet wird. Wir trainieren mit nach unten gezogenen Schultern, einem stolzen Brustkorb, gehobenem Kinn und aktiviertem Core. Diese Power-Pose hilft dabei, ein Gefühl der inneren Stärke herbeizuführen – irgendwann dann auch außerhalb das Trainingsraums.
  Außerdem wird beim Barre ohne Schwung und ohne viele zusätzliche Gewichte gearbeitet. Es geht um ganz viel Kontrolle – Kontrolle über kleine Bewegungen, Kontrolle über jeden Teil des Körpers. Wenn du spürst, dass du selbst die allerkleinsten Muskeln ansteuern kannst, führt das dazu, dass du dich selbst als wirksam erlebst. Und Selbstwirksamkeit ist ein wichtiges Element eines stabilen Selbstbewusstseins. Wer in einem Studio trainiert, profitiert hoffentlich auch von der positiven Gruppendynamik. In einer kleinen Gruppe zu trainieren, in der man sich gegenseitig bestärkt und gegenseitig motiviert, ist super für das Selbstwertgefühl.
- **Verbessertes Selbstbild:** Einhergehend mit dem gestärkten Selbstbewusstsein verändert sich auch das Selbstbild. Wenn ich beim Sport ein Ziel erreiche und Fortschritte mache, dann fühle ich mich auch in anderen Bereichen stark, wirksam und wertvoll. Barre ist ein Sport mit kaum Eintrittsbarrieren. Menschen jedes Fitnesslevels können mitmachen und werden nach kurzer Zeit sehr schnell Fortschritte sehen. Auch du wirst erleben, wie schnell du Übungen länger durchhalten oder schwierigere Varianten umsetzen kannst. Wenn du selbst spürst, dass du in etwas besser wirst, gibt das deinem Selbstbild Auftrieb. Du bleibst dran, gibst nicht auf und ziehst die Herausforderung durch. Das färbt schnell auch auf andere Lebensbereiche wie das Privatleben, dein soziales Umfeld oder auf deinen Job ab. Du wirst spüren: »Ich bin stärker, als ich dachte. Ich schaffe das!«

- **Verbesserte emotionale Balance:** Sport macht glücklich – ja, das stimmt wirklich! Durch Sport oder vielmehr durch körperliche Betätigung – auch Spazierengehen hilft – werden Glückshormone wie Dopamin und Endorphine ausgeschüttet. Das führt dazu, dass man sich besser fühlt. Nicht umsonst spricht man vom sogenannten Runner's High. Aber auch Low-Impact-Workouts heben nachweislich die Stimmung und verbessern auf lange Sicht die mentale Balance. Dadurch, dass Barre sich fließender, rhythmischer Bewegungen bedient, fühlt es sich besonders gut an. Man fühlt sich während des Trainings leicht und nicht selten berichten Teilnehmende, dass sie nach einem Workout aus dem Raum schweben – so fühlt es sich für sie an. Beim Barre-Training liegt der Fokus auf den tief liegenden Muskelschichten, die mit vielen Wiederholungen bearbeitet werden. Diese Art des Trainings hilft dabei, Spannungen abzubauen. So kann Barre auch dabei helfen, emotionale Belastungen zu verarbeiten. Häufig starten und enden Barre-Klassen mit bewusstem, fokussiertem Atmen. Das hilft dabei, das Nervensystem zu regulieren und zu beruhigen, den Alltag auszublenden und einen Gang runterzuschalten.

Barre-Workouts stärken also nicht nur die Muskeln, sondern helfen auch dabei, mentale Klarheit zu schaffen, sie stärken das eigene Selbstbewusstsein nachhaltig. Regelmäßiges Training, das fließende und verlängernde Bewegungen mit Eigengewicht beinhaltet, sorgt dafür, dass du physisch kräftiger und beweglicher wirst. Es sorgt auch dafür, dass du dir selbst mit mehr Respekt begegnest und externe sowie interne Veränderungen bewusster wahrnehmen lernst. Wenn du dafür offen bist, kannst du durch das Barre-Training eine tiefgehende Veränderung herbeiführen.

Die verschiedenen Ausrichtungen des Trainings

Barre ist ein ganzheitliches Training, bei dem es meist sinnvoll ist, alle typischen Elemente zu integrieren – das erklärt auch seine große Beliebtheit. Manchmal möchte man gezielt eher an Kraft, Ausdauer, Beweglichkeit oder Technik arbeiten – und für jedes Ziel gibt es das passende Barre-Workout. Beachte dabei: Barre ist nicht immer die effektivste Methode für jedes Trainingsziel. Möchtest du vor allem deine Ausdauer steigern, sind klassische Ausdauersportarten besser geeignet. Schätzt du jedoch Barre und möchtest innerhalb dieser Trainingsform gezielt an deiner Ausdauer arbeiten, sind Barre-Cardio-Workouts eine gute Wahl.

Barre-Training mit dem Fokus auf Kraft

Kraft steht generell im Zentrum des Barre-Workouts. Eine Trainingseinheit, die noch mal explizit auf Kraft fokussiert, wird in mehrere Phasen unterteilt. Am Beginn steht ein Warm-up, um die Gelenke, die Muskeln und das Herz-Kreislauf-System auf das Training vorzubereiten. Dann folgt die erste intensive Krafteinheit für Beine und Gesäß – hier werden dir Übungen wie Squats, Lunges und Leg Lifts (siehe Seite 76–81) begegnen. Um den Effekt zu steigern, kannst du Equipment wie Widerstandsbänder oder Gewichtsmanschetten verwenden. Nach den einzelnen Übungssequenzen wird kurz gedehnt. Der Oberkörper – also die Schultern und die Arme – wird bei einem kraftfokussierten Barre-Workout meistens mit kleinen Gewichten (zwischen 0,5 und 1,5 Kilogramm) gestärkt. Kontrollierte Hebeübungen für Schultern, Bizeps und Trizeps kräftigen Schultern und Arme, dabei wird auf eine Vielzahl von Wiederholungen gesetzt. Die in manchen Übungen verwendeten Widerstandsbänder intensivieren den kräftigenden Effekt. Außerdem bieten sich Plank-Variationen an. Wenn man diese mit Hebebewegungen von Armen oder Beinen kombiniert, wird noch mehr Kraft aufgebaut. Im Anschluss steht das Core-Training im Fokus, also Kraftübungen für Bauch und Rücken. Typische Übungen hier sind Crunches und Planks. Ein Cool-down schließt das Training ab. Bei einer 60-Minuten-Einheit mit Kraftfokus dauert das Warm-up 5 bis 10 Minuten, die Krafteinheiten nehmen jeweils ungefähr 15 Minuten in Anspruch und das Abschlussdehnen darf gerne mindestens 5 Minuten dauern.

Barre-Training mit dem Fokus auf Ausdauer

Wer an seiner Ausdauer arbeiten möchte, fokussiert meist auf Cardio-Workouts wie Joggen oder Cycling. Aber auch beim Barre-Training kannst du deine Ausdauer verbessern. Suche dir dafür am besten ein Barre-Cardio-Workout aus, das in schnellerem Tempo als eine klassische Barre-Stunde durchgeführt wird. Bei kraftfokussiertem Barre-Training gilt: je langsamer und präziser, desto besser. Beim Cardio-Barre sind die Regeln etwas abgewandelt: Präzision ist natürlich immer noch wichtig, aber die Bewegungen werden schneller ausgeführt und das Training beinhaltet auch Sprünge. Die Herzfrequenz wird erhöht und man kommt schneller ins Schwitzen, während man gleichzeitig immer noch an Kraft und Beweglichkeit arbeitet. Deshalb ist Cardio-Barre für Anfänger, Schwangere oder ältere Menschen mit niedrigerem Fitnesslevel eher weniger geeignet. Um sich gut auf das

Workout vorzubereiten, werden beim Cardio-Barre schon im Warm-up schnellere, fließende Bewegungen integriert. Leichtes Hüpfen auf der Stelle, große Armkreise oder Ausfallschritte sind hier in den ersten Minuten Teil des Trainings. Elemente wie Jump Squats, Jumping Jacks oder High Knees fordern dich im ersten Ausdauerpart heraus. Meistens werden die Bewegungen dann mit kleinen Pulsbewegungen abgeschlossen, damit auch die Cardio-Barre-Stunden den klassischen Barre Burn hervorrufen. Auf der Matte wird in Cardio-Workouts gerne mit Burpees oder Mountain Climbers gearbeitet. Diese Übungen sind perfekt geeignet, um Kraft und Ausdauer gleichzeitig zu trainieren. Der ganze Körper wird gefordert und die allgemeine Fitness gesteigert. Auch ein Cardio-Workout wird mit einem beruhigenden und dehnenden Cool-down abgeschlossen.

Barre-Training mit dem Fokus auf Beweglichkeit

Bei einem Barre-Workout, das primär dazu dienen soll, die Beweglichkeit zu verbessern, liegt der Fokus auf fließenden Bewegungen und Haltepositionen. Hier findest du mehr Elemente aus dem Pilates und dem Yoga. Du kannst dich in einem Barre-Mobility-Training auf statische und dynamische Dehnübungen an der Stange und auf der Matte einstellen. Das Ziel dieser Übungen ist die Vergrößerung des Bewegungsumfangs. Auch bei einem solchen Workout ist ein gutes Warm-up wichtig, denn Gelenke und Muskeln müssen auf die Dehnungen vorbereitet werden. Dann geht es mit dem Mobilisierungsprogramm für die verschiedenen Muskelgruppen los. Ein Beispiel für eine Dehnungssequenz im Unterkörper sind die Lunges an der Stange. Ein großer Ausfallschrift zur Stange mit dynamischen Shifts der Hüfte nach vorn helfen dabei, die Hüftbeuger zu dehnen. Schulterdehnungen und Brustöffner sowohl im Stehen als auch auf der Matte gehören zu jedem Mobility-Workout. Auch statische Dehnungen im Stehen oder am Boden können sehr helfen, die Beweglichkeit zu verbessern. Die Dehnungen können manchmal sogar ein kleines bisschen schmerzhaft sein. Wichtig ist, nicht zu tief in den Dehnungsschmerz zu gehen. Nützlich zu wissen: Es gibt für jedes Flexibilitätslevel passende Alternativen. In das Mobilitätstraining lassen sich Yogablöcke, Yogagurte oder Widerstandsbänder hervorragend integrieren, um die Dehnung zu intensivieren oder das Training zu erleichtern und damit zugänglicher für Leute mit einem niedrigen Beweglichkeitslevel zu machen.

Barre-Training mit dem Fokus auf Technik

Wenn du dich darauf konzentrieren willst, deine Technik zu verbessern, liegt der Fokus der Stunde auf Präzision und Kontrolle. Hier geht es nicht darum, die Intensität oder die Geschwindigkeit zu steigern, im Gegenteil. Du nimmst noch mal Tempo raus und fokussierst dich bei jeder Übung darauf, dass die Ausgangspositionkorrekt eingenommen und die Bewegung korrekt ausgeführt werden. Das ist insbesondere für Anfänger wichtig, um sicherzustellen, dass effektiv und vor allem verletzungsfrei trainiert wird. Die wichtigste Technik beim Barre sind die Ballettgrundlagen. Demnach stehen die vom Ballett inspirierten Bewegungen bei einem technikfokussierten Workout im Fokus. Wir achten darauf, dass du beim Plié – eine besondere Art der Kniebeuge, die auf Seite 62 erklärt wird – in der richtigen Position bleibst und dein Gewicht richtig verteilst. Ein klassischer Fehler beim Plié ist, mit den Füßen nach innen zu kippen, wenn man die Knie beugt. Genau an solchen Themen wird im Technik-Workout gearbeitet. Da du dich bei einem technikfokussierten Training sehr konzentrieren musst, kann es sehr fordernd sein, auch ohne hohe Intensität. Am Ende einer solchen Trainingsstunde steht ein Cool-down, bei dem der Fokus auf der Atmung liegt. Es macht auch für fortgeschrittene Übende viel Sinn, ab und an die Technik aufzufrischen oder zu vertiefen.

Barre ist vielfältig und lässt sich auf alle Fitnessziele anpassen. Ein ganz klassisches Barre-Training ohne bestimmten Fokus deckt aber in sich schon fast alle Trainingsbereiche ab – typisch Ganzkörpertraining.

Barre-Training im Kontext von Schwangerschaft und Geburt

Barre ist als Low-Impact-Sportart sehr inklusiv und wird deshalb sehr gerne von Frauen in und nach der Schwangerschaft praktiziert. Das ist – außer bei wenigen Kontraindikationen – auch sehr gut möglich und sinnvoll. Sport in der Schwangerschaft hat viele Vorteile, vorausgesetzt die Intensität wird an die veränderten Bedingungen angepasst. Barre-Training fokussiert auf sanfte Kräftigung und verbessert die Stabilität der Körpermitte sowie die Haltung – damit ist es perfekt für schwangere Frauen oder Frauen, die nach der Geburt und abgeschlossener Rückbildung wieder ins Training einsteigen wollen.

Pränatal-Barre – Vorteile und worauf zu achten ist

Barre-Training während der Schwangerschaft zu praktizieren, ist aus verschiedenen Gründen eine gute Idee:

- Die Tiefenmuskulatur in allen Körperbereichen wird im Barre-Workout gestärkt. Insbesondere die Muskelkräftigung in Bauch, Rücken und Beckenboden ist eine gute Vorbereitung für die Geburt. Aber auch ein starkes Gesäß und Kraft in Armen und Beinen sind hilfreich, um unter Geburt länger in Gebärpositionen verweilen zu können. Ein starker Körper unterstützt und erleichtert der Frau das Gebären.
- Barre-Training ist sehr gelenkschonend, anders als Sportarten, die schnelle Bewegungen erfordern oder mit hohem Gewicht arbeiten. Die Gelenke werden also nicht zusätzlich belastet – sie haben ja durch die Schwangerschaft und das Extragewicht des heranwachsendenden Babys genug zu tun. Der Verzicht auf Sprünge und schnelle unkontrollierte Bewegungen macht Barre zu einem sicheren und verletzungsarmen Sport – und das ist super für schwangere Frauen.
- Durch die eleganten, langen Bewegungen und vielen integrierten Dehnungen wird die Beweglichkeit gefordert und die Durchblutung angeregt. Das ist hilfreich für den Alltag. Übungen, die den Hüftbeuger dehnen, der durch den wachsenden Bauch häufig »verkürzt« ist, gehören zum Standardrepertoire im Barre-Workout. Auch Mobilisationsübungen für die Wirbelsäule sind Bestandteil zahlreicher Workouts und nützlich für den Alltag in der Schwangerschaft, da sie Verspannungen, die durch die wachsende Last am Bauch entstehen, lösen können. Auch unter der Geburt profitiert die Schwangere von beweglichen Hüften und einem mobilen Becken. Beides kann dabei helfen, dass sich das Kind besser in das Becken positioniert, was die Geburt erleichtert. Eine verbesserte Durchblutung dank Barre-Training kann in der Schwangerschaft dabei helfen, Wassereinlagerungen in den Beinen vorzubeugen.
- Die gesamte Körperhaltung wird durch jede Barre-Stunde weiter verbessert. Im letzten Drittel der Schwangerschaft klagen viele Frauen über Rückenschmerzen. Durch die richtige Haltung wird der Rücken entlastet – das tut gut. In der Schwangerschaft zieht der kontinuierlich wachsende Bauch den Körper nach vorn. Um damit umgehen zu können, brauch man ein starkes Muskelkorsett, das die Wirbelsäule stützt. Wenn man eine gute Haltung

hat, fällt man nicht so leicht ins Hohlkreuz – und das passiert leider vielen Schwangeren.

- Barre ist bestens geeignet, um Stress abzubauen. Ängste und Unsicherheiten, die in der Schwangerschaft gegebenenfalls auftreten, lassen sich mit Unterstützung von bewussten, kontrollierten Bewegungen und ruhiger Atmung besser beherrschen.

Während der Schwangerschaft sollte natürlich trotzdem auch auf ein paar Punkte geachtet werden, denn in dieser besonderen Zeit ist der Körper beim Sport nicht ganz so belastbar wie sonst. Wer eine Risikoschwangerschaft hat oder generell unsicher ist, sollte vor dem Starten eines Workout-Programms auf alle Fälle seine*n Gynäkolog*in oder die Hebamme fragen. Wer mit dem Barre-Training in der Schwangerschaft erst beginnt, sollte versuchen, ein extra Pränatal-Barre-Training zu buchen, und Trainer*innen wählen, die eine gute Ausbildung haben und sich mit den Einschränkungen der Schwangerschaft auskennen. Außerdem sollten Übungen, die zu stark und fokussiert mit der Bauchmuskulatur arbeiten, vermieden werden. Und natürlich gilt in der Schwangerschaft noch mehr als ohnehin: Überlaste dich nicht! Wenn etwas wehtut oder du merkst, dass du erschöpft bist, gehe aus der Übung raus und mache eine Pause. Die Schwangerschaft ist nicht der richtige Zeitpunkt, um neue Rekorde aufzustellen – »sanft« und »kontrolliert« sind die Stichwörter!

Postnatal-Barre – Vorteile und worauf zu achten ist

Die Geburt ist geschafft, das Baby ist da! Nach einiger Zeit im Wochenbett ohne Sport und einem Rückbildungskurs kann man hervorragend wieder mit dem Barre-Training beginnen. Sechs bis acht Wochen nach einer vaginalen Geburt und acht bis zwölf Wochen nach einer Bauchgeburt per Kaiserschnitt kann eine Frau, sofern etwaige Geburtsverletzungen vollständig abgeheilt sind, mit der Rückbildung beginnen. Es gibt explizite Rückbildungs-Barre-Kurse, deren Kosten von der Krankenkasse übernommen werden – allerdings nur, wenn sie von eine*m Physiotherapeut*in oder einer Hebamme durchgeführt werden. Je nachdem, wie weit die Rückbildung fortgeschritten ist, kann parallel zur Rückbildung oder nach der abgeschlossenen Rückbildung mit einem Postnatal-Barre-Training gestartet werden. Wichtig ist auch hier, auf fachkundige Anleitung zu achten – die Kursleitung sollte sich mit dem Thema Geburt und Körper nach der Geburt auskennen. Wenn im Kurs auf die besonderen Bedürfnisse eingegangen wird, hat Postnatal-Barre einige Vorteile:

- Barre eignet sich als langsamer Wiedereinstieg in den Sport durch sanftes Ganzkörpertraining. Da das Barre-Workout weder Sprünge noch anderweitige starke Erschütterungen beinhaltet, ist es ein gutes Format für den Wiedereinstieg nach einer Sportpause. Die Gelenke werden geschont und Frauen, die noch in der Rückbildungsphase sind, brauchen keine Sorge haben, dass Bewegungen auf dem Plan stehen, die diesen Prozess stören.
- Die Haltung wird durch das Barre-Training gestärkt. Frischgebackene Mütter tragen ihr Baby häufig viel und beugen sich beim Stillen immer wieder über eine längere Zeitspanne nach vorn. Das kann zu Verspannungen im Schulter-Nacken-Bereich führen und den Rücken schwächen. Durch das Training an der Ballettstange wird der Brustkorb geöffnet, der ganze Rücken gestärkt und die Wirbelsäule stabilisiert. So können Schmerzen reduziert werden oder es wird ihnen gleich vorbeugt.
- Barre-Training kräftigt die Tiefenmuskulatur. Beckenboden und der Core sind nach der Schwangerschaft oft geschwächt. Die Aktivierung der Tiefenmuskulatur in der Körpermitte hilft dabei, die Kraft wieder zurückzuholen, ohne die Frau zu überfordern. Frauen mit einer Rektusdiastase – also einem Spalt vorn in der Mitte der geraden Bauchmuskeln, der in der Schwangerschaft entstehen kann – sollten darauf achten, einige Bauchmuskelübungen zu vermeiden. Sit-ups oder Crunches sind beispielsweise ungeeignet, denn hier spannt sich der Bauch zu sehr an. Sinnvoller ist es, die tiefen Bauchmuskeln durch bewusste Anspannung zu aktivieren. Ausgebildete Barre-Trainer*innen wissen, welche Übungen kurz nach der Geburt zu vermeiden sind, und bauen ihr Stundenbild dementsprechend auf.
- Barre-Workouts fordern und fördern die Koordination durch Bewegungsabfolgen. Der Körper ist durch präzises und kontrolliertes Training unter Spannung, verschiedene Körperpartien werden gezielt und bewusst angesteuert beziehungsweise wird diese bewusste Ansteuerung erlernt. Das ist insbesondere nach einer Geburt, die Veränderungen in der Körpermitte mit sich bringt, sehr wichtig.

Wer während oder nach der Rückbildungsphase bei einem professionellen Barre-Instruktor oder einer professionellen Barre-Instruktorin trainiert, kann mithilfe vom Barre-Training wieder eine Sportroutine aufbauen und den veränderten Körper auf sanfte Art stärken.

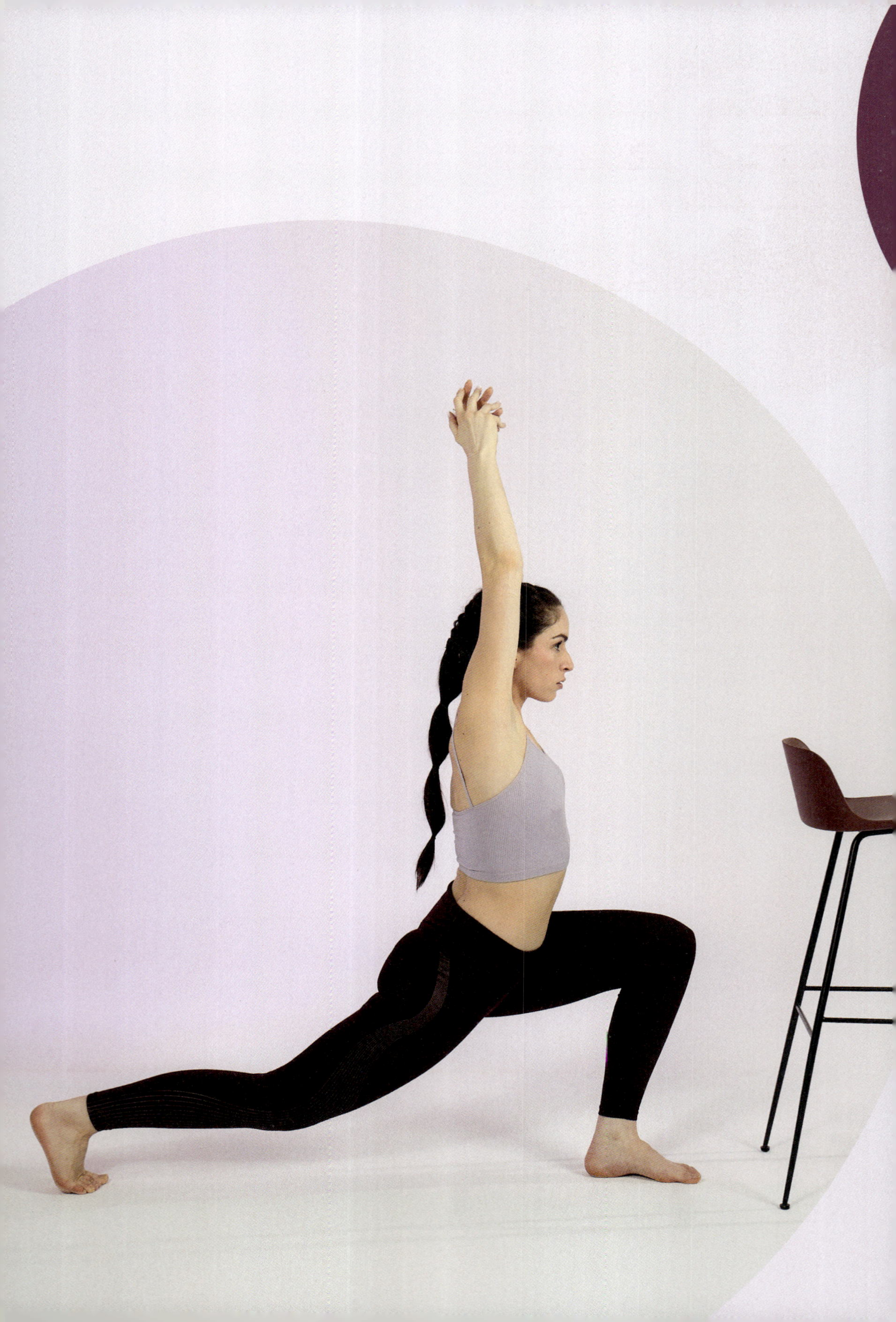

2

Barre PREP und ÜBUNGEN

Was du wissen musst, bevor es losgeht

Barre ist ein relativ »vorbereitungsarmer« Sport. Man braucht keine Unmengen an Ausrüstung und muss auch nicht unbedingt zu einem bestimmten Ort kommen, wie zum Beispiel beim Skifahren. Aber du solltest trotzdem vor dem ersten Barre-Training einmal prüfen, ob du die wichtigsten Eckpunkte zu Ausrüstung, Grundpositionen und Co. parat hast.

Die richtige Ausrüstung

Bevor wir besprechen können, was du für dein Barre-Training brauchst, überlege dir erst mal, ob du das erste Workout zu Hause oder in einem Barre-Studio absolvieren möchtest. In vielen deutschen Großstädten gibt es mittlerweile Studios, die Barre-Workouts anbieten. Aber es ist noch lange nicht so weitverbreitet wie Yoga, daher kann es auch gut sein, dass es in deiner Umgebung kein Studio gibt. Doch das ist kein Problem! Du kannst Barre hervorragend in deinen eigenen vier Wänden praktizieren. Dennoch ist es gerade für Anfänger empfehlenswert, ein Studio zu besuchen, wenn du die Gelegenheit dazu hast. Die professionelle Anleitung durch eine*n erfahrene*n Trainer*in ist sehr hilfreich, um die Technik schnell zu erlernen. Außerdem findet der Kurs dort oft in kleinen Gruppen statt, und es ist erfahrungsgemäß sehr motivierend, mit anderen zusammen zu trainieren.

Wenn du für dein Workout in ein Studio gehst, brauchst du wirklich nicht viel zu organisieren: Trage bequeme Sportkleidung, die idealerweise etwas enger anliegt. So kann dein*e Barre-Trainier*in leicht prüfen, ob du die richtige Haltung eingenommen hast, und dich, falls nötig, korrigieren. Das Wichtigste ist, dass du dich in deinem Outfit wohlfühlst und dich gut bewegen kannst. Außerdem solltest du dir rutschfeste Socken zulegen.

Damit stehst du in jeder Position sicher. Es gibt tolle rutschfeste Socken von Fitnessmarken, die in schönen Designs daherkommen. Aber auch ganz klassische Stoppersocken sind vollkommen ausreichend – wichtig ist, dass sie Halt und Stabilität bieten. Zuletzt solltest du dir ausreichend Wasser mitbringen, damit du während des Trainings hydriert bleibst.

Solltest du dich dazu entscheiden, in deinem eigenen Zuhause zu trainieren, brauchst du zusätzlich zu den oben genannten Dingen außerdem eine Yogamatte, die nicht so leicht rutscht, und einen Barre-Ersatz. Klar, wenn sich herausstellt, dass du ein absoluter Barre-Fan bist, kannst du dir auch eine eigene mobile Stange anschaffen. Aber die meisten Menschen nutzen einen Stuhl, die Couch oder einen Sessel oder den Küchentresen für ihr Barre-Workout. Suche dir einen Ort, an dem du in alle Richtungen etwa 1,5 Meter Platz hast, denn du wirst deine Beine und Arme ausstrecken. Und wir wollen ja nicht, dass beim Sporteln zu Hause etwas kaputtgeht. Das ist auch schon alles – deine Grundausrüstung ist nun komplett.

Zusätzliches Equipment ist nicht notwendig, kann aber dabei helfen, dein Workout abwechslungsreicher und effektiver zu machen. Wenn du also deine ersten Workouts ohne Equipment hinter dir hast und merkst: »Ja, das macht mir Spaß!«, ist es sicher keine schlechte Idee, sich einige Tools für das Home-Gym zuzulegen. Aber stress dich hier nicht, auch ohne Zusatzequipment kannst du zu Hause effektiv trainieren und bald tolle Resultate erzielen.

Zusätzliches Equipment für noch mehr Effektivität

Pilatesball: Ein Pilatesball ist ein sehr vielseitiges Trainingsgerät, das beim Barre einerseits genutzt wird, um Übungen noch etwas herausfordernder zu gestalten, und anderseits eingesetzt wird, um Übungen schonender umsetzen zu können. Der Ball ist instabil und fordert deshalb deine Muskeln intensiv heraus. Man kann sich beispielsweise mit einem Fuß auf den Ball stellen und so die Muskeln in Beinen und Körpermitte aktivieren. Außerdem ist der Ball ein großartiges Instrument, um sehr schonend zu trainieren, da er wenig wiegt. Besonders für Menschen mit Gelenkbeschwerden ist er perfekt geeignet. Pilatesbälle gibt es in verschiedenen Größen. Es empfiehlt sich ein Umfang von 15 bis 22 Zentimeter.

Yogablock: Ein Yogablock ist nur für Yoga, oder? Nein! Auch beim Barre nutzen wir den Yogablock sehr gern, um Übungen zu intensivieren oder als Hilfsmittel für das Stretching, um die Übungen sanfter zu gestalten. Wenn man den Block bei Lunges und Squats oder Pliés unter den Füßen platziert und die Position so erhöht, wird die Intensität gesteigert. Bei Dehnübungen ist der Block ein nützliches Tool, um sanft zu unterstützen. Dazu legst du ihn zum Beispiel unter den unteren Rücken oder unter die Beine.

Hanteln: Hanteln sind super geeignet, um das Armtraining noch herausfordernder zu machen. Beim Barre wird mit leichten Gewichten gearbeitet. Hanteln zwischen 0,5 und 1,5 Kilogramm sind völlig ausreichend. Wer keine Hanteln zu Hause hat, kann auch gerne (gut verschlossene) Wasserflaschen benutzen. Und wichtig ist: Du brauchst nicht zwingend ein Zusatzgewicht. Manchmal neigt man dazu, seine Kräfte zu überschätzen, und führt aufgrund fehlender Kraft die Übungen mit Gewichten unsauber aus. Starte lieber ohne Zusatzgewicht und steigere dich langsam!

Gewichtsmanschetten: Neben Hanteln sind auch Gewichtsmanschetten eine Option, den Schwierigkeitsgrad des Trainings zu erhöhen. Gewichtsmanschetten gibt es für Hand- und Fußgelenke. Auch hier empfiehlt sich eher ein leichtes Gewicht, etwa zwischen 0,5 und 2 Kilogramm pro Manschette.

Widerstandsband: Gummibänder, die im Fitnessbereich für zahlreiche Kraftübungen genutzt werden können, gibt es in verschiedenen Längen und Stärken. Mit deren Hilfe kannst du Übungen deutlich intensivieren und auch spezielle Übungen in das Workout integrieren. Das Widerstandsband sollte mindestens so lang sein, wie du groß bist. Probiere am besten verschiedene Stärken durch, um die für dich passende herauszufinden. Widerstandsbänder gibt es von zahlreichen Herstellern; bei Therabändern beispielsweise kannst du von der Farbe auf die Widerstandsstärke schließen: rote und grüne Bänder bieten einen mittleren Widerstand, blaue und schwarze Bänder haben einen hohen Widerstand.

Loop: Loops oder Minibänder funktionieren nach demselben Wirkprinzip wie Widerstandsbänder, sind allerdings deutlich kürzer und zu einem Ring geschlossen. Sie eignen sich ideal zur Verstärkung von Kräftigungsübungen für Arme und Beine. Auch hier gibt es verschiedene Größen, Breiten und Stärken.

Knie-Pad: Ein Knie-Pad ist hilfreich, um bei Übungen auf den Knien die Gelenke zu schonen. Wenn längere Zeit das gesamte Körpergewicht auf den Knien lastet, können Schmerzen auftreten. Um das zu vermeiden, kannst du ein Kissen, ein Handtuch oder extra dafür entwickelte Knie-Pads unterlegen.

Es gibt noch mehr Tools wie zum Beispiel Slider, Tubing-Bänder und Pilatesringe, und darüber hinaus werden ständig neue Tools entwickelt – aber die hier genannten sind die »Klassiker«, die dir mit Sicherheit begegnen werden. Den Großteil nutzen wir auch bei den in diesem Buch vorgestellten Übungen.

Musik für dein Barre-Workout

Ein wichtiger Bestandteil eines energetischen Barre-Workouts ist Musik. Sie hat beim Training verschiedene Funktionen: Rhythmus geben, eine bestimmte Energie in Gang setzen, eine ruhige Atmosphäre schaffen und das Körperbewusstsein stärken. Barre-Trainer*innen legen in der Regel sehr viel Wert auf eine wohlüberlegte Playlist. Kein Wunder, denn die richtige Musik kann je nach Workout-Phase und Ziel sehr motivieren oder beruhigen. Oft hilft sie dabei, die Umwelt auszublenden und sich voll und ganz auf seinen Körper und die Bewegungen zu konzentrieren. Und Musik erleichtert die Übergänge zwischen verschiedenen Übungen und hilft dabei, den Ablauf »fließender« zu gestalten. Die Profis haben sogar einen Namen für die Aufgabe, Musik und Bewegungsabläufe zusammenzuführen: Sequencing. Hierbei ordnen die Trainer*innen die Übungen und Bewegungsläufe in einer logischen Art und Weise aneinander, um die Übergänge sanft zu gestalten und die Muskeln entsprechend zu aktivieren. Wenn dann die Musik noch so ausgewählt wird, dass Melodie und Rhythmus gut zu den Bewegungen passen, wird das Workout zum ganzheitlichen Erlebnis, das viele gerne als Flow bezeichnen.

Für dein Home-Workout musst du die Musikauswahl nicht zur Wissenschaft machen. Es ist dennoch auf alle Fälle zu empfehlen, sich für das Training eine Playlist anzulegen oder eine öffentlich zugängliche Playlist von Profis zu benutzen. Wenn du deine eigene Playlist erstellst, achte darauf, beim Warm-up eine noch etwas ruhigere Musik zu wählen als für das Workout selbst und dich dann dynamisch zu steigern. Für das Cool-down eignen sich wieder ruhigere Lieder etwas besser. So schaffst du dir selbst eine bestimmte Atmosphäre für dein Workout, die dir dabei hilft, das richtige Energielevel zu halten. Dein Training ist im Idealfall nicht nur effektiv für deinen Körper, sondern macht auch noch richtig Spaß und gibt dir Energie.

Anatomie-Know-how für das Barre-Training

Man muss kein Physiotherapeut sein, um Barre-Klassen unterrichten zu können, aber Barre-Coaches lernen in der Regel die Grundlagen der Anatomie, um besser zu verstehen, wie die Übungen auf den Körper wirken und wie man Verletzungen vorbeugt. Außerdem hilft ein gutes Grundverständnis des Körpers, um Menschen mit verschiedener Bedürfnissen ein gutes Workout-Erlebnis zu verschaffen.

Den eigenen Körper verstehen und bessere Trainingsergebnisse erzielen

Effektives Barre-Training lebt von präziser Ausführung, einem hohen Körperbewusstsein und Körperkontrolle. Es gibt viele dynamische Sportarten, bei denen schwungvolle und schnelle Bewegungsabläufe im Vordergrund stehen. Beim Barre-Training ist das anders: Kleine und gezielte Bewegungen sowie lange Haltezeiten zeichnen diesen Sport aus. Wer Bescheid weiß, welche Muskeln in einer bestimmten Übung gerade arbeiten, tut sich leichter damit, diese Muskeln anzusteuern. So kann ein Barre-Coach eine Übung nicht nur präziser anleiten, sondern auch du selbst kannst viel effektiver trainieren.

Wenn du Barre vor allem zu Hause für dich allein praktizieren möchtest, lohnt es sich sicherlich, ein grundlegendes Verständnis für die Anatomie deines Körpers zu entwickeln. So weißt du, wie du die Übungen korrekt ausführst, und kannst effektiver trainieren. Gleichzeitig beugst du Verletzungen vor. Beispielsweise zu wissen, dass der Gesäßmuskel in einer Attitude-Position (siehe Seite 46) für Stabilität sorgt, ermöglicht dir, ihn ganz bewusst einzusetzen. Wer nicht Bescheid weiß, steuert den Gesäßmuskel vielleicht nicht so gut an und verlässt sich bei der Übung auf seinen unteren Rücken, was die Effektivität senkt und bei regelmäßiger falscher Ansteuerung zu Rückenschmerzen führen kann.

Darüber hinaus hilft ein anatomisches Grundwissen, die Verbindung zwischen Körper und Geist zu stärken. Das erlaubt ein achtsames Training und baut eine tiefe Verbindung zum eigenen Körper auf, die auch außerhalb des Sportkontexts wichtig ist. Man sollte das Studium der Anatomie also nicht als trockene Lehre verstehen, sondern vielmehr als ein neues Werkzeug für die eigene Toolbox. So kannst du schlauer trainieren und deinem Körper näherkommen.

Grundlagen der funktionellen Anatomie

Wenn wir im Kontext des Barre-Trainings Anatomie thematisieren, denken viele zunächst an Knochen, Muskeln und komplizierte lateinische Fachbegriffe. Doch Anatomie umfasst weit mehr als das reine Auswendiglernen von Strukturen. Insbesondere geht es um das Zusammenspiel von Muskeln und Gelenken. Funktionelle Anatomie beschäftigt sich mit der Frage, wie der Körper in Alltagssituationen und im Training funktioniert.

Der Bewegungsapparat ist ein komplexes Gebilde aus aktiven Strukturen wie zum Beispiel Muskeln und Fasern sowie passiven Strukturen wie Knochen und Gelenken. Während Knochen dem Körper Stabilität geben, ermöglichen Gelenke Bewegung zwischen den einzelnen Knochen. Muskeln sind der Motor dieser Bewegung – denn sie ziehen am Knochen. Im Barre-Training sind Stabilisationsmuskeln aufgrund des hohen Grads an Kontrolle im Workout besonders wichtig. Außerdem werden auch einige größere Bewegungsmuskeln involviert, die Dynamik und Kraft bringen.

Ein Beispiel für Stabilisationsmuskeln sind die tiefen Bauchmuskeln, die dafür sorgen, dass deine Körpermitte dich hält und du beispielsweise beim Einbeinstand in Balance bleibst. Die gesamte Muskelgruppe des Core spielt beim Barre-Training ohnehin eine sehr wichtige Rolle, sie besteht aus Bauchmuskeln, den Muskeln des unteren Rückens, dem Zwerchfell und dem Beckenboden. Bei beinahe jeder einzelnen Übung im Barre-Training wird die Körpermitte aktiviert und stabilisiert dich. Ein starker Core ermöglicht ein hohes Level an Kontrolle im Training, schützt die Wirbelsäule und verbessert die Haltung. Bewegungsmuskeln sind beispielsweise die Oberschenkelmuskeln, die für das Heben, Senken, Beugen und Strecken der Beine notwendig sind. Diese Muskeln werden im Barre-Training durch kleine Bewegungen gestärkt. Es ist sehr wichtig, dass diese verschiedenen Muskelgruppen gut zusammenspielen. Nur wenn ausreichend stabilisiert wird, können die bewegenden Muskeln sicher arbeiten.

Eine gute Körperausrichtung ist ebenfalls unabdingbar für effektives Training. Wenn du dich beim Training in die falsche Haltung begibst, übernehmen oft auch die falschen Körperstrukturen die Arbeit, zum Beispiel der untere Rücken anstatt der Bauchmuskeln oder die Schultern anstatt der Oberarme. Deshalb ist es beim Barre-Workout sehr wichtig, die eigene Haltung immer wieder zu überprüfen: aktiver Core, Schultern zurück und unten, stolze Brust, klar positionierte Füße. Wenn du daran denkst, ist dein Training effektiver.

Die Bedeutung von Haltung und Ausrichtung

Die richtige Haltung ist die Basis effektiver Bewegung im Barre-Workout und ist entscheidend dafür, ob die Übung effektiv ist oder an Stellen belastet, wo sie nicht wirken soll. Eine gute Haltung meint hierbei mehr als »geradestehen«. Wir wollen den Körper in eine funktional richtige Ausrichtung bringen, damit die Muskeln des Bewegungsapparats gut zusammenarbeiten können.

Ein wichtiger Begriff hierbei ist die neutrale Ausrichtung. Diese sieht vor, dass Kopfkrone, Brustkorb, Becken und die Füße in einer senkrechten Ausrichtung zueinanderstehen. Die Wirbelsäule behält ihre natürliche Krümmung. Wichtige Punkte, die zu einer neutralen Ausrichtung gehören und die Barre-Trainer*innen immer wiederholen, sind beispielsweise, dass der Kopf in der Verlängerung der Wirbelsäule bleiben soll und das Kinn leicht vom Brustkorb weggeschoben wird. Die Schultern sollen nach hinten und unten gezogen werden, während das Brustbein gehoben wird und dabei der untere Rücken nicht ins Hohlkreuz fällt. Grundlegend ist ebenfalls, dass das Becken neutral bleibt und weder nach vorn noch nach hinten kippt. Die Knie sind leicht gebeugt oder »weich«, also nie komplett durchgedrückt. Während der Übungen ist es wichtig, immer auch die feinen Nuancen der Ausrichtung zu überprüfen, denn schon eine kleine Fehlausrichtung führt zu Effektivitätseinbußen beim Training und – noch viel schlimmer – kann unter Umständen Verletzungen begünstigen. Wir wollen deshalb besonders darauf achten, bei Pliés (siehe Seite 62) und Lunges (siehe Seite 82) die Kniegelenke über den Fußspitzen auszurichten, das Becken neutral zu positionieren und die Schultern bewusst weg von den Ohren zu ziehen, um Nackenverspannungen zu vermeiden.

Was beim Barre wirklich helfen kann, um die Haltung zu korrigieren, ist in erster Linie ein aufmerksame*r Trainer*in, die oder der verbal und taktil korrigiert. Verbale Korrekturen sind Hinweise wie »Ziehe deine Schultern nach unten« oder »Beuge dein Standbein etwas mehr«, taktile Korrekturen sind sanfte Berührungen an den bestimmten Stellen, sodass der Körper spürt, wo und wie er sich ausrichten soll.

Trainiert man hingegen allein, kann es helfen, sich einen Spiegel dazuzunehmen. Nicht umsonst sind Barre-Studios häufig mit Spiegeln ausgestattet. Wer regelmäßig Barre praktiziert, wird im Laufe der Zeit ein gutes Gefühl für den eigenen Körper und die richtige Ausrichtung entwickeln. Gerade zum Beginn der eigenen Übungspraxis macht es Sinn, einige Stunden in einem professionell geleiteten Barre-Studio zu absolvieren.

Wichtige Muskelgruppen

Barre-Training ist wie bereits mehrfach erwähnt ein Ganzkörperworkout, das den Fokus auf funktionelles Tiefenmuskulaturtraining legt. Demnach werden alle wichtigen Muskelgruppen angesprochen, insbesondere aber die Körpermitte, die

Beine und das Gesäß. Auch die Haltungsmuskeln in Schultern und Rücken sowie die Armmuskulatur werden nicht außer Acht gelassen.

- **Körpermitte:** Die Muskeln im Core sind beim Barre-Workout die ganze Zeit aktiv, in jeder Position. Ohne eine angespannte Körpermitte lässt sich keine Übung ordentlich durchführen. Die wichtigsten Muskeln im Rumpf sind die tief liegenden Bauchmuskeln, die Muskeln im Rücken, die schrägen Bauchmuskeln und der Beckenboden. Ein stabiler Core ist im Alltag wahnsinnig hilfreich – er verbindet Ober- und Unterkörper, gibt Stabilität, hilft bei einer guten Körperhaltung und schützt die Wirbelsäule. Ein starker Beckenboden, der an- und entspannen kann, hält die inneren Organe an Ort und Stelle und ermöglicht Kontrolle über Blase und Darm. Häufig denkt man bei einem schwachen Beckenboden an einen schlaffen, zu wenig trainierten Beckenboden. Aber auch ein sehr verkrampfter, angespannter Beckenboden kann zur Schwäche werden. Wer seinen Beckenboden nicht entspannen kann, läuft dauerhaft mit einem festen, angespannten Beckenboden herum. Wenn jetzt eine intensive Bewegung auf den Bauchraum wirkt, wie Niesen oder Husten, kann der Beckenboden nicht noch mehr anspannen – unkontrollierter Urinverlust könnte die Folge sein. Deshalb ist es wichtig, den Beckenboden im Training auch einmal bewusst zu entspannen.
- **Beine:** Die Oberschenkel- und Wadenmuskulatur stehen beim Barre-Workout ebenfalls im Fokus. Der Quadrizeps, also der Muskel auf der Oberschenkelvorderseite, spielt bei vielen Übungen eine große Rolle, zum Beispiel beim Plié (siehe Seite 62) oder dem Chair Squat (siehe Seite 70). Auch die hinteren Oberschenkelmuskeln – auch Hamstrings genannt – sind stark gefordert, unter anderem bei Hebebewegungen nach hinten. Die inneren Oberschenkel (Adduktoren) trainiert man beispielsweise mithilfe eines Pilatesballs oder Loops sehr gut. Kräftige und gut trainierte Beine helfen bei einer guten Haltung und machen es möglich, Bewegungen ohne Schwung kontrolliert auszuführen.
- **Gesäß:** Auch der Po lässt sich durch Barre hervorragend stärken und in Form bringen. Halteübungen oder kleine pulsierende Bewegungen, sogenannte Pulses, lassen den *Glutaeus maximus, medius und minimus* brennen. Für die Hüftstreckung und die Beckenstabilität sind starke Gesäßmuskeln sehr wichtig.
- **Schulter- und Nackenmuskulatur:** Die Muskeln im Schulter- und Nackenbereich ermöglichen eine aufrechte, stolze Haltung. Zum Beispiel sind die

Trapezmuskeln und die tiefe Nackenmuskeln beim Barre gefordert – und auch wichtig, denn wer hier für eine gut ausgebildete, starke Muskulatur sorgt, beugt Fehlhaltungen vor, die durch das viele Sitzen in unserem Alltag entstehen können.

- **Arme:** Es gibt sicher Workout-Formate, die die Armmuskulatur deutlicher in den Fokus stellen als das Barre-Training. Aber jedes Barre-Training integriert auch Armarbeit. Bei klassischen Pliés (siehe Seite 62) werden die Arme in der Regel mitbewegt – und durch die starke Anspannung auch gestärkt. Bizeps und Trizeps lassen sich beispielsweise durch die Zuhilfenahme von Kurzhanteln hervorragend integrieren – und eine gut ausgebildete Armmuskulatur hilft, stabil durch den Alltag zu kommen!

Barre-spezifische Bewegungsmuster

Barre ist wie bereits erwähnt ein einzigartiges Hybridtraining, das Elemente aus verschiedenen anderen Sportarten kombiniert. Die Einflüsse vom funktionellen Training und Ballett sind am prominentesten. Menschen, die Barre zum ersten Mal praktizieren, sind häufig von der hohen Intensität überrascht. »So kleine Bewegungen, aber so intensiv?« Ja! Das ist tatsächlich der Kern der Barre-Methode – es geht um ein Tiefenmuskulaturtraining, das präzise und kontrolliert ausgeführt wird. Die verschiedenen Barre-spezifischen Bewegungsmuster nutzen biomechanische Prinzipien, um mit kleinen Bewegungen hohe Effektivität zu erzielen. Mit mehr Verständnis für diese Prinzipien trainierst du noch effektiver.

Ein zentrales Element des Barre-Workouts sind kleine und kontrollierte Bewegungen, die häufig Pulses genannt werden. Nachdem eine Bewegung zunächst einige Male vollständig in der gesamten Amplitude durchgeführt wird, wird die Position danach ganz bewusst nicht mehr vollständig ausgeführt, sondern in einem kleinen Bewegungsradius wird »pulsiert«. Das sind Mikrobewegungen, die die tief liegenden Muskeln aktivieren. Menschen, die viel Kraftsport machen, sind oft überrascht, dass sie im Barre-Training an ihre Grenzen kommen. Aber das Training der tief liegenden stabilisierenden Muskeln bedeutet eine andere, oft ungewohnte Belastung, an die man sich gewöhnen muss. Die vielen Wiederholungen, die man von einer Übung in kurzer Zeit während eines Barre-Workouts macht, fördern die Muskelausdauer. Auch wenn die Pulses bei äußerer Betrachtung nach »nicht viel« aussehen, spürt der Ausführende sie sehr deutlich.

Das lange Halten von bestimmten Positionen ist ein weiteres Charakteristikum des Barre-Trainings. Isometrische Haltepositionen trainieren insbesondere Stabilität und Kraftausdauer. Darüber hinaus werden aber auch die Körperkontrolle und die mentale Resilienz gestärkt – man muss sich bei langem Halten einzelner Positionen konzentrieren und selbst motivieren.

Die gezielte Kombination von Kraft, Stabilität und Mobilität ist eine weitere Besonderheit des Barre-Trainings. Verschiedene Muskeln müssen zusammenspielen, um Bewegungen nicht schwungvoll, sondern mit viel Kontrolle und Präzision auszuführen. Viele Übungen verlangen, dass ein Teil des Körpers komplett stabil bleibt, während ein anderer in die Bewegung geht. Das erfordert ein hohes Körperbewusstsein und eine gute Grundspannung. Regelmäßiges Barre-Training hilft dabei, genau das aufzubauen.

Welche Grundpositionen du kennen solltest

Wir bedienen uns beim Barre-Workout verschiedener Grundpositionen und Basisbewegungen. So gibt es einige Positionen im Ober- und im Unterkörper, die du kennen solltest, bevor du in dein erstes Workout startest.

Die Armpositionen

Hier gibt es drei Haltungen, die besonders wichtig sind: Die Basis ist unsere erste Position. Beide Arme werden hierbei im Ellbogen gerundet und kreisförmig vor dem Körper gehalten. Die Hände sind etwa auf Bauchnabelhöhe und die Ellbogen

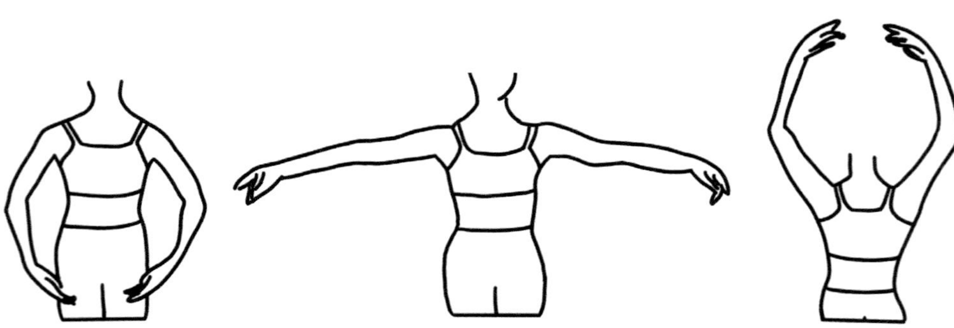

v.l.n.r.: erste Position, zweite Position, fünfte Position zeigen nach außen. Aus dieser ersten Position brauchst du die Arme nur zu öffnen, und schon stehst du in der zweiten Armposition. Beide Arme sind auf Schulterhöhe seitlich angehoben, die leicht gebeugten Ellbogen zeigen dabei nach hinten. Die dritte für das Barre-Training wichtige Armposition ist die sogenannte fünfte Position – hierbei sind beide Arme in einem Kreis oben über dem Kopf angehoben, die Ellbogen sind wieder leicht gerundet.

Die Fußpositionen

Es gibt vier Fußpositionen, die du kennen solltest. Davon sind zwei elementar und kommen in wirklich jedem Barre-Workout vor. In die erste Position der Füße kommst du, indem du die Beine von der Hüfte her ausdrehst und die Füße in eine natürliche V-Position stellst. Hierbei berühren sich die Fersen. Wenn du aus derselben Position mit rechts oder links einen großen Schritt zur Seite machst, stehst du schon in der zweiten Fußposition. Auch hier sind die Beine von der Hüfte her ausrotiert und etwas weiter als hüftbreit geöffnet. Die vierte Position findet ebenfalls häufig Anwendung, ist aber nicht ganz so grundlegend wie die erste und die zweite Position. Hierbei stehen die Füße voreinander, mit dem Abstand von etwa einer Fußlänge. Beide Füße zeigen nach außen. Die letzte relevante Fußposition ist die sechste Position, bei der die Füße parallel und geschlossen nebeneinanderstehen. Die Füße berühren sich fast, sie sind dabei hüftbreit geöffnet oder etwas enger nebeneinander platziert.

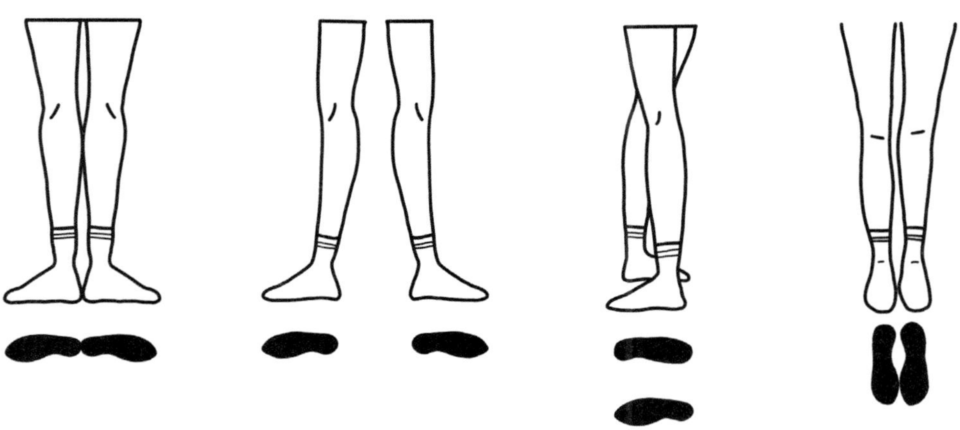

v.l.n.r.: erste Position, zweite Position, vierte Position, paralleler Stand der Füße

Zentrale Bewegungsabläufe

Drei zentrale kurze Bewegungsabläufe sollten an dieser Stelle auch noch vorgestellt werden. Die ersten beiden betreffen die Füße.

Point und Flex

Point und Flex sind entgegengesetzte Bewegungen des Fußes. Beim Pointen wird der Fuß gestreckt, die Zehen verlängern sich und der Fußspann wölbt sich. Beim Flexen schiebt die Ferse weg von der Körpermitte, die Zehen ziehen Richtung Schienbein und die Fußsohle bleibt aktiv.

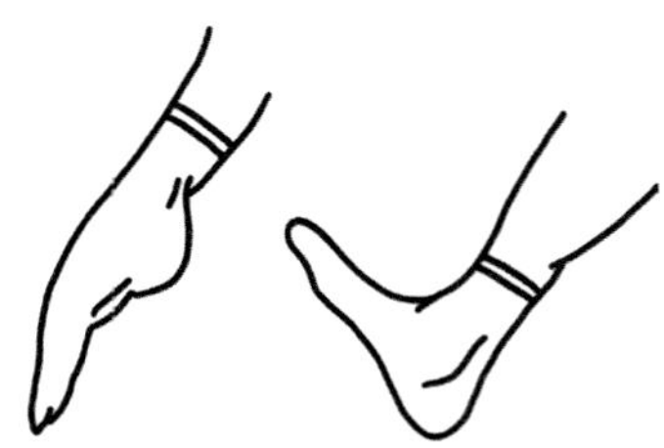

Plié

Zuletzt ist noch das Plié ein Kernelement des Barre-Workouts und sollte deshalb unbedingt besprochen werden. Das Wort Plié hat seinen Ursprung ebenfalls im Französischen und bedeutet »beugen« oder »gebeugt«. Aus der ersten, zweiten oder vierten Position werden die Knie gebeugt, während der Oberkörper gerade und aufrecht bleibt. Du solltest dabei nur so tief gehen, dass die Fersen auf dem Boden bleiben. Die Knie ragen nicht über die Zehen hinaus.

Spielbein und Standbein

Das Standbein ist das Bein, das das Gewicht trägt. Es bleibt während des ganzen Bewegungsablaufs stabil und ist oft leicht gebeugt, um die Gelenke zu schonen. Das Spielbein ist das Bein, das die Bewegung ausführt. Es wird frei bewegt und nimmt je nach Übung verschiedene Positionen ein.

Tuck

Der Tuck ist ein elementarer Begriff des Barre-Sports. Die Hüfte wird hier leicht eingerollt, das Becken kippt nach vorn. Der untere Rücken bleibt lang und der Core aktiv. In einem englischsprachigen Studio kann dir anstelle von Tuck auch der Begriff »Pelvic Tilt« begegnen. Hier ziehst du dein Schambein nach oben Richtung

Bauchnabel. Diese Ausrichtung ist wichtig, um in den Übungen die Muskeln gezielt anzusteuern.

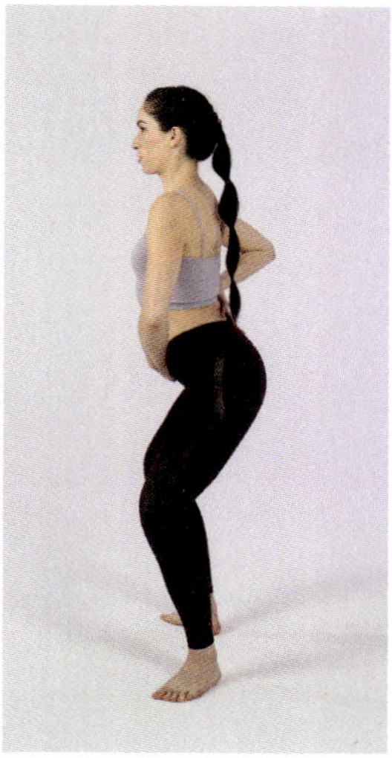

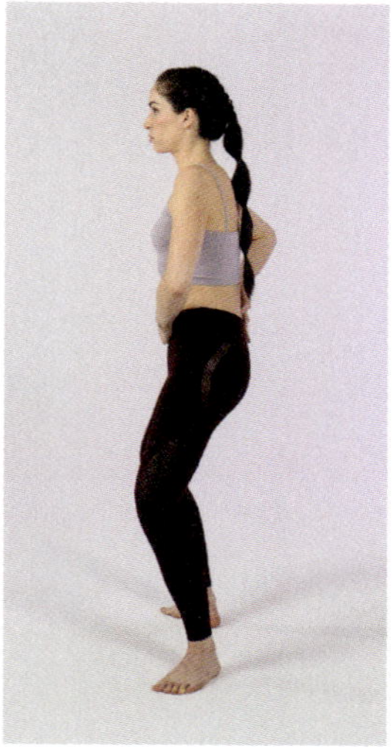

Wenn du die Beine aus der ersten oder zweiten Position in ein Plié bringst, passiert es schnell, dass das Gesäß nach hinten ausbricht. Genau das wollen wir aber beim Barre-Training nicht. Um die richtige Ausführung eines Pliés im Tuck zu üben, kannst du eine Hand auf deinen Unterbauch und eine Hand auf den unteren Rücken legen. Kippe von hier das Becken aus dem Hohlkreuz nach vorn. Stelle dir vor, das Steißbein würde nach vorn einklappen. Das ist der Tuck, hier wollen wir arbeiten.

Relevé

Das Relevé ist wie ein gepointeter Fuß, allerdings im Stand. Der Körper hebt sich durch das Anspannen der Wadenmuskulatur auf die Fußballen oder Zehenspitzen. Je nach Übung bleiben die Beine gestreckt oder werden gebeugt. Der Körper muss die Balance halten. Relevé kommt aus dem Französischen und heißt wörtlich übersetzt »aufgerichtet« oder »erhoben«. Das Relevé kann unter anderem aus der ersten oder zweiten Fußposition heraus ausgeführt werden.

Beim Relevé hebt sich der Körper durch die Anspannung der Wadenmuskulatur auf die Zehenspitzen oder die Fußballen. Die Beine bleiben gestreckt, du hältst hier ganz aktiv die Balance. Übersetzt bedeutet Relevé so viel wie »gehoben« oder »erhöht«. Im klassischen Ballett startet man auf dem flachen Fuß und freut sich, wenn man endlich auf die Spitze darf. Beim Barre ist das Relevé vor allem eine tolle Art, die Intensität der Übungen zu steigern.

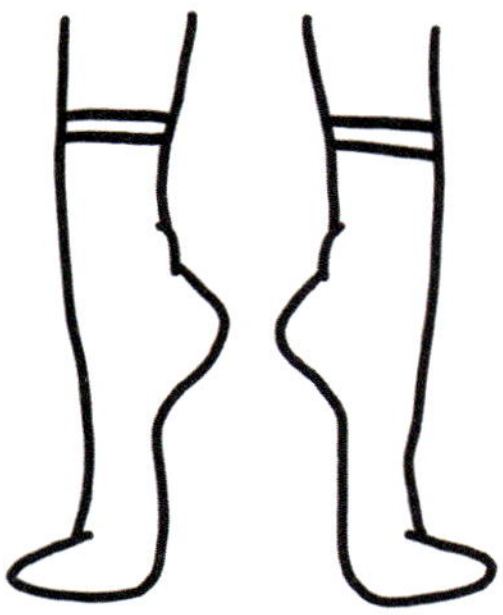

Tendu

Das Tendu ist eine grundlegende Bewegung aus dem Balletttraining. Hierbei gleitet das Spielbein gestreckt über den Boden entlang. Es wird vollständig gestreckt, die Fußspitze ist pointiert. Tendu bedeutet direkt übersetzt »gestreckt« oder »gespannt« auf Französisch. Du startest dafür in einer geschlossenen Position und streckst dann Bein und Fuß nach vorn, zur Seite oder nach hinten.

Passé

Das Passé ist ebenfalls ein Klassiker aus dem Ballett. Das Spielbein wird hier am Standbein nach oben entlanggeführt. Das Knie des Spielbeins ist seitlich ausgerichtet, während die Zehenspitzen an der Innenseite des Knies des Standbeins anliegen. Auf Französisch bedeutet Passé »vorbeigehen« oder »vorbeiführen«.

Attitude

Bei der Attitude ist das Spielbein leicht gebeugt und wird in der Luft gehalten. Du kannst diese Position nach vorn, nach hinten oder zur Seite ausrichten. Der Oberkörper bleibt aufrecht. Übersetzt bedeutet der Begriff so viel wie »Einstellung« oder »Verhalten«. Die Attitude kann in vielen verschiedenen Varianten ausgeführt werden.

Die Rolle der Atmung im Barre-Training

Beim Pilates gibt die Atmung den Takt vor und ist ein zentrales Element des Workouts. Beim Barre ist die Atmung nicht das Wichtigste, aber sie spielt dennoch eine entscheidende Rolle für ein effektives Training und funktionierende Körperkontrolle. Wir bedienen uns beim Workout häufig eines Pilates-artigen Atemmusters: einatmen durch die Nase vor der Belastung, ausatmen durch den Mund in der Belastung. Durch die Nasene natmung wird der Brustkorb weit, durch die bewusste Ausatmung durch den Mund aktiviert sich automatisch die Körpermitte – und das ist hilfreich, wenn die Belastung einsetzt.

Dass die Atmung beim Barre also doch eine bedeutsame Rolle spielt, hat damit zu tun, dass sich durch Atmen die Körpermitte aktivieren lässt. Tiefe Bauchmuskeln, die dem Körper Stabilität in der Belastung geben, werden »angeschaltet« und schützen und unterstützen dich beim Workout. Außerdem hilft eine bewusste Atmung dabei, die Übungen richtig auszuführen. Tiefes, bewusstes Einatmen in der Vorbereitung der Übung hilft bei einer fließenden Ausführung, Ausatmen während der Anstrengung ist nützlich, um ganz gezielt Spannung abzubauen. Überhaupt zu atmen, auch wenn es anstrengend wird, ist ganz wichtig, um die Sauerstoffzufuhr sicherzustellen und Verspannungen zu vermeiden. Wer bei Belastung die Luft anhält, baut unnötig Spannung auf und sorgt für schnellere Ermüdung. Gleichmäßig und tief zu atmen, hilft beim Umgang mit der Belastung und beugt Nackenverspannungen vor. Insbesondere zu Beginn und am Ende des Workouts stehen oft Atemübungen oder zumindest sehr bewusstes Atmen auf dem Programm. So kannst du deinen Fokus auf den aktuellen Moment und das Training lenken und deinen eigenen Körper viel besser wahrnehmen. Das ist sehr hilfreich, um Muskeln kontrolliert und präzise anzusteuern. Nimm dir also auch beim Home-Workout vor, deine Atmung zu kontrollieren.

Häufige Fehler beim Barre-Training und wie man sie vermeidet

Das Barre-Training ist an sich nicht kompliziert, aber wie bei allen Sportarten kann man Fehler machen, die, unkorrigiert, die Effektivität reduzieren oder sogar zu Verletzungen führen können. Im Folgenden möchte ich dir gerne die Fehler, die ich in meiner Zeit als Studiobetreiberin und Trainerin am häufigsten gesehen habe, vorstellen – dann weißt du schon mal sehr genau, worauf du beim Trainieren achten solltest.

- **Schultern nach oben ziehen:** Viele Menschen ziehen unter Anstrengung die Schultern zu den Ohren hoch. Das sorgt schnell für Verspannungen im Nacken und in den Schultern. Achte darauf, dass du deine Schultern bewusst nach unten senkst und Platz zwischen Schultern und Ohren lässt.
- **Falscher Ehrgeiz und zu viel Gewicht:** Passe auf und nimm nicht zu viel Gewicht bei den Übungen. Mehr Gewicht führt nicht zu mehr, sondern bei schlechter Ausführung eher zu weniger Effektivität. Wenn die Kraft noch nicht aufgebaut ist, werden die Bewegungen stattdessen sehr schwungvoll

und nicht präzise ausgeführt. Starte lieber mit leichten Gewichten und steigere dich langsam.

- **Verkrampfter Griff an der Stange:** Die Ballettstange soll Halt spenden, man soll sich aber nicht an ihr festkrallen. Lege am besten nur die flache Hand auf der Stange ab und balanciere dich elegant aus.
- **Atem anhalten:** Viele Menschen halten unter Anstrengung die Luft an. Die Energie für die ordentliche Ausführung fehlt dann. Konzentriere dich auch bei anstrengenden Episoden darauf, die Atmung sanft fließen zu lassen, so kannst du dich besser konzentrieren und hast mehr Kraft.
- **Falsche oder zu wenig Ansteuerung der Muskeln:** Beim Barre-Training arbeiten wir in der Körpermitte meist im Tuck – das gelingt gerade Anfänger*innen oft noch nicht, da sie den Squat gewöhnt sind und das Gesäß nach hinten rausschieben. Häufig ist die Körpermitte nicht richtig aktiv. Das limitiert die Effektivität und erhöht die Verletzungsgefahr für die Wirbelsäule. Bringe dein Becken in eine neutrale Position und zieh den Bauchnabel für eine Core-Aktivierung nach innen.

Zu weiteren Fehlern wie einer falschen Ausrichtung bekommst du immer wieder auch Hinweise in den einzelnen Übungen. Vielleicht hast du einen Spiegel zur Verfügung und kannst schon die Ausgangsposition mit einem Blick da hinein überprüfen. Rutschfeste Socken können eine gute Alternative zum Barfußtraining sein und mehr Standfestigkeit bieten. Die wichtigsten Fehlerquellen und ihre Korrekturen kennst du nun – deinem Barre-Erfolg steht nichts mehr im Weg!

Dein Übungskatalog für einen straffen, starken Körper

Barre ist ein Ganzkörpertraining, das alle Muskelgruppen miteinbezieht und neben Körperstärkung- und -straffung auch positive mentale Effekte liefert. Man unterscheidet grob in vier größere Körperbereiche, die alle beim Barre-Training trainiert werden: Beine, Arme, Gesäß und Core. Die Beine und das Gesäß stehen im Fokus eines jeden Barre-Workouts, aber wer sein Training clever plant, berücksichtigt auch die Arme, und der Core kommt ebenfalls nicht zu kurz. Es gibt äußerst viele Übungen je Muskelgruppe – einige Klassiker solltest du auf alle Fälle kennen.

Warm-up

Bevor du in die eigentlichen Barre-Übungen startest, ist es wichtig, dass du deinen Körper aufs Training vorbereitest und dich aufwärmst. Dabei kannst du ganz einfache Übungen ausführen wie das Marschieren am Platz. Solche selbst erklärenden Übungen, die du im Warm-up und auch im Cool-down – der Trainingsphase, in der du den Körper wieder beruhigst und in die Regenerationsphase leitest – ausführst, sind im Buch nicht bebildert. Zu allen anderen Barre-Übungen findest du Schritt-für-Schritt-Fotos, die dir zusätzlich zur Beschreibung zeigen, wie du die Übungen korrekt ausführst.

Marschieren am Platz

Platziere im Stehen die Füße parallel und ziehe das rechte und linke Knie im Wechsel hoch zur Brust. Halte abschließend erst das rechte, dann das linke Bein am höchsten Punkt.

Hampelmann

Springe von einem weiten hüftbreiten Stand in einen engen parallelen Stand und wieder zurück. Strecke dabei die Arme im hüftbreiten Stand zu beiden Seiten und führe sie im parallelen Stand nach oben über den Kopf. Wenn du nicht springen kannst oder möchtest, mache einfach eine Schrittbewegung.

Schulter-Arm-Mobilisation

Im hüftbreiten Stand die Arme locker neben dem Körper hängen lassen. Kreise mit den Schultern von hinten nach vorn. Ziehe dabei die Schultern bis zu den Ohren und drücke sie weiter aktiv nach hinten unten. Behalte die kreisende Bewegung bei und nimm langsam die Ellbogen und Unterarme mit. Steigere die Bewegungsamplitude, bis deine Arme im vollen Bewegungsradius kreisen und du somit den gesamten Schultergürtel mobilisierst. Wechsle dann die Bewegungsrichtung und führe alle Kreisbewegungen andersherum aus. Halte dann mit beiden Armen oben an und ziehe dich abwechselnd Richtung Decke in die Länge. So aktivierst du den gesamten Oberkörper. Führe beide Arme zur Seite und halte sie auf Schulterhöhe. Die Handflächen nach vorn drehen. Bewege die Arme pulsierend nach vorn und zurück, halte die Arme dabei auf Schulterhöhe. Drehe die Hände anschließend um 90 Grad nach vorne – die Handflächen zeigen nun nach unten – und pulsiere mit den Armen Richtung Boden und Decke. Zum Abschluss rotiere die Handinnenflächen noch einmal 90 Grad weiter, sodass die Daumen in Richtung Boden zeigen und die Handinnenflächen hinter dich. Führe auch hier noch einmal kleine pulsierende Bewegungen nach vorn und zurück aus.

Windmühle

Öffne die Füße etwas weiter als schulterweit. Führe die rechte Hand zum linken Fuß, beuge dabei den Oberkörper nach vorn und öffne dich etwas zur Seite. Richte dich wieder auf. Wechsle die Seite, führe also die linke Hand zum rechten Fuß. Wiederhole diese Übung dynamisch.

Oberkörperrotation im Stehen

Stelle dich mit hüftbreit geöffneten Füßen aufrecht hin und rotiere den Oberkörper zu beiden Seiten, so als würdest du nach hinten schauen wollen.

Standing Oblique Crunches

Diese Übung kommt aus dem funktionellen Training und fordert die seitlichen Bauchmuskeln intensiv.

1. Platziere die Füße im Stehen hüftbreit und hebe die Arme über den Kopf.
2. Hebe das rechte Knie zur Seite an und ziehe gleichzeitig den rechten Ellbogen zum Knie. Achte darauf, dass der Oberkörper nicht nach vorn kippt. Führe zuerst alle Wiederholungen zu einer Seite aus, dann zur anderen.

Hinweise:

- Eine Variation, die wir im Barre-Workout oft machen, ist, sich mit einem Unterarm auf der Stange aufzustützen. Wenn du aus dieser Position Knie und Ellbogen der anderen Körperseite zusammenbringst, ist die Muskelbeanspruchung sehr ähnlich, aber du trainierst weniger die Balance.
- Um die Intensität zu steigern, führe die Bewegung mit einer Hantel in der Hand aus und/oder befestige Ankle Weights um die Fußgelenke. Wenn du die Übung nur als Teil des Warm-ups machst, brauchst du keine Zusatzgewichte.

Kopfkreise

Mit diesen fließenden Bewegungen mobilisierst du die Halswirbelsäule und kannst auf diese Weise sanft in ein Workout starten.

Öffne die Füße in die zweite Position, die Füße zeigen nach außen. Lass die Arme locker neben dem Körper hängen oder stütze sie in die Hüfte. Neige den Kopf zur rechten Seite und kreise mit dem Kopf über unten – Kinn zur Brust – nach links, von dort weiter nach hinten – der Hals bleibt lang – und nach rechts zurück. Führe die Kreise dann auch in die andere Richtung aus.

Hinweise:

- Lasse die Halswirbelsäule lang, vor allem bei der Bewegung nach hinten.
- Wenn du magst, schließe die Augen während der Kopfkreise.

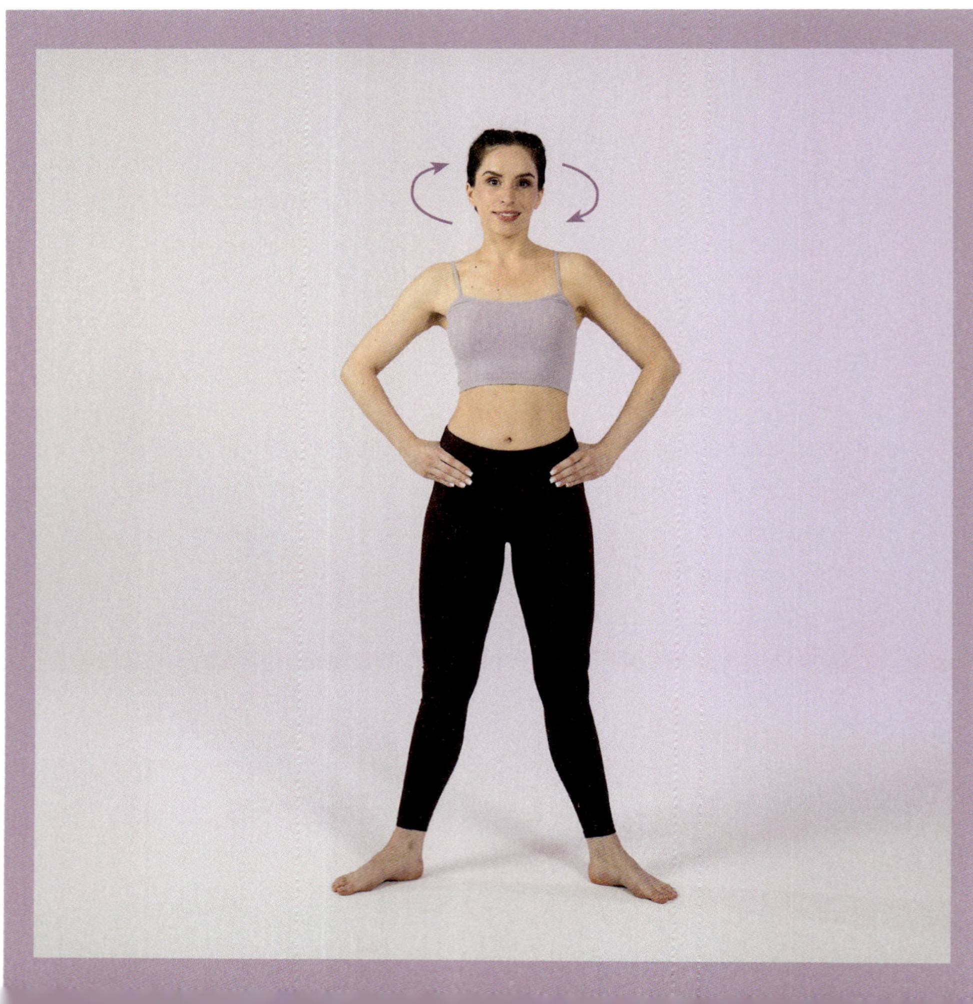

Schulter-Warm-up

1. Öffne die Füße in die zweite Position, die Füße zeigen nach außen. Prüfe, dass die Hüfte gut ausgerichtet ist, stütze dafür die Hände kurz in die Hüfte. Lass die Arme dann locker neben dem Körper hängen. Schiebe die Arme im Wechsel nach unten Richtung Oberschenkel und neige dabei den Oberkörper von Seite zu Seite.
2. Hebe die Arme auf Schulterhöhe zu beiden Seiten und schiebe dich von rechts nach links. Stell dir dabei vor, die Arme liegen auf einem Tisch und du ziehst dich an imaginären Haken von Seite zu Seite.
3. Halte in der Mitte an und kreise die Arme aus dem Schultergelenk heraus.

Hinweis: Spüre die Dehnung in den Flanken.

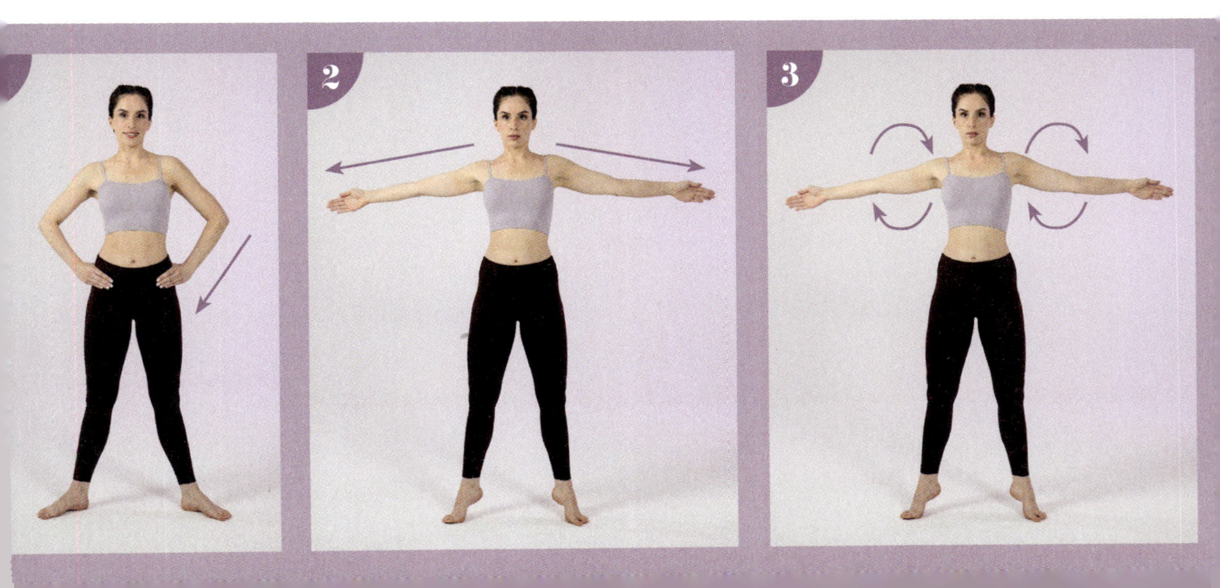

Warm-up für die Arme

Stelle dich mit hüftbreit geöffneten Beinen aufrecht hin und strecke die Arme seitlich auf Höhe der Schultern aus. Die Daumen zeigen Richtung Decke, die Handflächen zeigen nach vorn. Bewege die Arme leicht pulsierend nach vorne und hinten, halte dabei die Ellbogen auf Schulterhöhe und die Spannung im gesamten Rumpf.

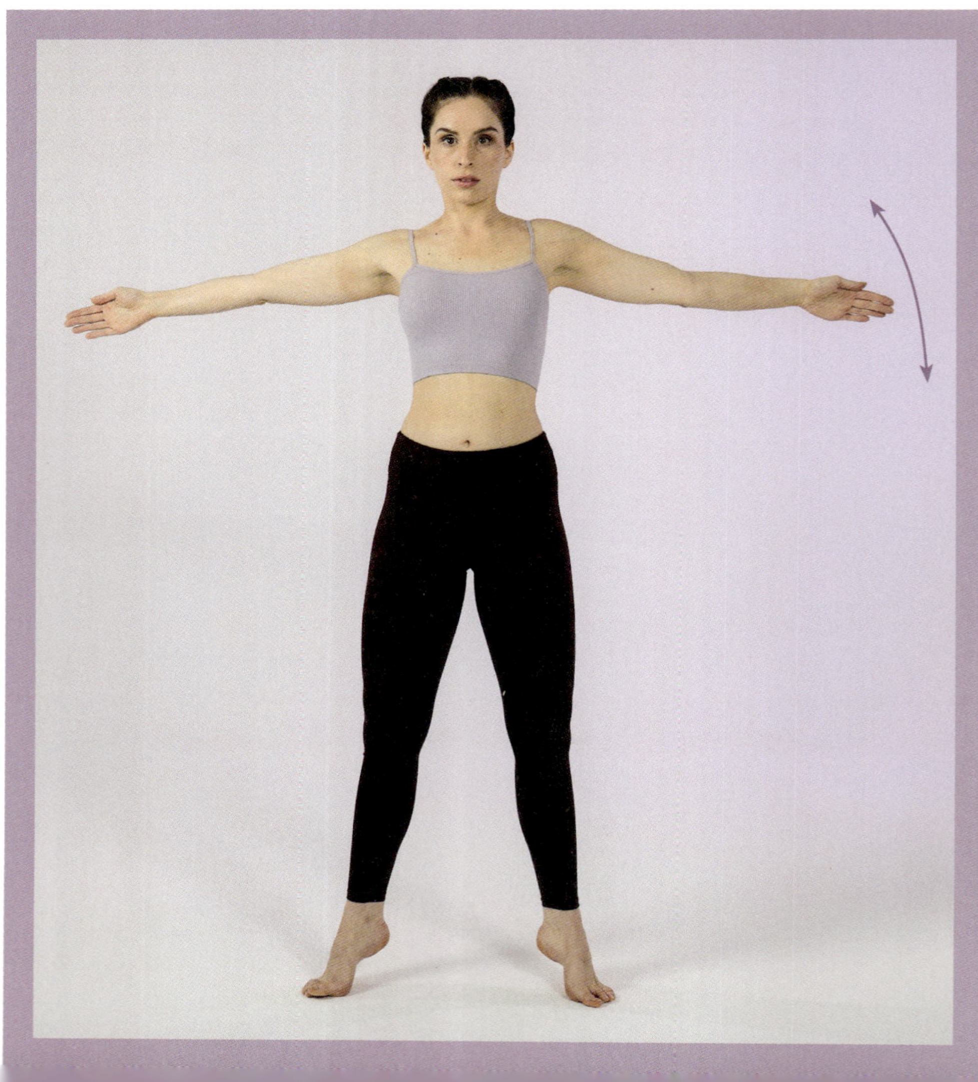

Hüftkreise

Diese Übung eignet sich besonders gut zum Warm-up und mobilisiert die Körpermitte. Du aktivierst damit die Muskulatur in Hüfte und Beinen.

Starte in einem hüftbreiten Stand. Die Knie sind dabei leicht gebeugt und der Oberkörper in einer aufrechten Position. Stütze die Hände in die Hüfte und beginne langsam, die Hüfte im Uhrzeigersinn zu kreisen. Lasse dabei die Hände rechts und links an deiner Hüfte ruhen. So bekommst du ein besseres Gefühl dafür, was deine Muskeln und Gelenke bei diesen kreisenden Bewegungen machen. Wir wollen mit den Kreisen die Hüfte aktivieren. Wechsle auch die Richtung und kreise gegen den Uhrzeigersinn.

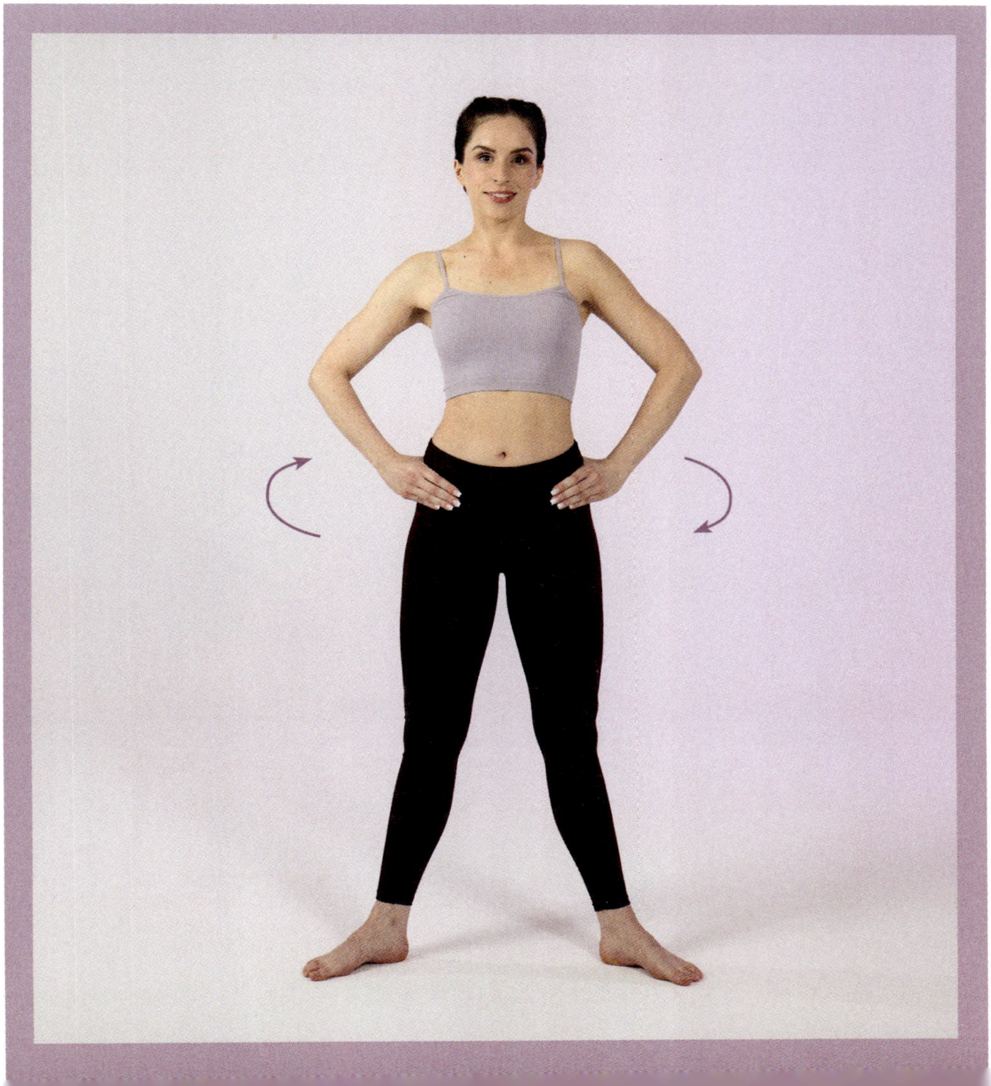

Gelenkmobilisationen Füße, Knie und Hüfte

Zu Beginn wärmen wir die Sprunggelenke einmal auf, da diese nachher in den Pliés beansprucht werden. Es folgt eine Hüftmobilisation, die auch die Knie gut mitbewegt.

1. Nimm die erste Position ein und hebe das rechte Bein einmal leicht angebeugt in die Luft.
2. Kreise den angehobenen Fuß im Uhrzeigersinn, dann wechsle die Richtung. Das rechte Bein bleibt die gesamte Zeit in der Luft, das linke Bein, das Standbein, bleibt leicht gebeugt auf dem Boden stehen. Dann halte das Bein in der Luft an und flexe und pointe den Fuß im Wechsel. Achte darauf, das Gleichgewicht zu halten; dafür muss dein Standbein ordentlich arbeiten. Kurz absetzen. Optional kann ein Stuhl helfen.
3. Hebe das Knie wieder nach oben an, öffne das Bein am höchsten Punkt zur Seite und führe es wieder nach vorn vor den Körper. Das ist eine Außenrotation zur Mobilisation von Beinen und Hüfte. Führe dann das rechte Bein langsam wieder zum Boden und lockere beide Beine aus. Wiederhole die gesamte Übungssequenz mit dem linken Bein.

Hinweis: Optional kannst du hier für die zweite Seite die Augen schließen, um deinen Gleichgewichtssinn noch mehr zu fordern und zu fördern.

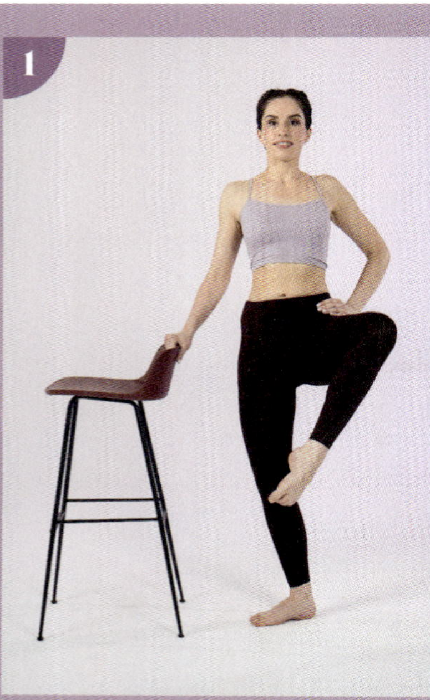

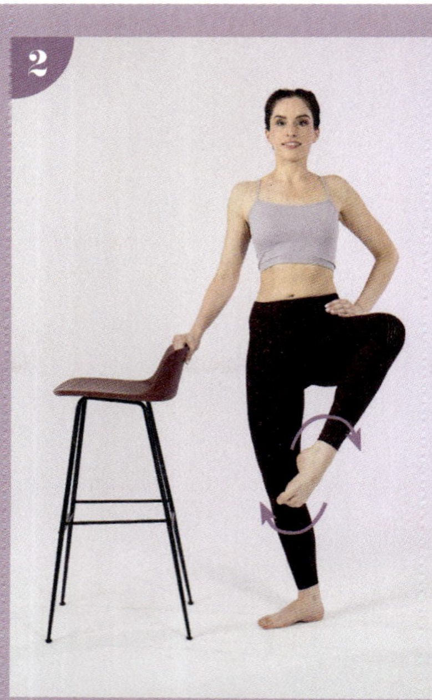

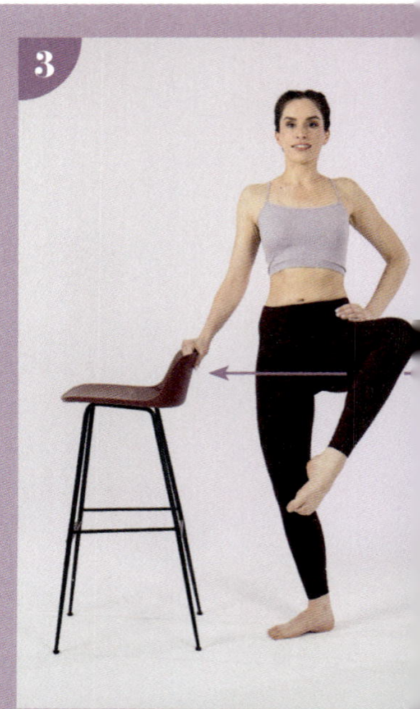

Bein schwingen

Für eine weitere Aktivierung lockere die Beine, indem du sie nach vorn und hinten schwingst.

Positioniere einen Stuhl so, dass die Rückenlehne zu dir zeigt, und stelle dich hinter den Stuhl. Halte dich mit einer Hand am Stuhl oder an der Stuhllehne fest, er sollte Stabilität bieten. Verlagere dein Gewicht auf das linke Bein und schwinge das rechte gestreckte Bein nach vorn und hinten. Pendle dann das Bein von links nach rechts vor dem Körper. Wechsle das Standbein und führe Beinschwünge mit dem anderen Bein aus. Hinweis: Halte dich alternativ mit einer Hand an einer Stange oder einem Küchentresen oder Ähnlichem fest, das bietet dir Stabilität beim Schwingen des Beins. Starte mit langsamen Bewegungen und vergrößere Schwung um Schwung den Bewegungsradius. Der Schwung von links nach rechts hilft dir, deine Hüfte zu mobilisieren und aufzuwärmen.

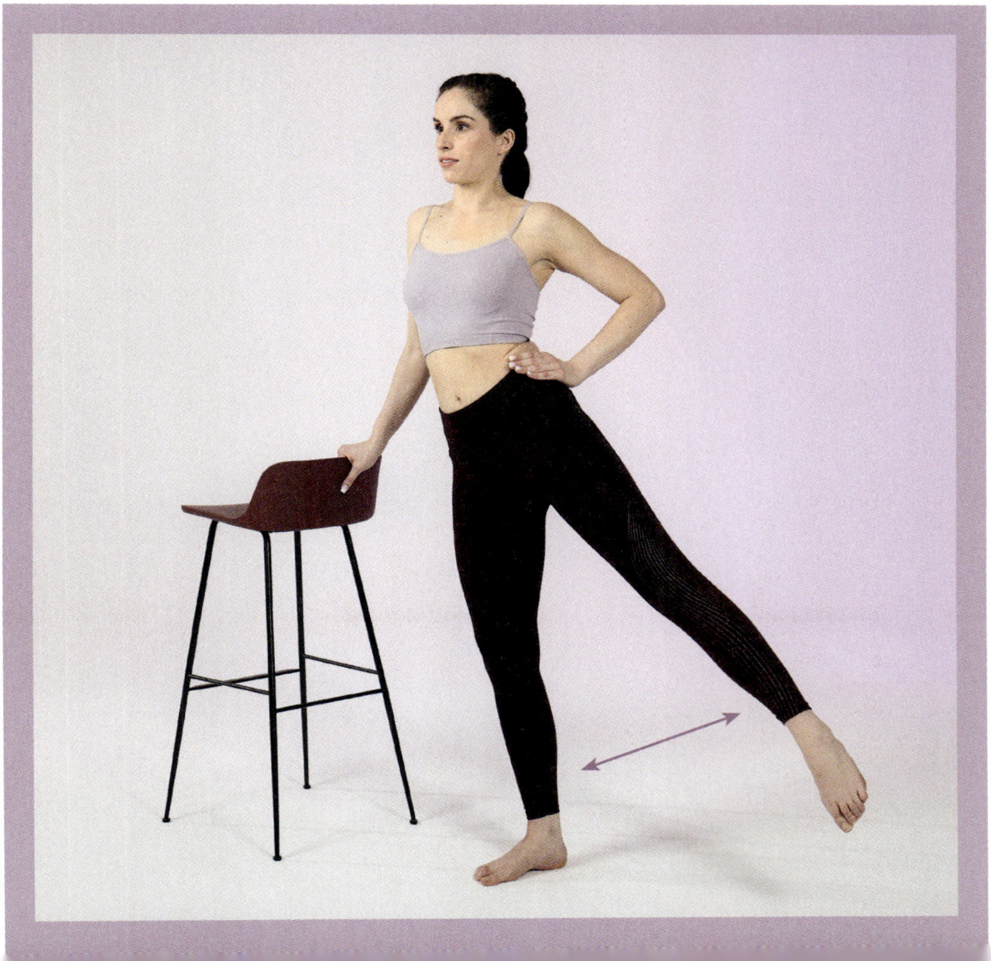

Tuck

1. Stelle dich mit parallel und hüftbreit platzierten Füßen hin, das Becken ist in einer neutralen Position. Kippe jetzt das Becken nach hinten in ein Hohlkreuz.
2. Schiebe das Gesäß mit Kraft sowohl des unteren Bauchs als auch des unteren Rückens wieder nach vorn in eine neutrale Position.

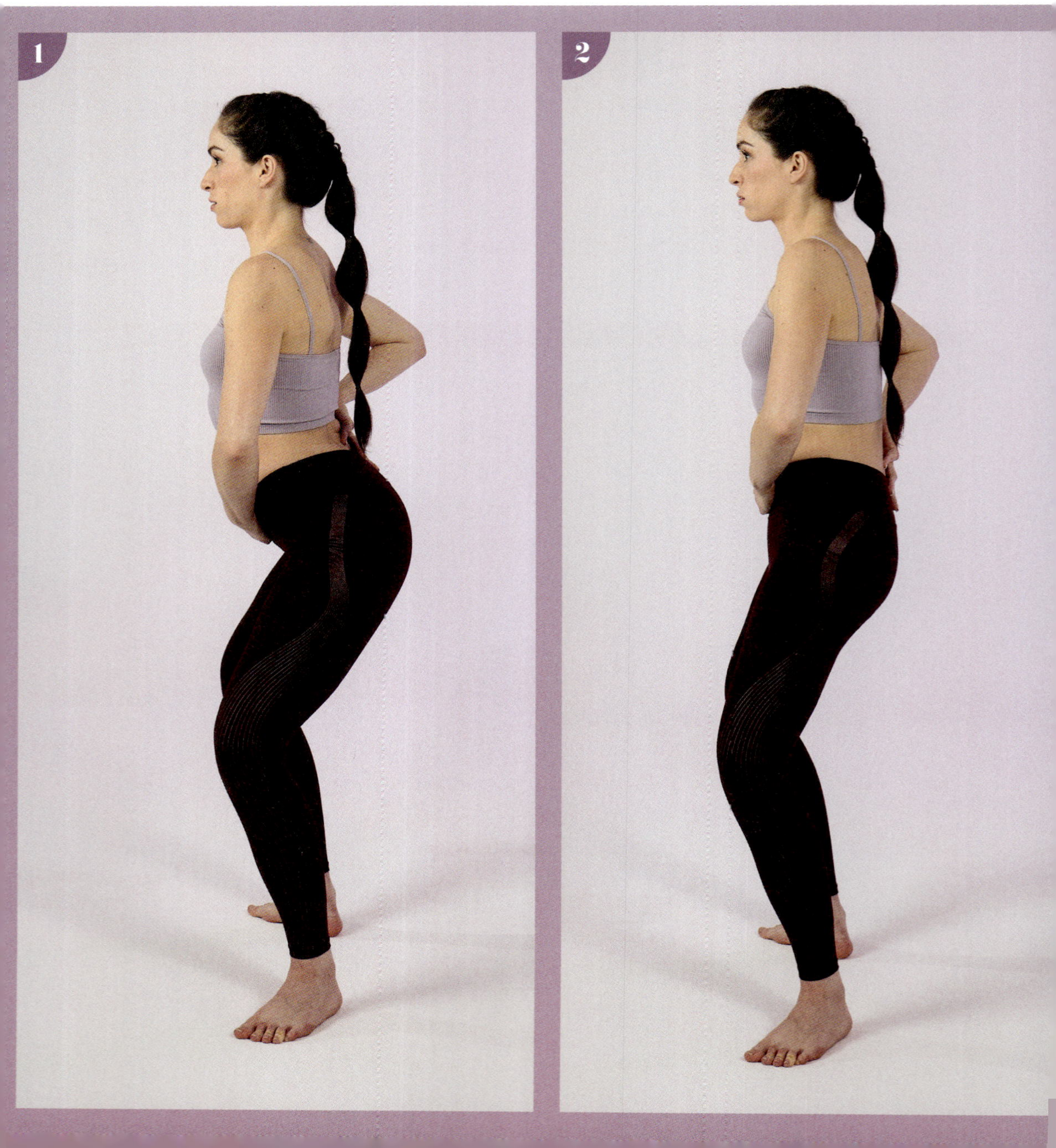

Squat Warm-up

Mit diesem kleinen Kniebeugen-Zirkel kannst du dich wunderbar aufwärmen. Die Bein- und Gesäßmuskeln werden aktiviert, und auch Arme und Schultern mobilisiert. Gleichzeitig werden die Muskeln in der Körpermitte angesprochen.

Stelle dich mit parallel ausgerichteten Füßen hin und lasse hierbei etwa zwei Fäuste Platz zwischen den Füßen. Beuge die Knie, senke das Gesäß und strecke die Arme dabei nach vorne. Stelle dir vor, du setzt dich auf einen imaginären Stuhl. Strecke anschließend die Beine, richte dich wieder auf und lasse deine Arme neben den Körper sinken.

Hinweis: Achte darauf, dass beide Füße bis zur Ferse durchgehend Bodenkontakt haben. Außerdem solltest du deine Schultern nach unten ziehen, also von deinen Ohren weg, dadurch schaffst du Platz im Schultergürtel.

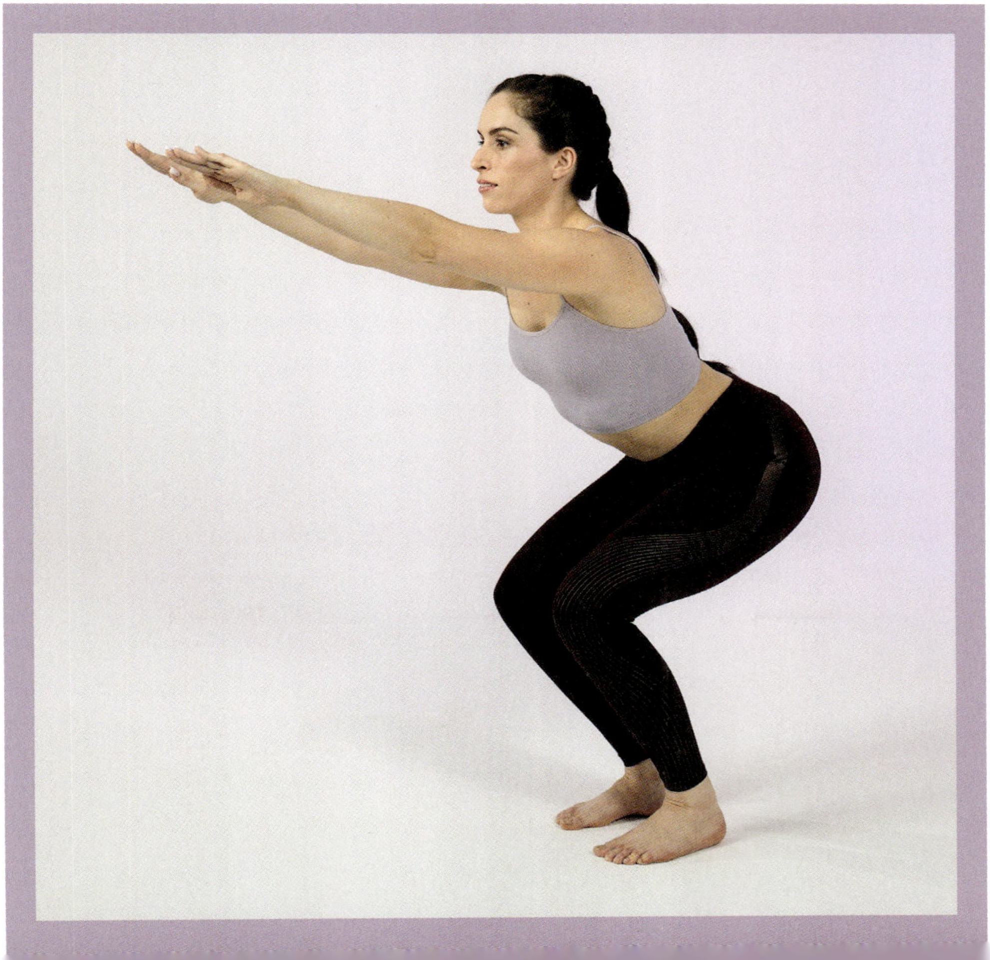

Barre-Übungen für den gesamten Körper

Die nachfolgenden Ganzkörperübungen bilden das Herzstück deines Barre-Trainings. Sie kräftigen Beine, Gesäß, Core und die Schulter-Arm-Partie gleichermaßen und helfen dir dabei, Kraft, Beweglichkeit und Stabilität effektiv zu verbessern.

Übungen für die Beine (ab Seite 62)

Barre ist perfekt geeignet, wenn du Muskulatur in den Beinen aufbauen willst. Für die Beine gibt es eine Vielzahl von Übungen, die du durch Nutzung verschiedener Tools effektiv verstärken kannst. Hier sind einige der wichtigsten und effektivsten Übungen.

Übungen für das Gesäß (ab Seite 85)

Wer Barre schon mal ausprobiert hat, weiß, dass nicht nur die Beine intensiv gefordert werden, sondern auch die Gesäßmuskeln ordentlich brennen. Das Barre-Training hat einige Übungen zu bieten, die das Gesäß anheben, formen und stärken.

Wichtig: Auch bei fast allen Beinübungen ist das Gesäß mit gefordert. Insbesondere bei den Attitudes (siehe Seite 46), Leg Lifts (siehe Seite 76 bis 81), den Chair Squats (siehe Seite 70) und beim Bridging (siehe Seite 85) wird die Gesäßmuskulatur intensivst beansprucht. Darüber hinaus wirst du den folgenden fünf Übungen beim Barre-Training oft begegnen.

Übungen für den Core (ab Seite 96)

Barre-Training ist wirklich super geeignet, um die Muskeln in der Körpermitte zu kräftigen. Wichtig zu verstehen ist, dass eigentlich so gut wie jede Übung im Barre-Workout immer auch den Core mit fordert. Die Körpermitte muss angespannt sein, auch bei den allerkleinsten Bewegungen. Durch diese ständige Aktivierung wird der Core beim Barre-Workout gut gefordert. Auch bei Halteübungen müssen Bauch und Rücken ordentlich arbeiten. Natürlich gibt es aber auch einige Barre-Übungen, die den Core ganz gezielt kräftigen.

Übungen für die Arme und Schultern (ab Seite 106)

Beim Barre-Training liegt der Fokus zwar häufig eher auf Beinen, Gesäß und Core, aber auch Arme und Schultern sollen nicht zu kurz kommen. Generell gilt beim Oberkörpertraining im Barre-Kontext: leichte Gewichte, viele Wiederholungen. Als Basisequipment solltest du kleine Hanteln zu Hause haben von 0,5 oder 1 Kilogramm Gewicht und ein Widerstandsband. Es gibt einige Übungen speziell für die Arme. Du kannst aber auch bei Übungen, bei denen du dich mit einer Hand an der Stange festhältst, eine Hantel in der zweiten, freien Hand mitführen. So schaffst du dir ein intensives Ganzkörpertraining, das auch den Oberkörper noch mehr integriert.

Plié aus verschiedenen Grundpositionen

Das Plié ist DIE zentrale Bewegung im Barre. Man kann das Plié aus verschieden Grundpositionen heraus machen: zum Beispiel aus der ersten, zweiten oder vierten Ballettposition. Der Bewegungsablauf ist ganz simpel. Die Pliés kannst du sowohl im freien Raum als auch an der Stange absolvieren. Der Unterschied in der Ausführung liegt hier dann primär in den Armen: Bei Pliés im freien Raum nimmst du in der Regel beide Arme mit, bei Pliés an der Stange nur den Arm, der nicht über die Hand mit der Barre verbunden ist.

1. Stelle dich in die erste Position. Drehe dafür die Füße in eine V-Position aus, die Fersen berühren einander. Die Knie sind gestreckt.
2. Beuge die Knie und strecke sie wieder.
3. Mache einen Schritt zur Seite, sodass die Füße mehr als schulterbreit geöffnet sind. Sie bleiben dabei ausgedreht, das heißt, die Fußspitzen zeigen in die Diagonalen nach rechts und links vorn. Die Beine sind gestreckt.
4. Beuge die Knie und strecke sie wieder.
5. Halte am tiefsten Punkt im Plié an und hebe und senke die Fersen ins Relevé (siehe Seite 45, 69).

Führe mit gebeugten Knien am tiefsten Punkt kleine pulsierende Bewegungen aus, der Bewegungsradius soll hier nur ein paar wenige Zentimeter umfassen. Damit bringst du deine tief liegenden Muskelschichten zum Brennen.

Hinweise:

- Das Gewicht ist auf den gesamten Fußsohlen gleichmäßig verteilt, die Körpermitte ist aktiv angespannt und der Oberkörper bleibt aufrecht.
- Führe die Pliés zu Beginn eines Workouts immer mit kleinerer Bewegungsamplitude aus und steigere dich dann, indem du die Knie weiter beugst und tiefer in das Plié sinkst.
- Ein Plié merkst du noch nicht sehr in den Muskeln. Aber wenn du davon 20 Wiederholungen direkt nacheinander ausführst und im Anschluss noch im gebeugten Zustand pulsierst und dann die Position hältst, trainierst du die tief liegenden Beinmuskeln sehr effektiv und wirst ganz sicher etwas spüren.

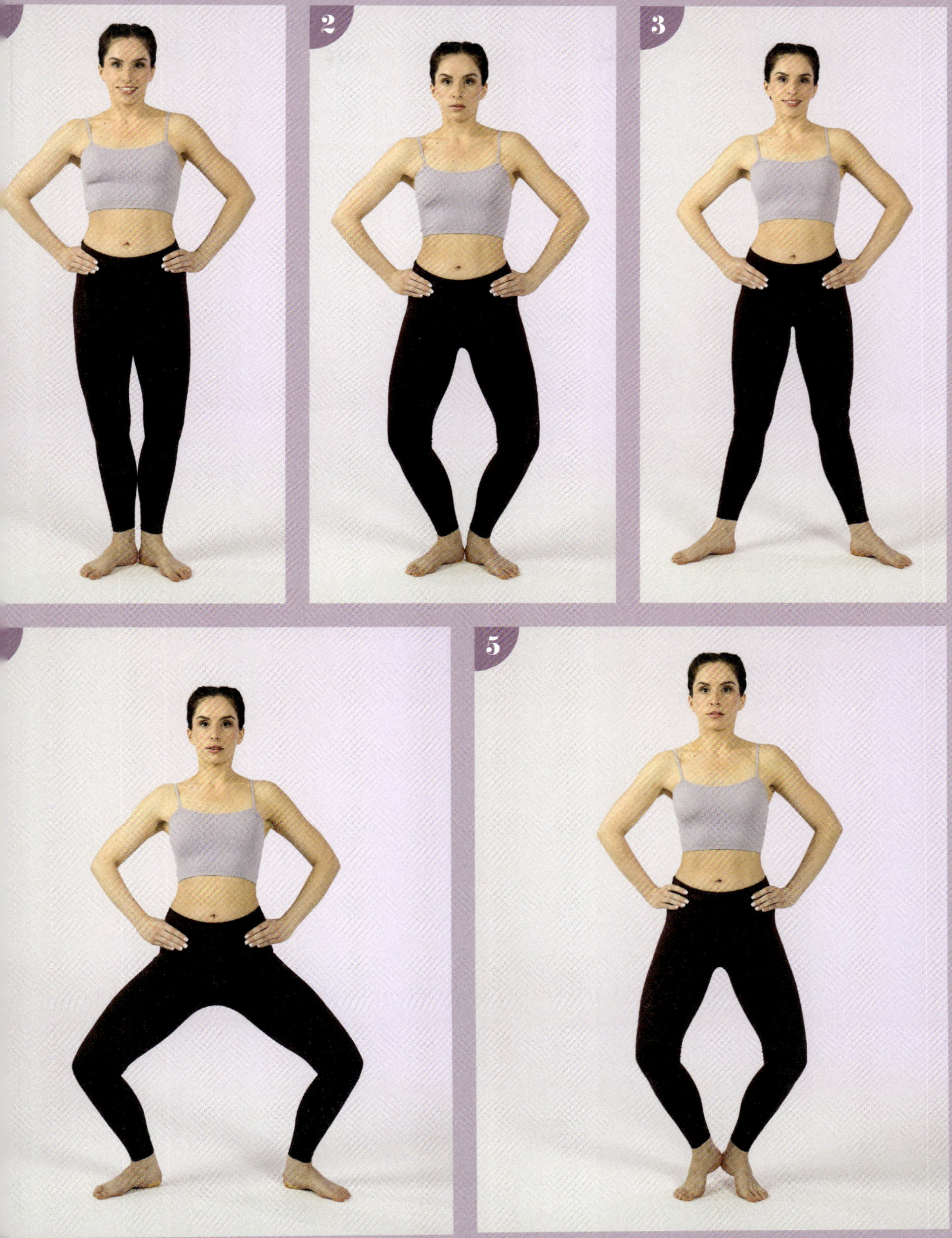
2
3
5

- Pliés kannst du durch die Platzierung eines Pilatesballs unter den Füßen (erste Position) oder eines Loops um die Knie (erste oder vierte Position) verstärken. Du trainierst neben Waden und Oberschenkeln auch das Gesäß. Wenn du ein enges Loop hast, passt es perfekt für die Übungen, die wir machen. Wenn du ein weites Loop beziehungsweise Widerstandsband hast, kannst du gerne eine 8 damit legen und dann reinsteigen, dann hält es etwas besser.
- Steigere die Intensität der Pliés nach und nach, indem du die Knie nach ein paar Wiederholungen etwas tiefer beugst.
- Wichtig beim Plié ist, dass du den Tuck – also die neutrale Ausrichtung im Becken (siehe Seite 58) – die ganze Zeit hältst. Senke die Hüfte also gerade nach unten, das Becken ist eingerollt. Beachte das auch in der zweiten Position.
- Du kannst die Pliés auch in den anderen Grundpositionen (siehe Seite 62) ausführen.
- Achte darauf, dass deine Hüfte bei der Bewegung nach unten über deinen Fersen ausgerichtet bleibt.
- Beuge die Knie nur so weit, wie deine Fersen auf dem Boden bleiben können. Sobald deine Fersen den Boden verlassen, ist dies das Zeichen dafür, die Beine wieder zu strecken.
- Der Oberkörper geht mit geradem Rücken nach unten und kommt wieder nach oben.
- Die Knie schieben über die kleinen Zehenspitzen nach außen und leiten die Auf- beziehungsweise Abwärtsbewegung ein.
- Halte dich mit einer Hand an einer Ballettstange, einer Stuhllehne oder Ähnlichem fest. Wenn du dich sicher fühlst, kannst du die Übung auch im freien Raum ausführen, ohne dich festzuhalten.

Curtsy Plié

1. Platziere eine Hand locker auf dem Stuhl oder der Küchentheke. Stütze die andere Hand in die Hüfte. Das Bein, das näher am Stangenersatz steht, ist vorn, drehe den Fuß leicht aus, die Ferse bleibt flach auf dem Boden. Platziere das Bein, das weiter weg vom Stangenersatz steht, hinter dem anderen. Rotiere diesen Fuß ebenfalls leicht nach außen und hebe die Ferse vom Boden ab. Beuge beide Knie leicht.
2. Beuge die Knie tief nach unten. Der Oberkörper bleibt hierbei aufrecht und die Ferse des vorderen Beins bleibt auf dem Boden. Wer mag, kann gerne die Hand von der Hüfte lösen und den Arm mitnehmen: Hebe den Arm bei gestreckten Beinen auf Schulterhöhe an und senke den Arm in der Beuge rund vor dem Körper, als würdest du jemanden umarmen. Nach der letzten Wiederholung bleibe am tiefsten Punkt und nimm die Spannung in den Beinen wahr. Spätestens jetzt solltest du die tief liegenden Muskeln in den Beinen spüren können.
3. Löse nun die vordere Ferse langsam vom Boden und lasse sie wieder absinken. Der Oberkörper bleibt dabei ruhig. Nach der letzten Wiederholung halte die vordere Ferse oben – jetzt sind also beide Fersen abgehoben, du bist im Relevé – und führe kleine pulsierende Bewegungen aus. Zum Abschluss halte diese Position am tiefsten Punkt. Drehe dich um, sodass das vorige Standbein zum Spielbein wird, und umgekehrt. Wiederhole die Übung zur anderen Seite.

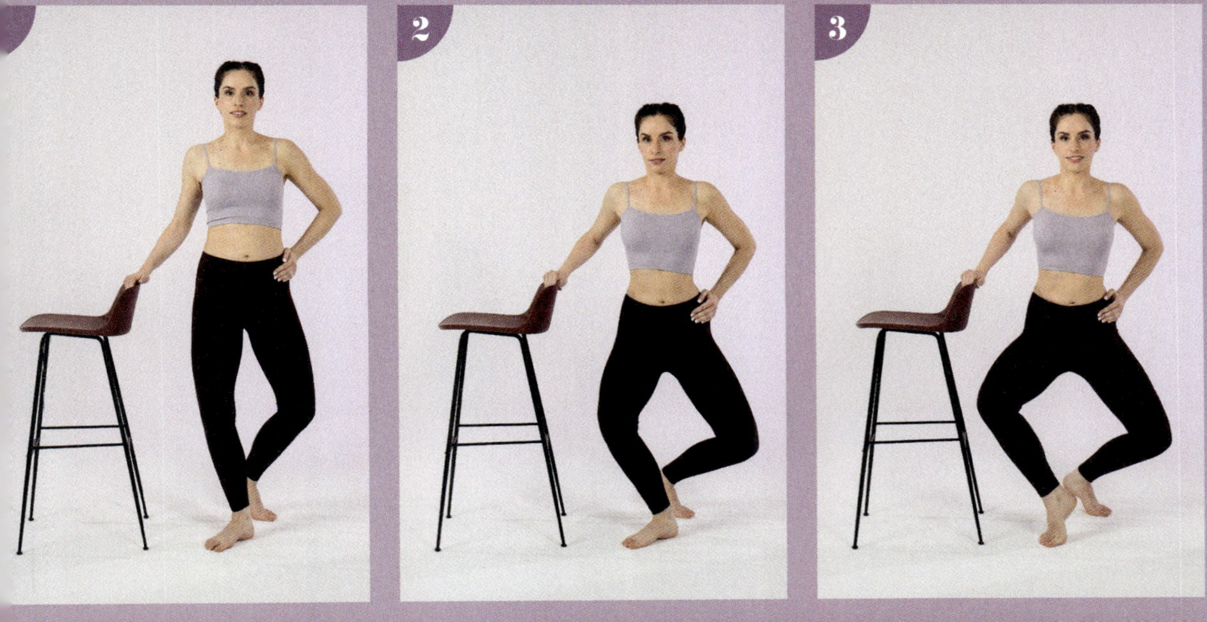

Passé

1. Starte in der zweiten Position. Lege eine Hand locker auf dem Stangenersatz ab. Platziere die Füße etwa hüftbreit voneinander entfernt und rotiere sie beide auswärts, die Fersen bleiben auf dem Boden. Beuge die Knie und spüre die Spannung in den Beinen.
2. Verlagere das Gewicht auf das Bein, das näher an der Stange ist, und hebe das Spielbein gebeugt und nach außen rotiert nach oben, ohne im Oberkörper einzubrechen. Die Zehenspitzen landen etwa auf Höhe des Standbeinknies. Das Knie des Spielbeins zeigt zur Seite, nicht nach vorne. Diese Außenrotation zu halten ist die Kunst an der Übung. Hebe gleichzeitig den freien Arm über den Kopf. Drehe dich anschließend um und wiederhole dieselbe Abfolge auf der anderen Seite.

Hinweise:

- Achte auf die Stabilität im Oberkörper, du willst dich nicht zur Seite lehnen.
- Wer sich sicher fühlt, kann gerne beim Hochziehen des Spielbeins im Standbein die Ferse anhaben. Dann muss man sich noch besser ausbalancieren.

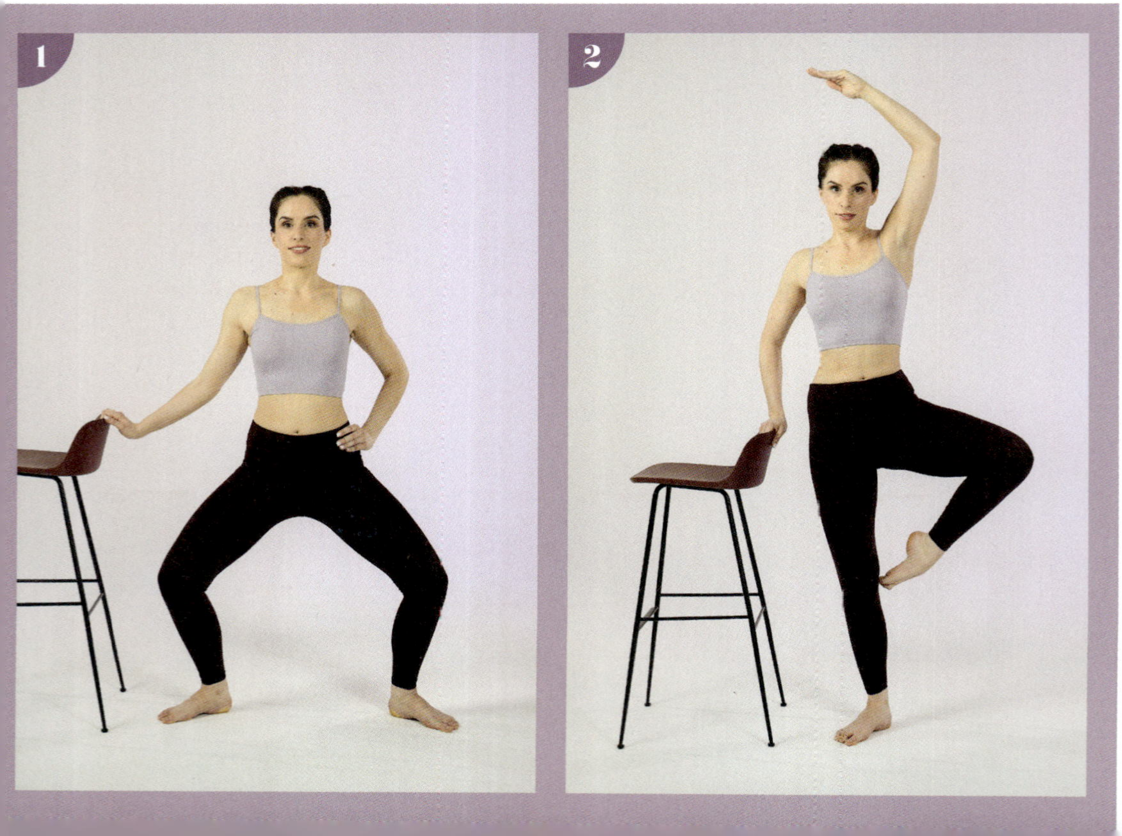

Butterfly

1. Komme in die erste Position und beuge die Knie ins Plié. Drücke dabei die Fersen fest aneinander.
2. Öffne die Knie zu beiden Seiten, sodass die Knie in die gleiche Richtung wie die Fußspitzen zeigen.

Hinweis: Wenn du dich etwas mehr fordern möchtest, kannst du, wie auf dem Bild gezeigt, noch ein kleines Widerstandsband um die Knie legen – das ist aber meistens am Anfang deiner Barre-Fitness-Journey nicht notwendig.

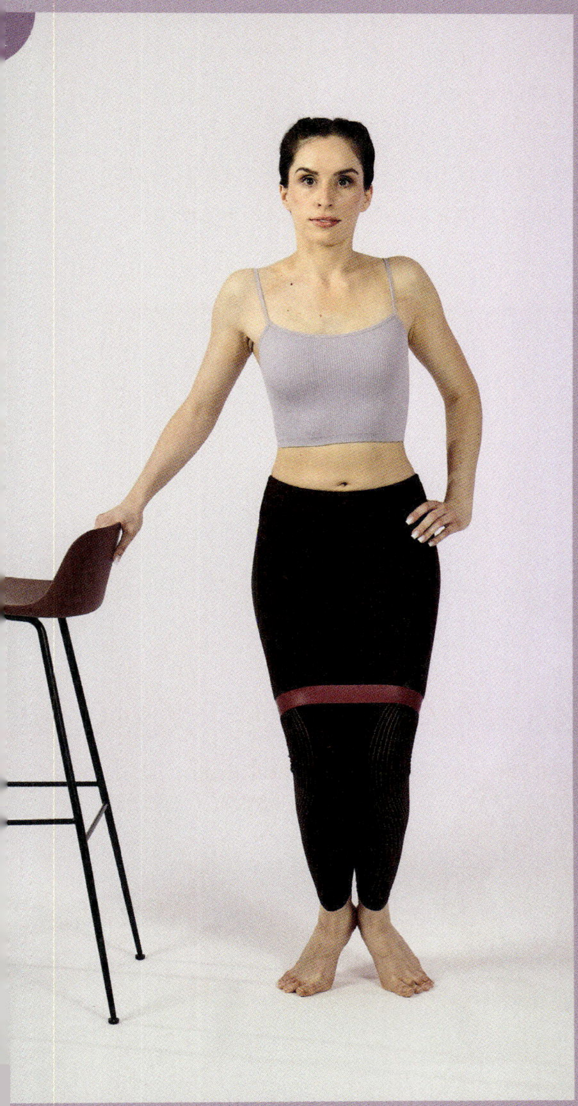

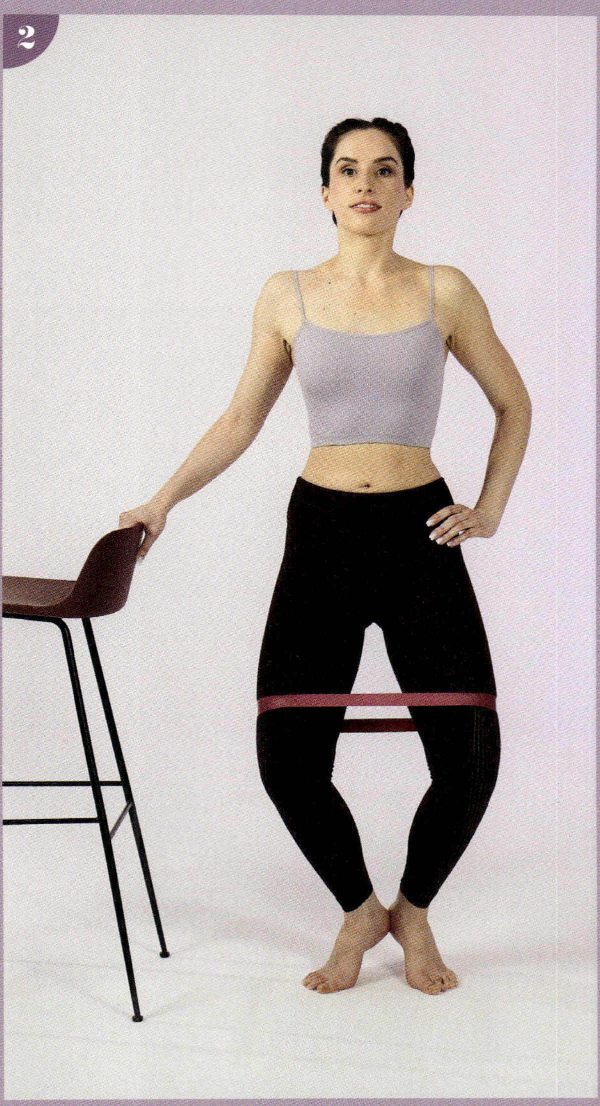

Fersen heben

Starte in der zweiten Position. Beuge die Knie, schiebe sie dabei in Richtung der Fußspitzen nach außen. Hebe die Fersen abwechselnd rechts und links an, der Oberkörper bleibt still und eingefroren und nur die Beine arbeiten.

Nachdem du jede Ferse etwa 15-mal angehoben hast, startest du mit dem gleichzeitigen Anheben der Fersen: Linke und rechte Ferse heben sich zusammen hoch. Halte abschließend im Plié, also mit gebeugten Knien, beide Fersen in der Luft.

Hinweise:

- Hier kannst du deinen Gleichgewichtssinn noch mal ganz gut herausfordern. Du kannst die Arme entweder über dem Kopf halten oder vor dir. Halte entweder beide Arme in der Luft oder – wenn du Unterstützung brauchst – lege eine Hand auf die Stange beziehungsweise den Stangenersatz zur Stabilisierung.
- Wenn deine Beine anfangen zu zittern, ist das überhaupt kein Problem – zieh weiter durch, du stärkst gerade deine Tiefenmuskulatur!

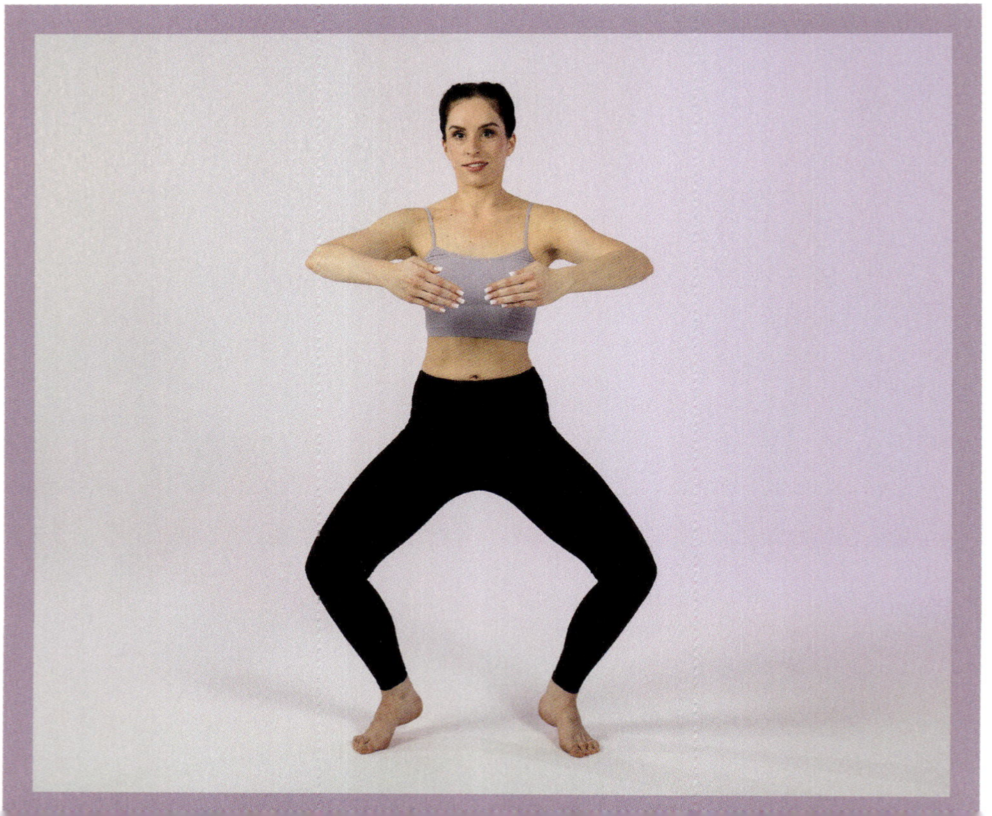

Relevé

Das Relevé wurde schon oft genannt, denn es ist im Barre-Sport wie die Kirsche auf der Torte. Es kommt ursprünglich aus dem Balletttraining und trainiert intensiv die Waden- und auch die Fußmuskulatur.

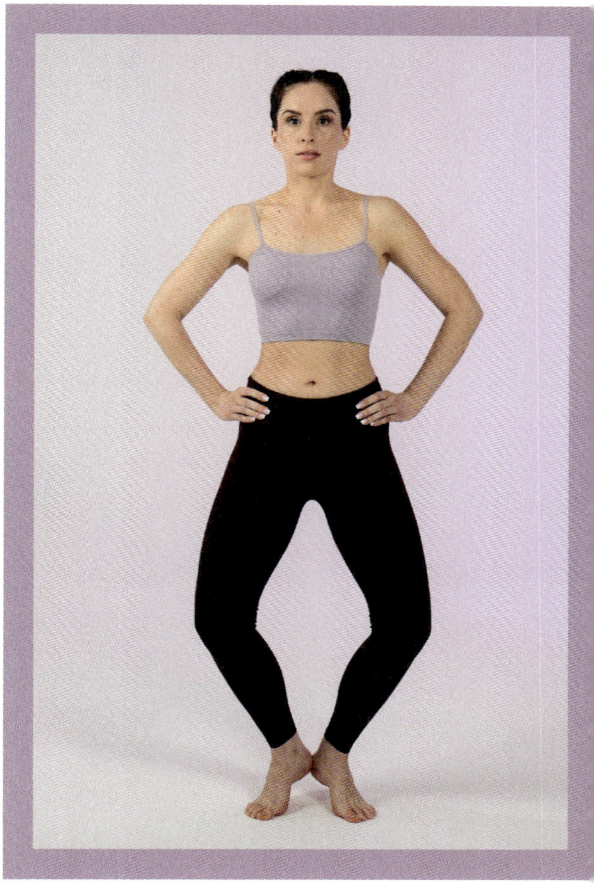

Platziere die Füße in der ersten Position: die Fersen zusammen, die Fußspitzen zeigen V-förmig diagonal nach vorn. Beuge beide Knie – die Knie zeigen in Richtung der Fußspitzen. Schiebe dich mit Kraft und ohne Schwung auf die Zehenballen, hebe die Fersen vom Boden ab und balanciere auf dem vorderen Teil der Füße. Senke die Fersen anschließend wieder ab, bis du auf dem ganzen Fuß stehst.

Hinweise:

- Beide Fersen heben und senken sich gleichzeitig.
- Wenn du Unterstützung beim Balancehalten brauchst, schnappe dir einen Stangenersatz.
- Führe das Relevé gern in verschiedenen Ausgangspositionen durch, also auch in der zweiten oder vierten Ballettposition.
- Du kannst das Relevé in fast jede Übung integrieren, um Waden und die Fußmuskulatur zu trainieren. Da das Relevé außerdem destabilisiert, wird jede Übung dadurch verstärkt; die tief liegenden Muskeln müssen noch mehr arbeiten.

Chair Squat

Tiefere Kniebeugen, auch Squats genannt, kommen im Barre bei Weitem nicht so oft vor wie die Pliés. Der Begriff »Squat« stammt nicht aus dem Ballett, sondern aus dem funktionellen Training. Die Squats trainieren neben den Beinen auch das Gesäß.

Die Chair Squats sind eine der Übungen, die sich besser in einem Studio mit fester Stange machen lassen. Wenn du sie zu Hause machen willst, brauchst du einen festen Stangenersatz, wie zum Beispiel einen massiven Holztisch. Wer das nicht hat, greift einfach auf die normalen Squats im freien Raum zurück (siehe Seite 72). Stelle dich vor die Stange oder den Stangenersatz und halte dich mit beiden Händen fest. Beuge dann die Knie, also wolltest du dich auf einen Stuhl setzen. Wenn du den Chair Squat ausführst, setze dich mit etwa einer halben Armlänge Abstand auf einen imaginären Stuhl, den Chair. Schiebe dich mit der Kraft des Unterkörpers wieder nach oben, ohne viel aus den Armen mitzuhelfen.

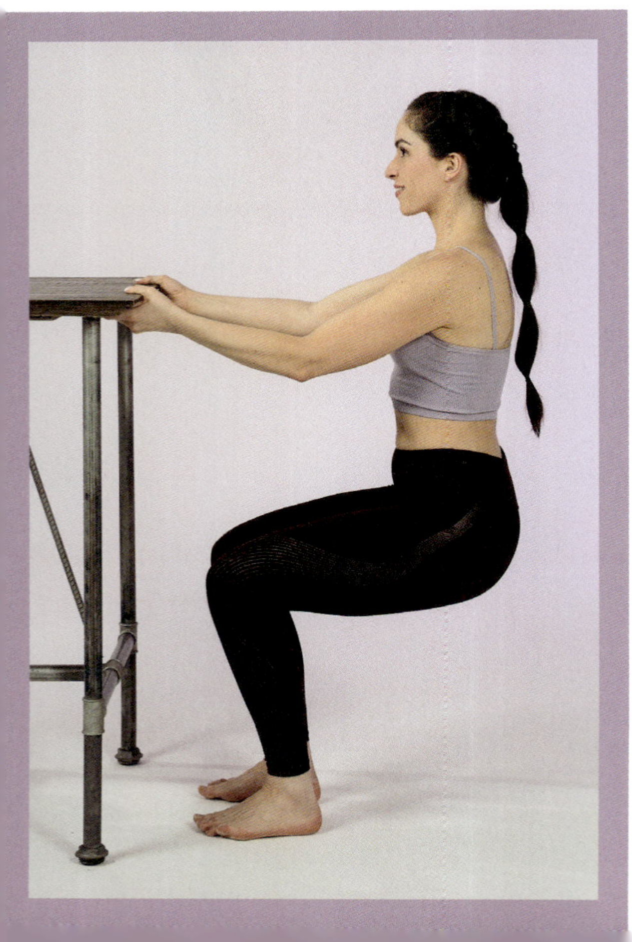

Hinweis: Wenn du es besonders intensiv magst, stoppe in der unteren Position mit 90 Grad gebeugten Beinen, pulsiere dort auf und ab und halte die Position schließlich, bis es sich so anfühlt, als würden die Muskeln brennen.

Variante 1

Häufig werden Squats mit dem Relevé (siehe Seite 69) kombiniert. So kannst du noch etwas mehr Wadenarbeit einbauen und die Balance trainieren. Zur Intensivierung bleibe in der tiefen Chair-Squat-Position und hebe und senke dort abwechselnd die Fersen. Halte die Fersen schließlich angehoben und öffne und schließe die Knie.

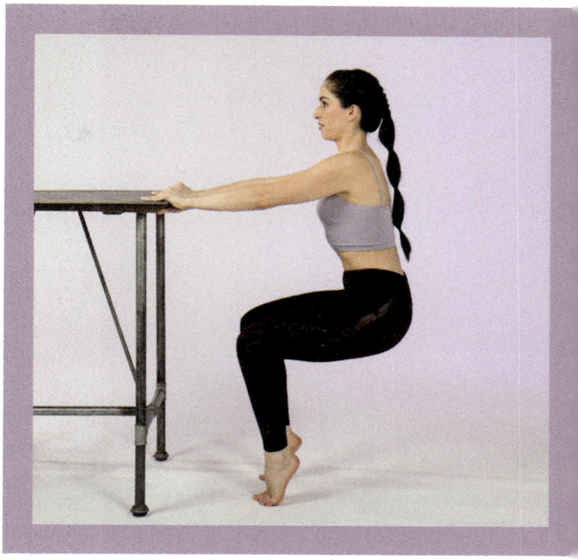

Variante 2

Auch verschiedenstes Equipment wie ein Loop, ein Pilatesball oder ein Block verhelfen hier zu noch mehr Effektivität.

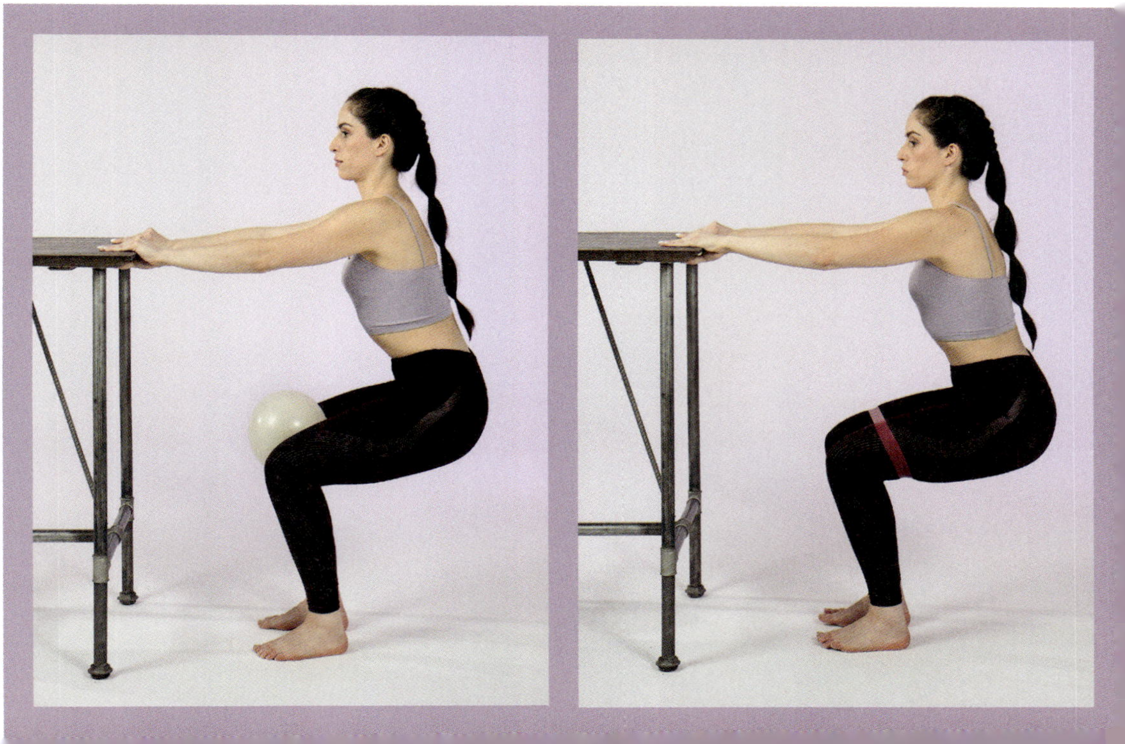

Squat mit langen Armen im freien Raum

Starte im parallelen Stand, die Füße etwa zwei Fäuste voneinander entfernt. Lasse die Arme lang neben dir hängen. Beuge jetzt die Knie, sie bleiben hinter den Zehenspitzen, schiebe das Gesäß nach hinten und hebe die Arme dabei neben den Kopf an, sie zeigen nach vorn. Strecke die Beine wieder und richte dich auf. Das ist ein ganz klassischer Squat.

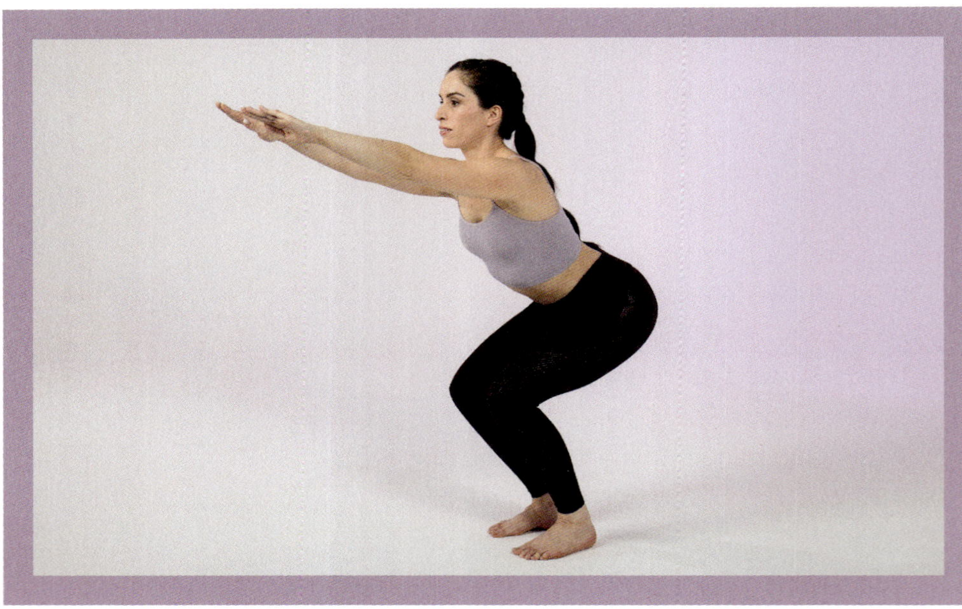

Variante: Jump Squats

Für alle die es dynamischer mögen, gibt es noch eine schweißtreibendere Variante: die Jump Squats.

Starte im parallelen Stand, die Füße etwa zwei Fäuste voneinander entfernt. Lasse die Arme lang neben dir hängen. Beuge jetzt die Knie, schiebe das Gesäß nach hinten und heben die Arme dabei neben den Kopf an, sie zeigen nach vorn. Stoße dich kraftvoll vom Boden weg und strecke die Beine, sodass du einen Sprung in die Luft machst. Führe die Arme dabei nach unten hinten. Lande sanft mit gebeugten Knien in der tiefen Kniebeuge und schließe gleich den nächsten Sprung an.

Step-out

In dieser Übung werden die erste und die zweite Position miteinander kombiniert.

1. Starte in der ersten Position, Fersen zusammen und vorn die Füße im kleinen V. Nimm dir ein Widerstandsband dazu, falls du die Arme zusätzlich fordern möchtest – ansonsten lasse es weg. Halte das Band mit einer Hand fest an den Stangenersatz gepresst und mit der anderen Hand auf lockerer Spannung.
2. Steige mit dem Fuß, der weiter entfernt von Stange oder Stangenersatz ist, einen großen Schritt in die Raummitte und lande so in der zweiten Position im Plié. Bewege den freien Arm dabei weiter zur Seite und bringe damit das Widerstandsband noch mehr auf Spannung. In dieser tiefen, zweiten Position angekommen, schiebe dich mit der Kraft des rechten Beines direkt wieder in die Ausgangsposition zurück.

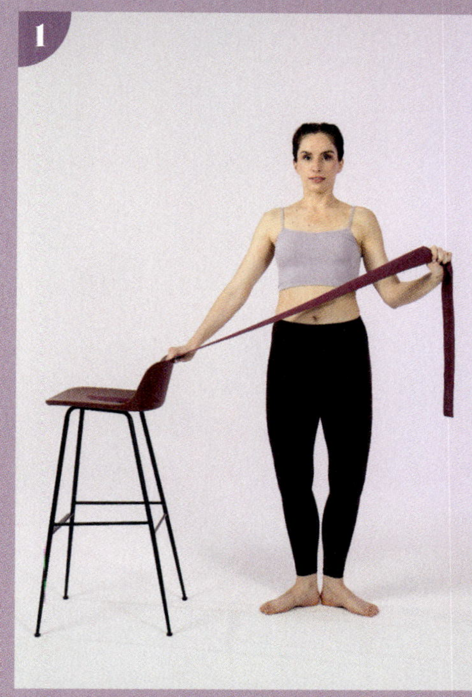

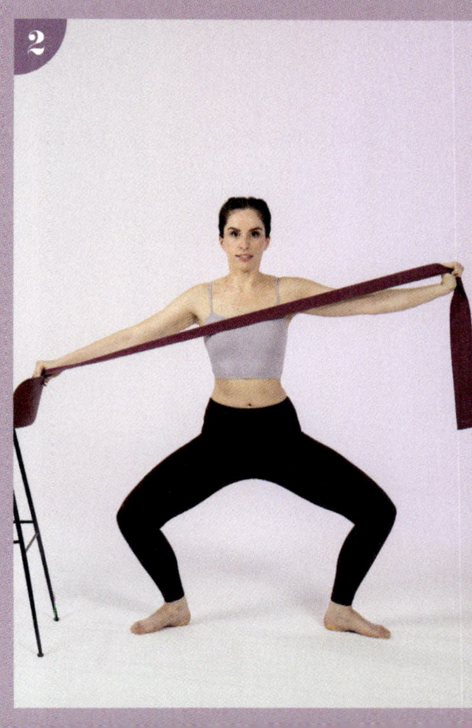

Hinweise:

- Achte darauf, die Ellbogen beim Ziehen des Bandes auf einer Linie zu lassen und bewusst in den Widerstand zu arbeiten. So spüren auch die Schultern dieses Workout intensiv.
- Je enger du das Widerstandsband greifst, desto intensiver ist die Belastung für den Oberkörper.
- Zur Intensivierung der Übung kannst du in der ersten Position die Fersen ins Relevé heben.

Tendu

1. Starte in der klassischen ersten Position. Die Fersen sind zusammen und die Füße öffnen sich etwa im 45-Grad-Winkel in ein kleines V. Lege eine Hand locker auf dem Stangenersatz ab.
2. Schiebe das weiter von der Stange entfernte Spielbein mit leicht gebeugtem Knie zur Seite, pointe dabei den Fuß. Spanne das Bein an. Das Standbein ist ebenfalls leicht gebeugt.

Hinweise:

- Varianten: Führe das Tendu in alle Richtungen – nach vorn, zur Seite und nach hinten – aus.
- Das Standbein bleibt die ganze Zeit leicht gebeugt, um die Gelenke zu schonen.

1

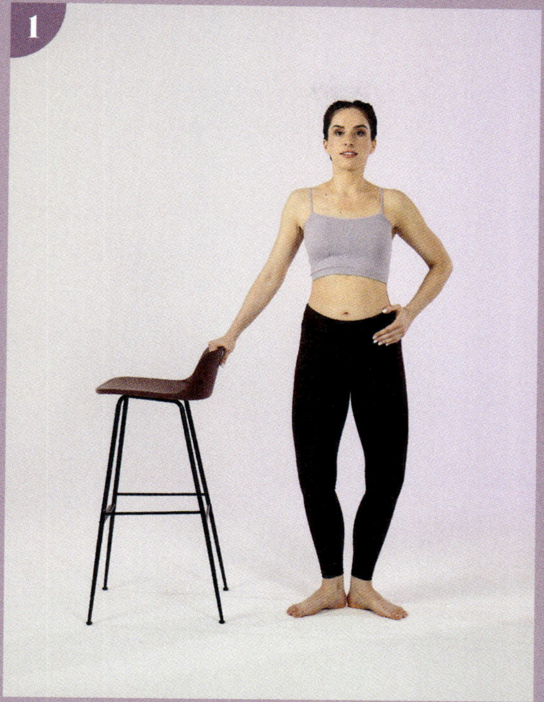

2

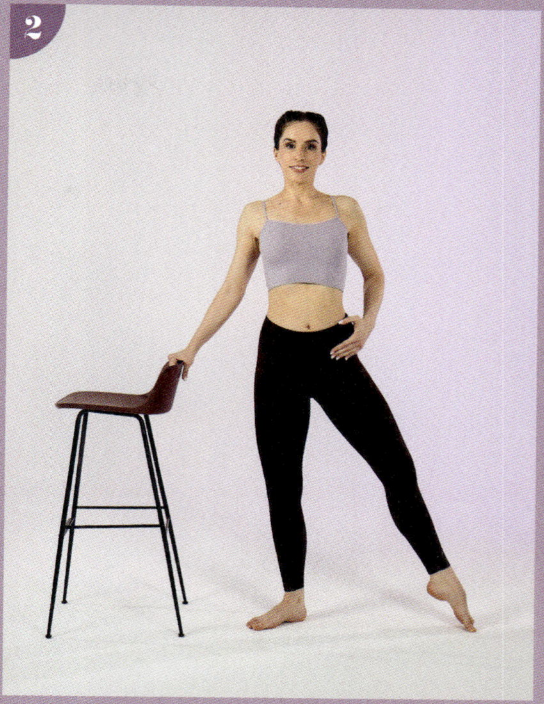

V1

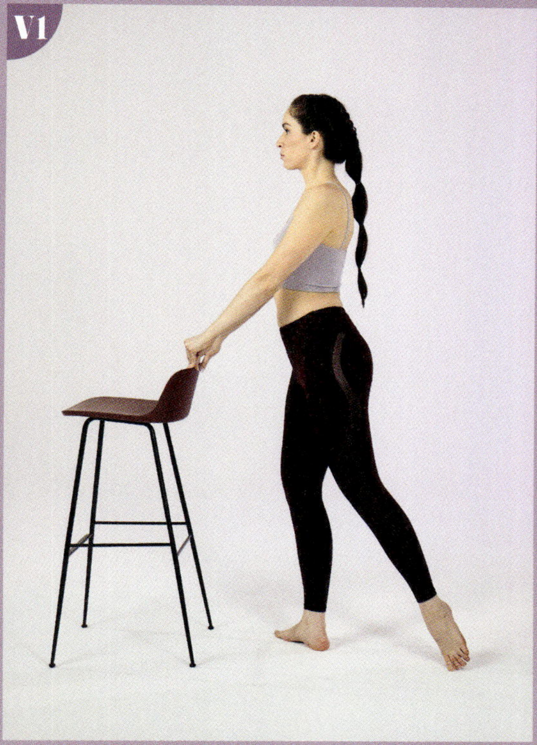

V2

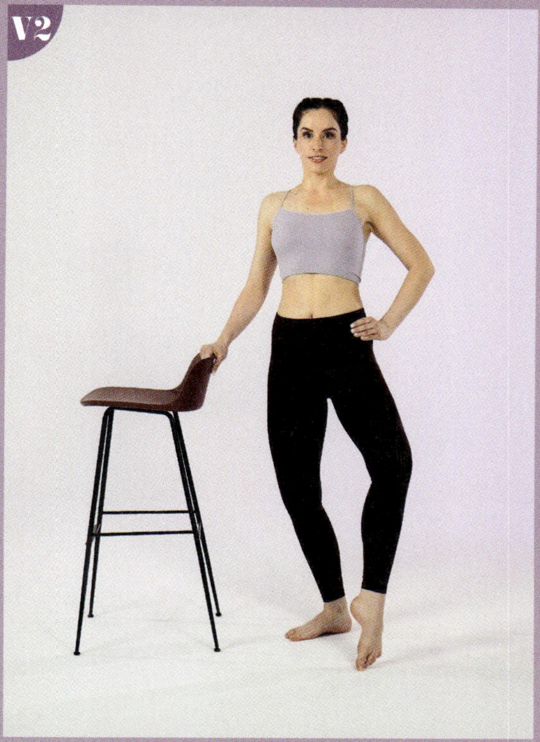

Leg Lift an der Stange

Diese Übung kannst du zunächst an der Stange oder am Stangenersatz machen, sie erleichtert das Balancehalten. Du kräftigst hier die Oberschenkel und das Gesäß.

1. Stelle dich aufrecht hin und halte dich an der Stange oder dem Stangenersatz fest. Stelle die Füße nebeneinander, drehe die Beine aus der Hüfte aus und platziere die Füße in eine V-Position, die Fersen berühren sich.
2. Verlagere das Gewicht auf das Bein, das näher an der Stange ist, und beuge dieses Bein leicht. Hebe das zweite Bein – dein Spielbein – langsam und kontrolliert ohne Schwung an. Halte das Bein kurz und senke es dann langsam und kontrolliert wieder ab. Auch hier kannst du am Ende sehr gut Pulses und einen Hold – sprich die Endposition zu halten – einbauen.

Hinweise:

- Durch sogenannte Ankle Weights – Zusatzgewichte für die Fußgelenke – kannst du die Intensität steigern.
- Alternativ kannst du dich auch mit dem Ellbogen an der Stange oder am Stangenersatz abstützen.
- Lehne dich beim Abheben des Beins nicht zu weit auf die Stange. Bleibe stolz und aufrecht im Oberkörper und spanne die Bauchmuskeln an.
- Das Standbein bleibt die ganze Zeit leicht gebeugt, um die Gelenke zu schonen. Das Spielbein bleibt komplett durchgestreckt.
- Variante: Wer möchte, kann den Arm, der nicht mit der Stange verbunden ist, anstatt an der Hüfte abgesetzt auch über dem Kopf halten.

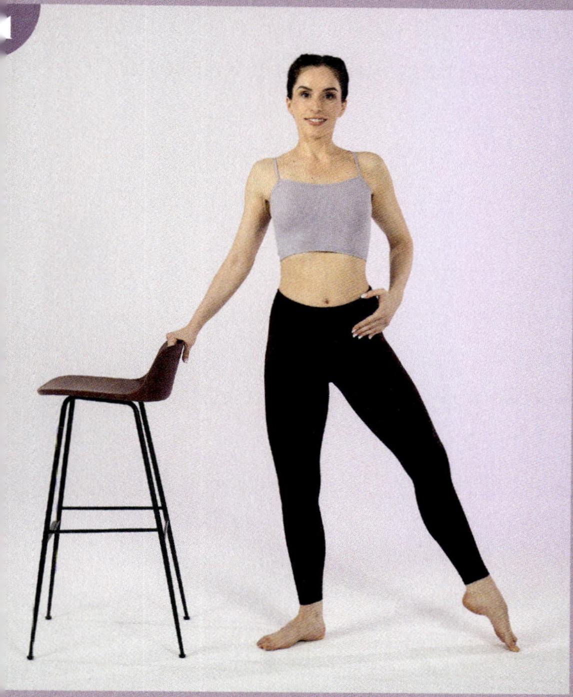

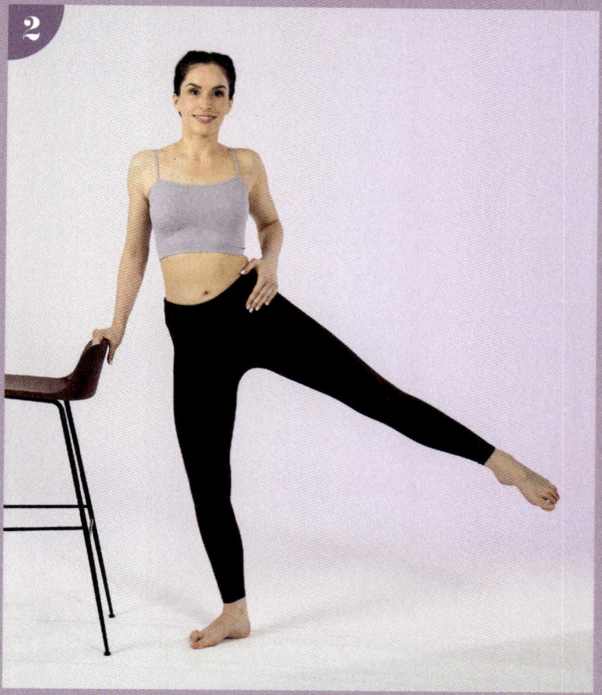
2

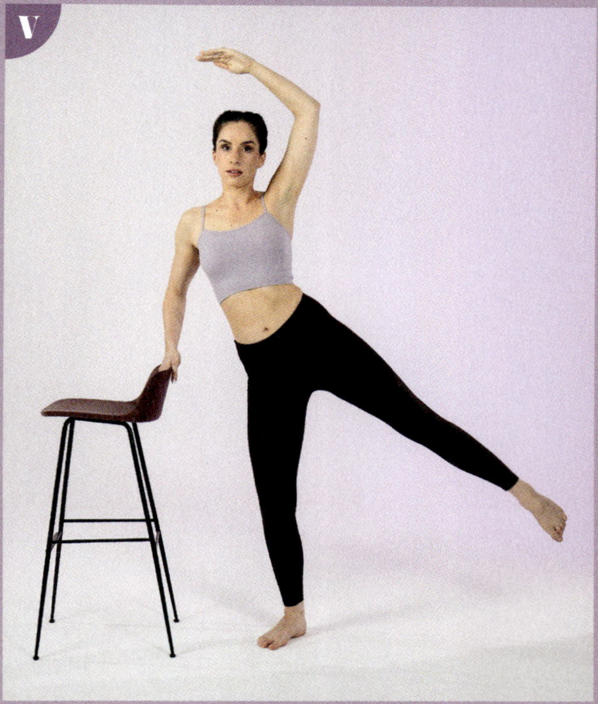
V

Leg Lift an der Stange mit Ball

1. Starte mit einer Hand am Stangenersatz. Wenn es angenehmer ist, kannst du auch statt der Hand den Ellbogen dort platzieren und dich etwas abstützen. Rotiere das Standbein leicht auswärts und halte es leicht gebeugt. Strecke das Spielbein lang zur Seite aus. Halte die Fußspitze des Spielbeins noch am beziehungsweise kurz über dem Boden. Nimm den Pilatesball in die freie Hand und strecke den Arm über den Kopf.
2. Hebe das Spielbein in der Streckung an und senke gleichzeitig den ausgestreckten Arm nach unten Richtung Bein. Arm und Bein bewegen sich also aufeinander zu, wie eine Scherenbewegung. Wenn du es schaffst, treffen sich Arm und Bein in der Mitte. Bleibe im Oberkörper aufrecht und stolz.
3. Lege den Ball auf dem ausgestreckten Bein etwa auf Höhe des Knies ab. Lasse das Standbein leicht gebeugt. Der Oberkörper darf sich in dieser Zielposition ruhig etwas in Richtung der Stange lehnen. Halte diese Zielposition nach allen Wiederholungen für einige Sekunden, drücke den Ball zusammen und löse den Druck wieder, als würdest du etwas aufpumpen. Senke das Bein wieder und strecke den Arm nach oben. Wechsle die Seite.

Hinweise:

- Führe die Bewegung nicht zu schnell und schwungvoll aus, sondern ganz langsam und kontrolliert.
- Das ausgestreckte Bein schiebt in der Endposition die ganze Zeit nach oben, du drückst also gegen dein eigenes Runterschieben mit dem Ball an und stärkst so Bein- und Gesäßmuskulatur.
- Wenn du dich nicht so fit fühlst, legt dein Bein einfach weniger Strecke zurück und du bringst es nicht ganz so weit nach oben.

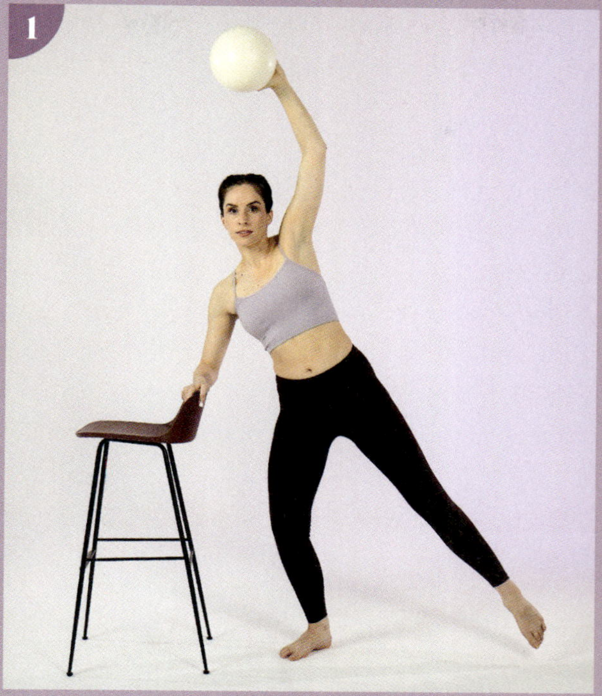
1

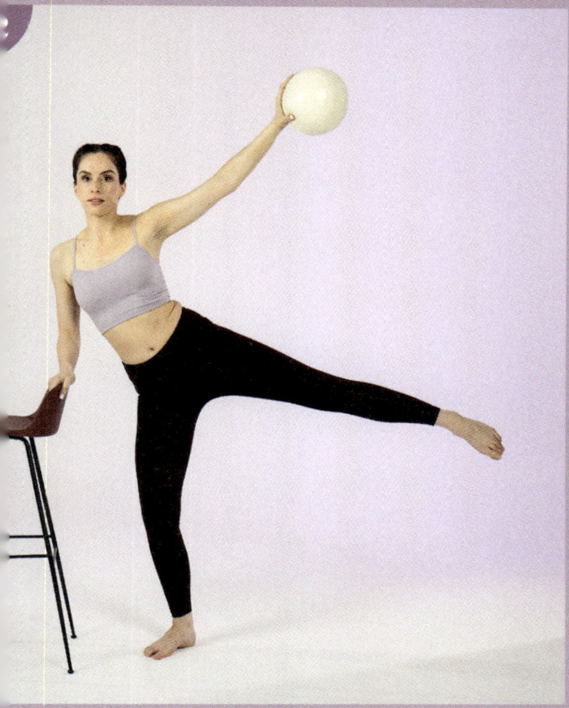

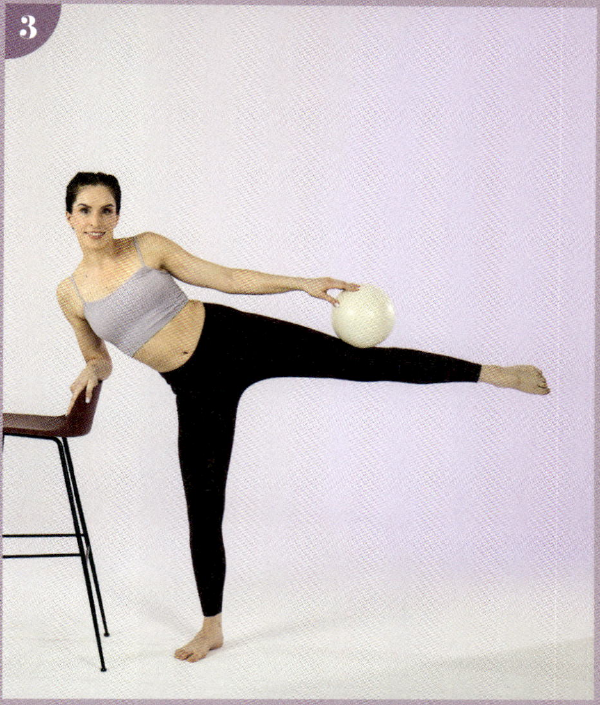
3

Leg Lift im freien Raum

Das nächste Level dieser Übung funktioniert ohne Stange oder Stangenersatz. Die Balance wird hier deutlich mehr gefordert.

1. Stelle dich mit festem Stand auf den Boden, suche dir dein Standbein aus und strecke das andere Bein – dein Spielbein – bis in die Fußspitze zur Seite aus. Der Oberkörper ist aufgerichtet und gerade, die Hände kannst du auf der Hüfte abstützen.
2. Hebe aus dieser Position ohne Schwung und nur mit Kraft dein Spielbein nach oben an. Das Standbein steht stabil auf dem Boden, das Knie ist ganz leicht gebeugt. Der Oberkörper lehnt sich dabei leicht zur Seite. Senke das Bein vorsichtig wieder ab, bevor du es ohne Schwung erneut anhebst.
3. Wenn du dich sicher fühlst, lehne dich mit dem Oberkörper noch ein wenig mehr zur Seite und führe beide Arme über den Kopf. Das macht die Übung noch etwas fordernder!

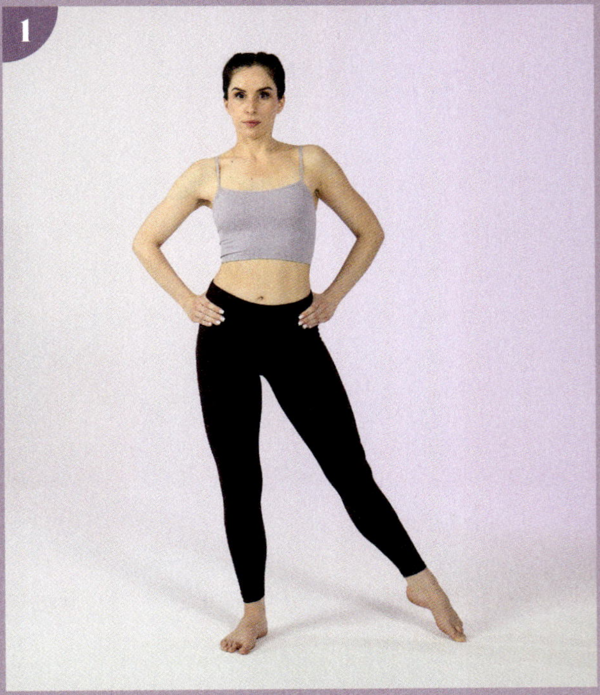
1

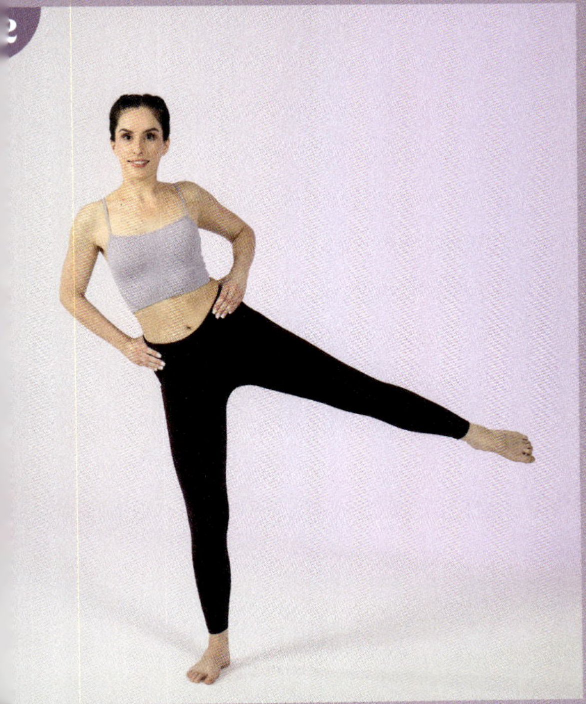

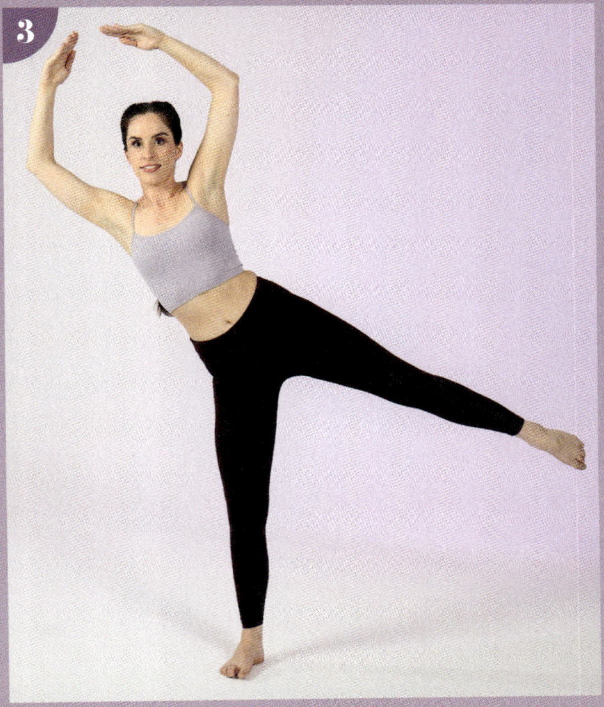
3

Lunge

Ausfallschritte, englisch Lunges, sind wieder eine Übung, die aus dem funktionellen Training kommt. Sie helfen beim Aufbau einer gut ausgebildeten Beinmuskulatur und eines starken Gesäßes.

1. Starte im freien Raum oder mit beiden Händen an der Stange oder am Stangenersatz, zum Beispiel an einer Stuhllehne in einem aufrechten Stand. Steige mit einem Bein zurück in eine große Schrittposition. Beuge das vordere Bein leicht an und strecke das hintere Bein. Die Ferse des hinteren Beins ist angehoben.
2. Beuge beide Beine in etwa im 90-Grad-Winkel – das hintere Bein sinkt dabei Richtung Boden. Dann strecke die Beine wieder.

Hinweise:

- Wenn das nicht ganz funktioniert und du die Knie nicht ganz so weit beugen kannst, macht das nichts, auch eine weniger tiefe Beuge ist schon effektiv.
- Um die Übung zu intensivieren, halte die untere Position an und pulsiere in das Bein oder hebe die Ferse hoch ins Relevé. Hier fangen die Muskeln nicht selten an zu zittern.
- Ball, Block oder Loop sind auch bei dieser Übung tolle Hilfsmittel, um die Intensität zu erhöhen.

Variante: Wechselsprünge

Für alle, die es dynamischer mögen, gibt es noch eine schweißtreibendere Variante: die Wechselsprünge. Beginne in der Lunge-Position, stelle dafür ein Bein nach hinten in eine größere Schrittposition. Beuge beide Knie. Stoße dich vom Boden ab, springe nach oben und wechsle in der Luft die Beine, sodass du mit dem anderen Bein vorn ankommst. Beuge sofort die Knie, wenn die Füße wieder den Boden berühren, um sanft zu landen. Fahre dynamisch mit diesen Wechselsprüngen fort.

Hinweis: Hier sollte die Herzfrequenz ordentlich hochgehen. Achte trotzdem auf eine kontrollierte Ausführung und sichere Landung.

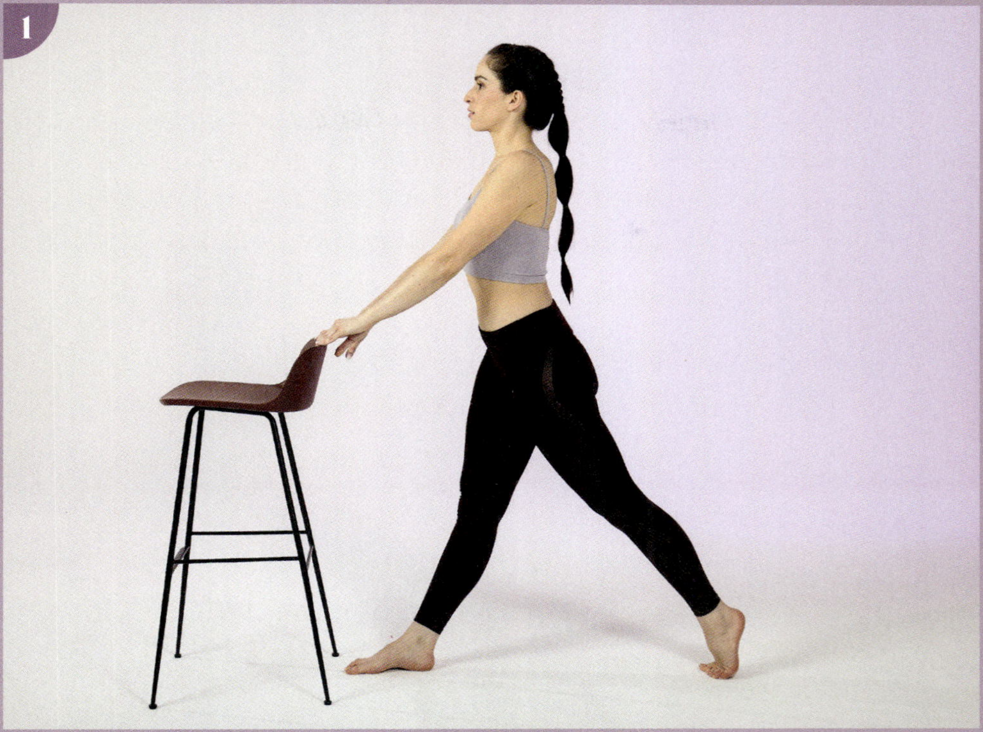
1

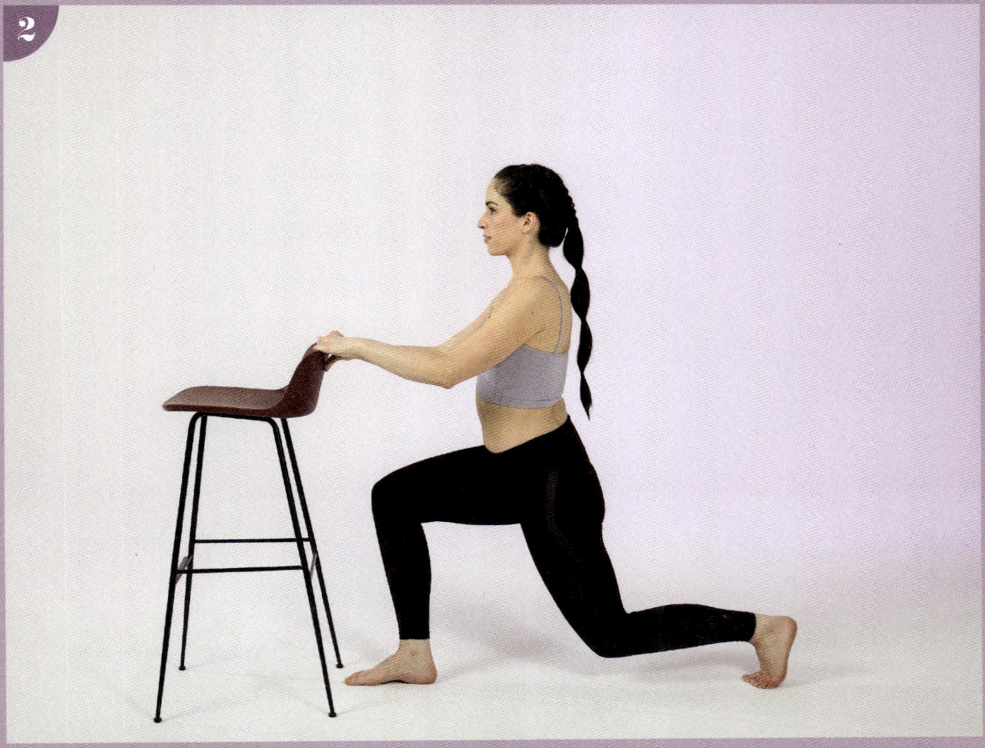
2

Sideline Developpé

1. Starte in der Seitenlage auf der Matte. Spanne das oben liegende Bein bis in die Fußspitze an, strecke es komplett durch.
2. Gleite mit dem angespannten Fuß mit der Fußspitze über den Unterschenkel des unteren Beins bis zum Knie. Das Bein winkelt sich dabei an, das Knie zeigt nach oben.
3. Strecke das Bein komplett nach oben in die Luft aus. Senke das Bein anschließend wieder vorsichtig zurück in die Ausgangsposition.

Hinweise:

- Achte darauf, dass das Bein den kompletten Bewegungsablauf lang gut angespannt ist.
- Wer sich extra herausfordern möchte, kann gerne eine Gewichtsmanschette um das Fußgelenk des arbeitenden Beins schnallen.

1
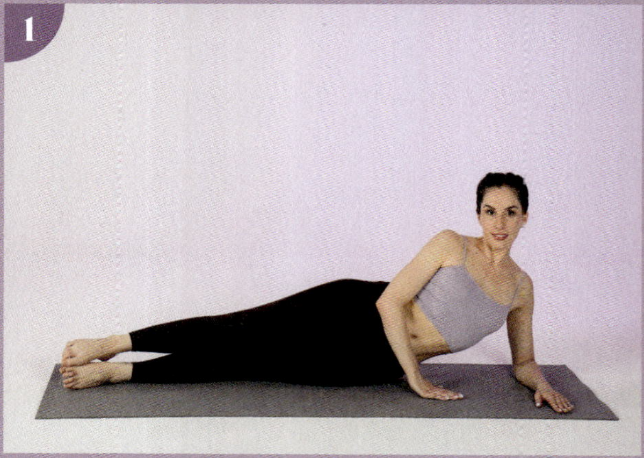

2
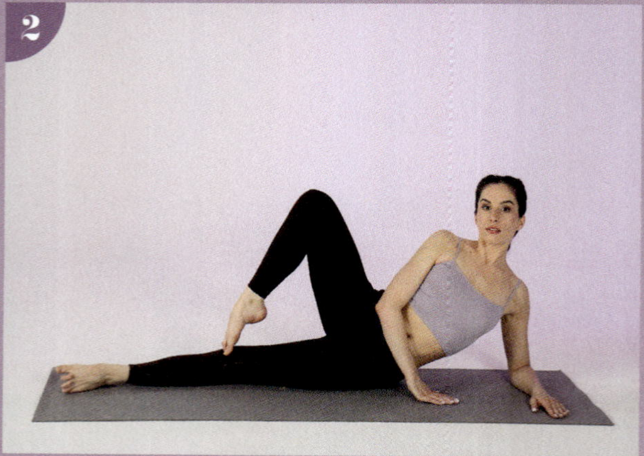

3
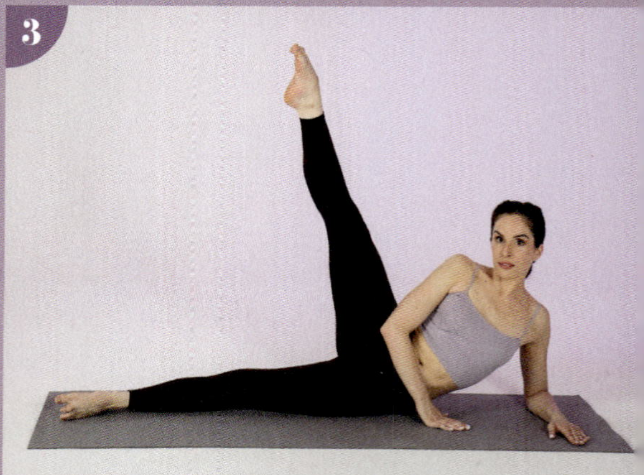

Bridging

Auch das Bridging – vielleicht kennst du die Übung als Schulterbrücke – kommt aus dem funktionellen Training. Hier werden intensiv die Oberschenkelrückseiten und das Gesäß angesprochen.

1. Lege dich auf den Rücken und stelle die Füße auf. Strecke die Arme am Körper entlang aus. Hebe das Becken leicht an.
2. Schiebe das Becken weiter nach oben an und setze es wieder ab. Spanne deine Gesäßmuskeln gut an, während du das Becken nach oben schiebst.

Hinweise:

- Die Schultern bleiben etwa bis zur BH-Linie die ganze Zeit auf der Matte abgelegt.
- Wenn du die Übung intensivieren möchtest, bleibe einen Moment länger oben am höchsten Punkt und führe dort pulsierende Bewegungen aus. Das spürst du intensiv auf der Oberschenkelrückseite und im Gesäß.
- Fortgeschrittene können einen oder beide Füße auf der Barre oder zu Hause auf einer festen, erhöhten Oberfläche platzieren.
- Auch ein Ball oder Loop sind eine gute Wahl, um die Bridges noch anstrengender zu machen. Platziere hierfür die Füße auf dem Ball oder lege das Loop um die Oberschenkel und drücke die Beine beim Anheben fest gegen das Loop.

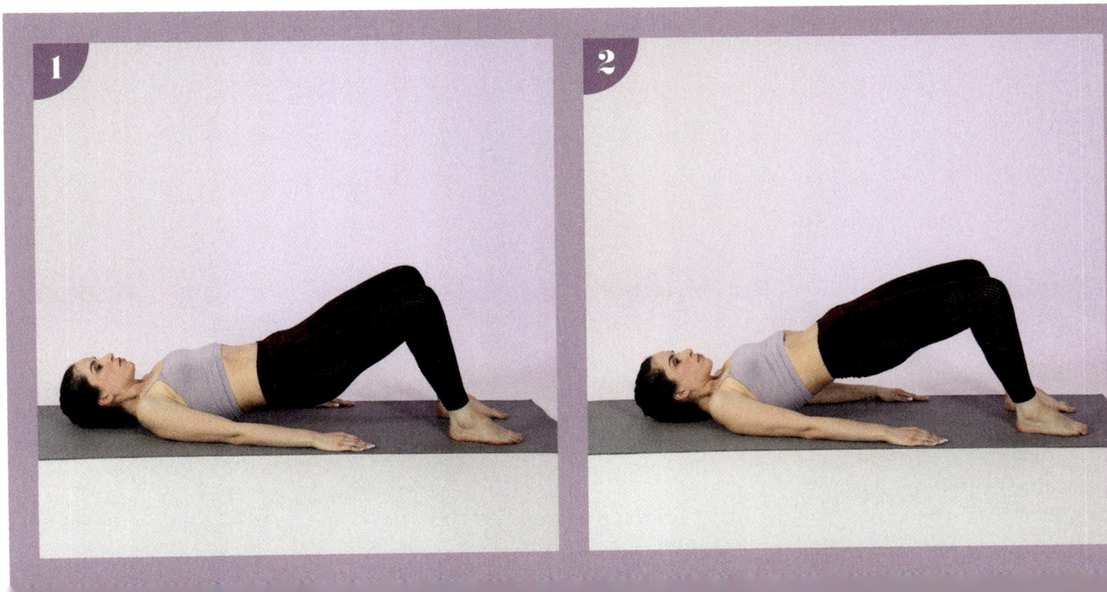

Prone Plié

Mit dieser Übung kräftigst du die Gesäßmuskulatur und die Oberschenkelrückseiten.

1. Lege dich auf den Bauch. Lege die Hände so aufeinander, dass du die Stirn darauf ablegen kannst. Lege die Stirn ab und öffne die Knie ein wenig. Winkle beide Beine wie ein Frosch an und flexe die Füße, sodass die Fußsohlen zur Decke zeigen. Drehe die Fußspitzen nach außen und drücke die Fersen aneinander, sodass die Füße ein V bilden, sie sind nun quasi in der ersten Position.
2. Löse langsam die Knie vom Boden und schiebe die Fersen mit Kraft aus dem Gesäß nach oben, bis die Oberschenkel ein paar Zentimeter über dem Boden schweben. Lege die Knie wieder ab.

Hinweis: Spanne während dieser Übung fest die Bauchmuskeln an.

1
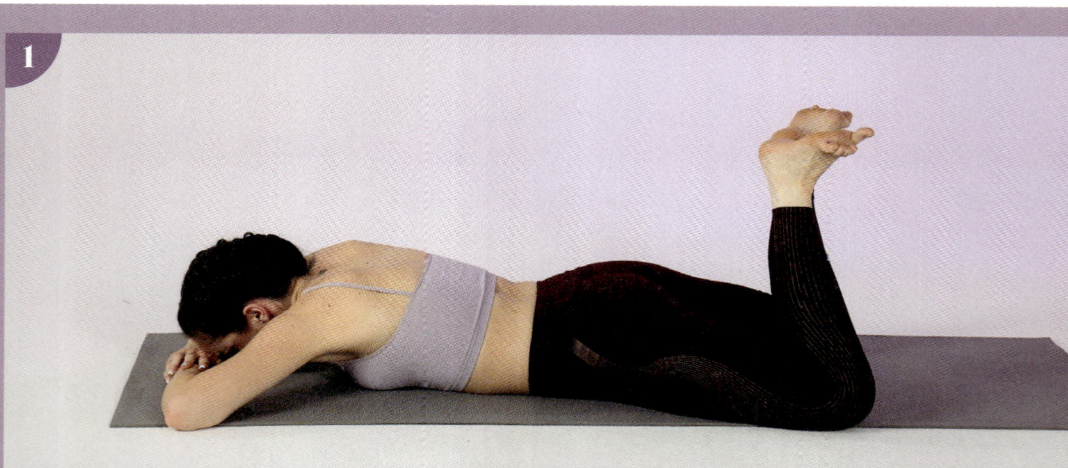

2
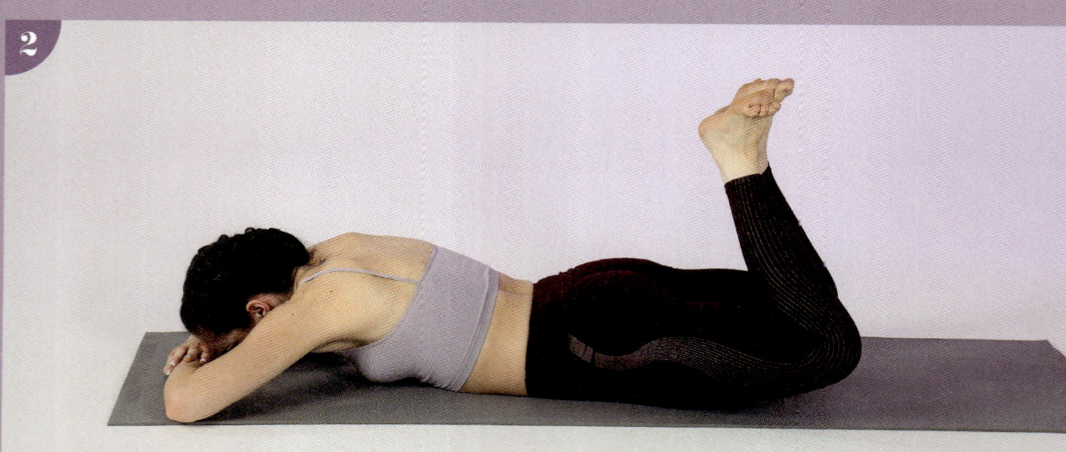

Hydrant

Der Hydrant, manchmal auch »The Peeing Dog« (der pinkelnde Hund) genannt, ist eine Variation des Donkey Kicks (siehe Seite 94) auf der Matte. Die Bewegung sieht ein wenig so aus, als würde ein Hund (aus dem Vierfüßlerstand) an einen Baum oder eben einen Hydranten pinkeln, daher der Name.

1. Komme in den Vierfüßlerstand, platziere den rechten Ellbogen und die linke Hand auf der Matte, um dich aufzustützen.
2. Hebe das Bein, das auf der gleichen Seite wie die aufgestützte Hand ist, im 90-Grad-Winkel zur Seite so weit an, bis sich das Knie etwa auf Hüfthöhe befindet. Senke das Bein wieder. Wechsle nach den vorgeschriebenen Wiederholungen die Seite.

Hinweis: In der oberen Position kannst du hervorragend pulsieren oder das Knie von links nach rechts bewegen, um die Übung zu intensivieren.

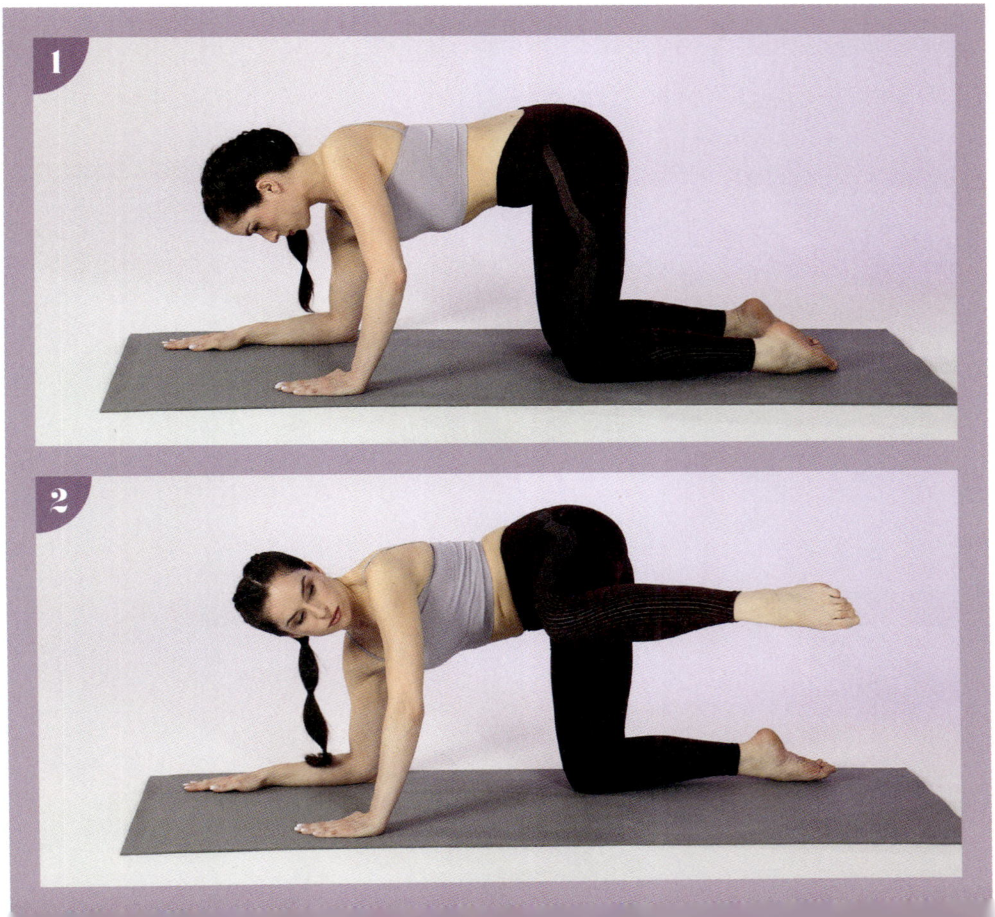

Sidekicks aus dem Hydranten

1. Starte im Vierfüßler, lege einen Unterarm ab und hebe das Bein, das auf der Seite des gestreckten Arms ist, im 90-Grad-Winkel gebeugt zur Seite an.
2. Strecke das gebeugte Bein oben am höchsten Punkt komplett zur Seite aus und achte darauf, mit der Hüfte nicht zu weit nach hinten auszuweichen, sondern direkt seitlich zu bleiben.

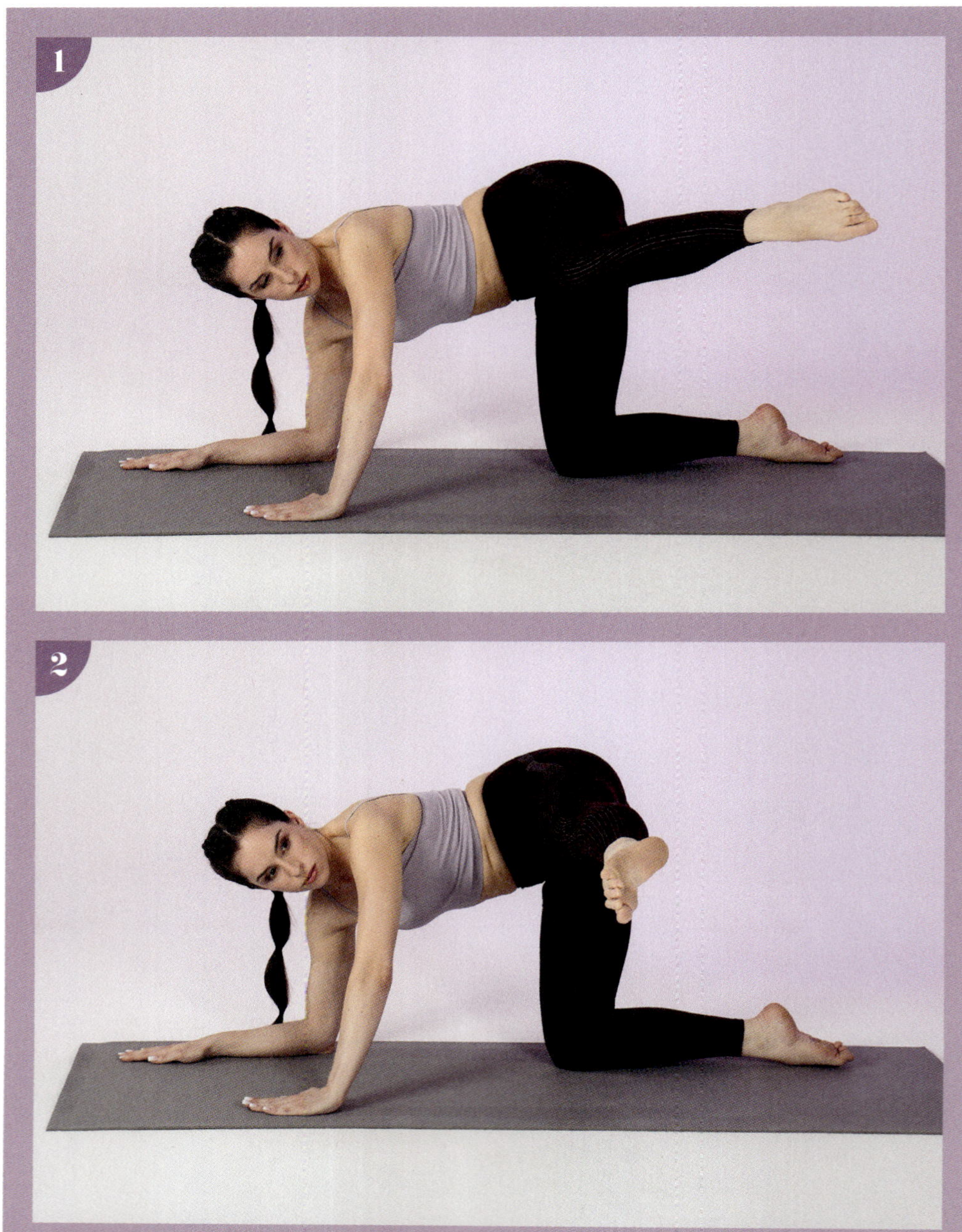

Arabesque Lift

Die Arabesque Lifts sind eine tolle Übung: Hierbei kräftigt man den Po intensiv. Außerdem stärkt die Übung den unteren Rücken und die Oberschenkelrückseite.

1. Stelle dich an einer Stange oder vor einem Stuhl mit Lehne in die erste Position. Halte dich an der Ballettstange oder Stuhllehne fest. Halte den Oberkörper aufrecht. Strecke ein Bein nach hinten aus, lasse die Zehenspitzen noch am Boden.
2. Hebe das hintere Bein kontrolliert und langsam nach oben an. Es bleibt dabei bis in die Fußspitze durchgestreckt.

Hinweise:

- Halte den Oberkörper aufrecht und lege die Hände locker auf die Stange, lehne dich nicht mit deinem Körpergewicht darauf.
- Halte die Hüften gerade nach vorne ausgerichtet, öffne sie nicht zur Seite.
- Führe die Bewegung immer langsam und kontrolliert aus, nicht mit Schwung.
- Lege für mehr Anstrengung eine Gewichtsmanschette an.

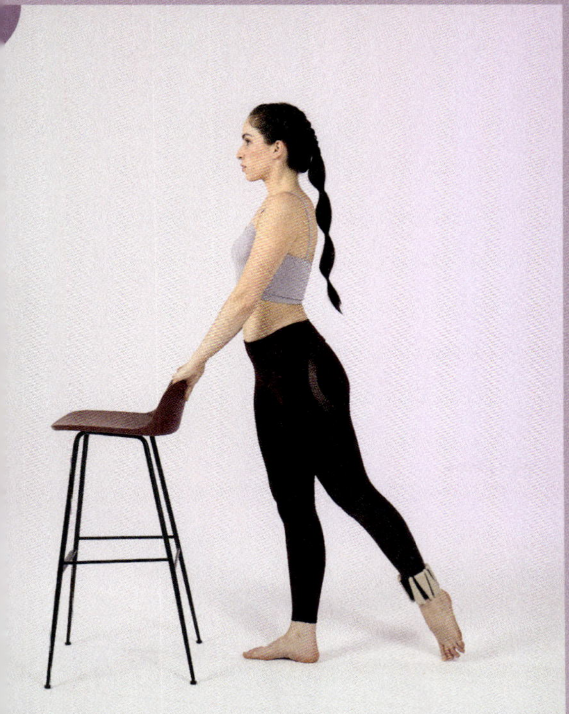

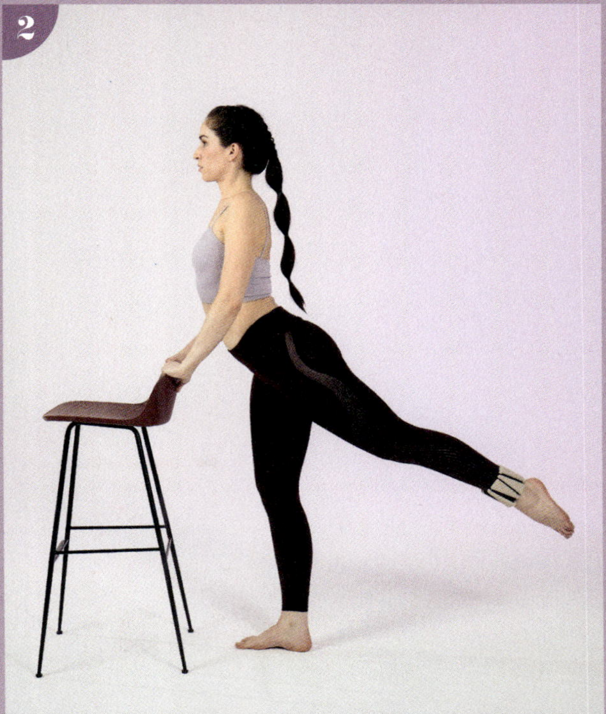

Arabesque Lift am Boden

Der Fokus dieser Übung liegt auf der Gesäßmuskulatur.

1. Setze im Vierfüßlerstand die Unterarme auf der Matte ab. Strecke ein Bein nach hinten aus. Spanne das Bein an und strecke es konzentriert bis in die Fußspitze durch. Die Fußspitze berührt zu Beginn des Übungsablaufs den Boden.
2. Hebe und senke das gestreckte Bein, als würdest du eine gerade Linie von oben nach unten malen.

3a Überkreuze mit dem gestreckten Bein das kniende Bein auf der Matte und tippe die Fußspitze auf den Boden.

3b Male mit dem Bein einen Halbkreis vom gegenüberliegenden Mattenrand startend bis zur Seite.

4. Spreize das Bein zur Seite und hebe und senke es hier ein paar Zentimeter und hebe es wieder an. Zum Abschluss hältst du das Bein am höchsten Punkt auf der Seite.

Hinweise:

- Führe mit dem nach hinten oben gestreckten Bein kleine pulsierende Bewegungen aus, um die Übung zu intensivieren.
- Wer die Intensität steigern will, kann sich sehr gerne eine Gewichtsmanschette an das Fußgelenk des arbeitenden Beins anlegen.

1
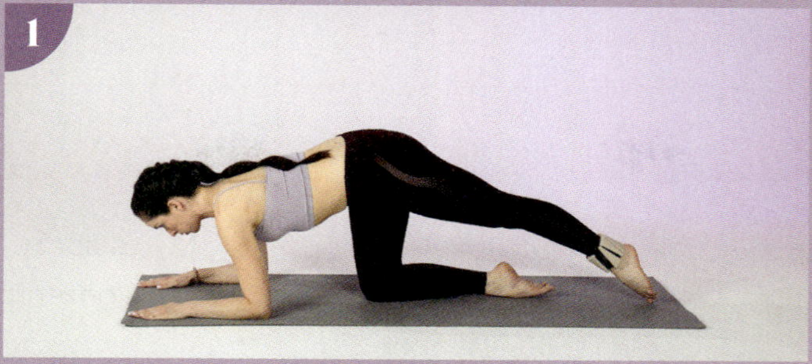

2
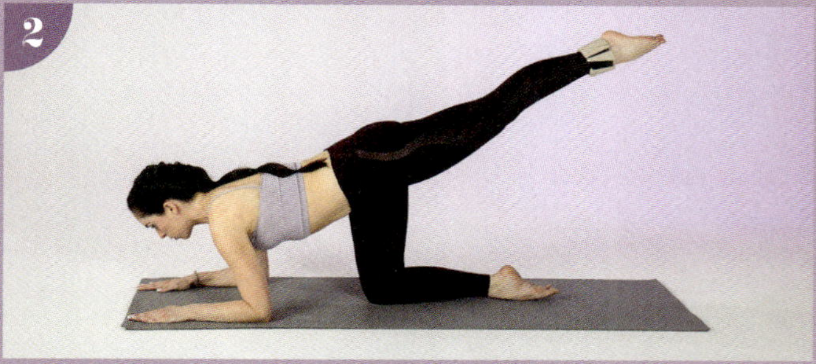

3a
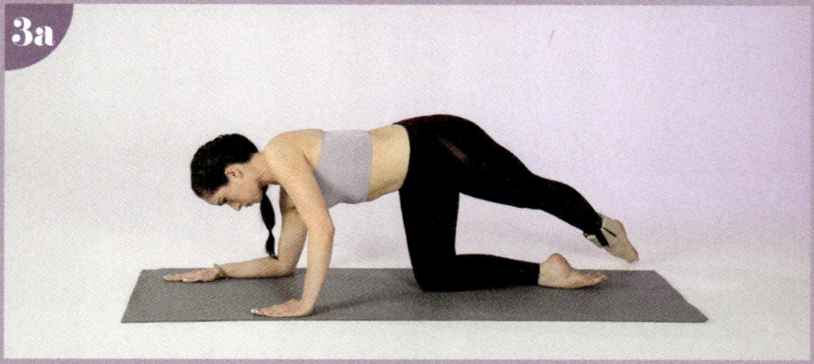

3b
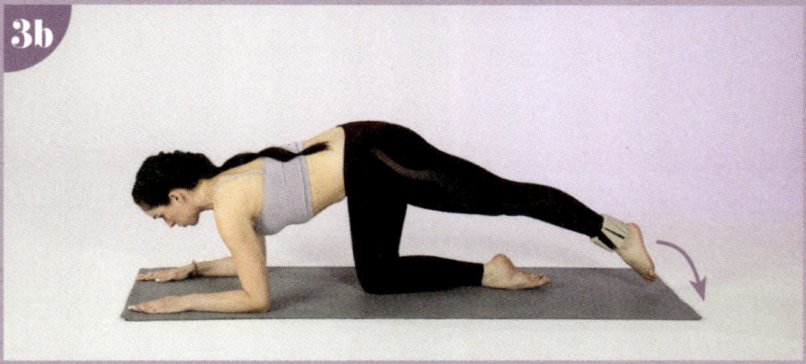

4
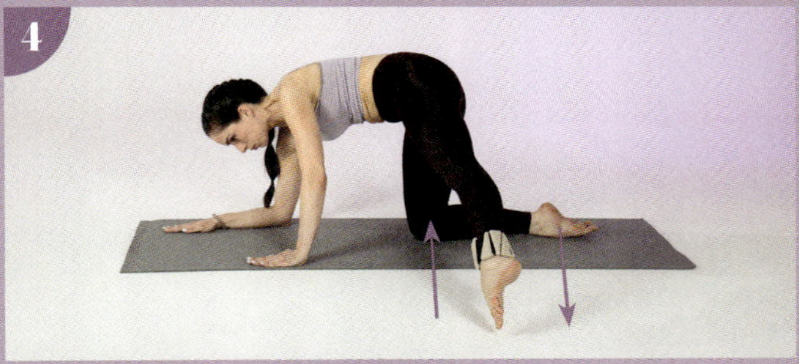

Standing Pretzel

Bei dieser Übung aktivierst du die Gesäßmuskeln intensiv. Durch die Spannung, die du für diese Beinbewegung brauchst, arbeitet die Muskulatur des gesamten Körpers mit.

1. Starte mit einer oder beiden Händen am Barre-Ersatz, platziere die Füße in der ersten Position. Beuge die Knie leicht und halte den Oberkörper aufrecht.
2. Schiebe ein Bein durchgestreckt und mit gepointetem Fuß zur Seite. Das Standbein bleibt leicht gebeugt.
3. Winkle den Unterschenkel etwa im 90-Grad-Winkel an und hebe das Bein nach hinten oben. Das Knie sollte etwas niedriger sein als die Zehen. Hebe das angewinkelte Bein von hier ein paar Zentimeter nach oben und wieder nach unten. Fixiere das Bein zum Abschluss in der obersten Position, pulsiere dort, bevor du am Schluss noch einmal ganz oben hältst. Wiederhole die Übung mit dem anderen Bein.

Hinweise:

- Fortgeschrittene können das Bein gern noch etwas höher heben als abgebildet. Anfänger heben das Bein wie im Foto gezeigt.
- Du kannst auch die Variante »Seated Pretzel« ausführen, hier wird die Übung im Sitzen ausgeführt. Sie kräftigt außerdem den unteren Rücken:
  - Setze dich auf den Boden und stelle ein Bein nach vorn etwa im 90-Grad-Winkel auf. Schiebe das andere Bein nach hinten, beuge auch dieses im 90-Grad-Winkel. Flexe die Füße. Der Oberkörper bleibt aufgerichtet und die Hüften zeigen die ganze Zeit nach vorn. Du kannst die Hände gerne auf dem Boden abstützen, ohne zu viel Gewicht reinzugeben.
  - Hebe nun das hintere Bein langsam vom Boden ab, der Fuß bleibt geflext. Senke das Bein und hebe es erneut an – wiederholte diese Bewegung einige Male. Halte die Position zum Schluss oben und führe kleine pulsierende Bewegungen aus und halte die Position für ein paar Momente ruhig oben, bevor du auf die andere Seite wechselst.

1

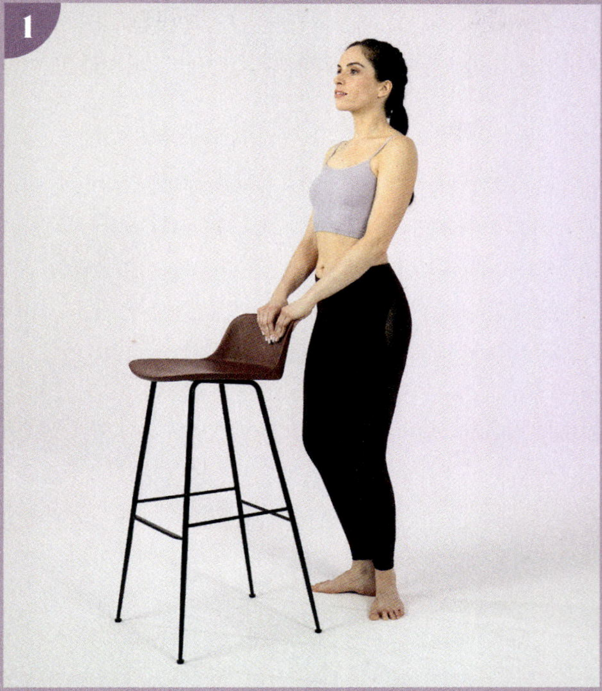

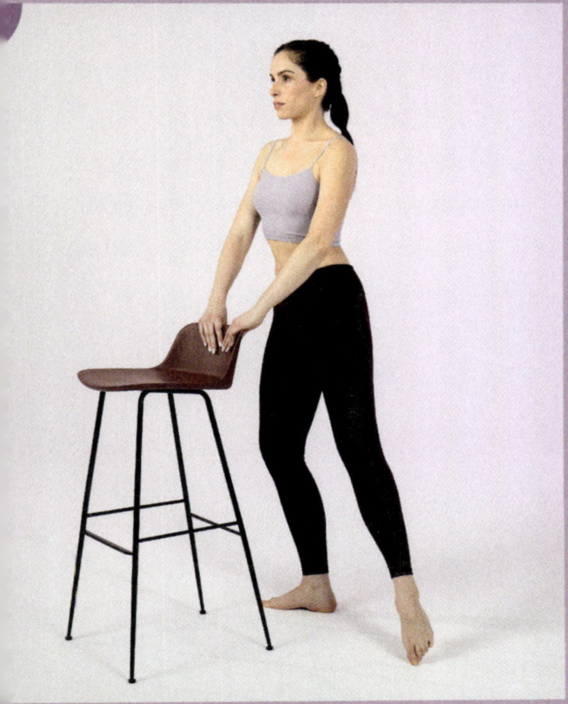

3

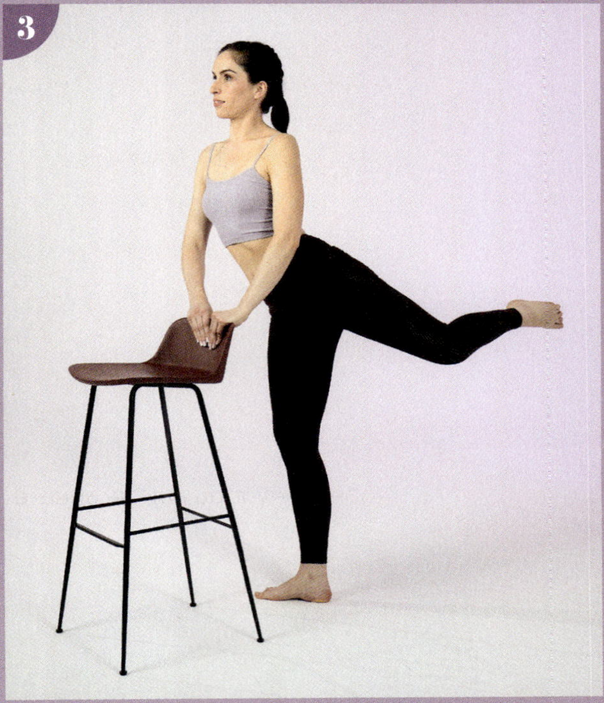

Donkey Kick im Stehen

Im Stehen sind die Donkey Kicks eine Übung, die oft mit Arabesque Lifts (siehe Seite 89) kombiniert wird. Bei den Donkey Kicks wird besonders die Gesäßmuskulatur intensiv gefordert.

1. Stelle dich an einer Stange oder vor einem Stuhl mit Lehne in die erste Position. Halte dich an der Ballettstange oder Stuhllehne fest. Halte den Oberkörper aufrecht. Winkle ein Bein an und platziere einen Ball in der Kniekehle.
2. Presse den Unterschenkel des Spielbeins fest in den Ball und lass wieder etwas lockerer, wiederhole das einige Male und presse den Unterschenkel schließlich fest in den Ball. Flexe den Fuß und kicke das angewinkelte Bein in kleinen pulsierenden Bewegungen nach oben.

Hinweise:

- Schiebe das angewinkelte Bein langsam weiter nach hinten, dein Fuß ist geflext. Mache diese Bewegung ganz langsam und in Ruhe, als würdest du dein Bein durch Knete schieben. Schiebe es immer weiter nach hinten, bis es nicht mehr geht – im besten Fall zeigt deine Fußsohle wie ein Tisch zur Decke.
- Für weniger Intensität führe die Bewegung ohne Ball aus. Beuge und strecke hier zunächst einige Male das Spielbein, bevor du die kleinen pulsierenden Bewegungen nach oben ausführst.
- Dieselbe Übung kann auch auf dem Boden ausgeführt werden. Starte hierfür im Vierfüßlerstand, entweder mit den Händen oder den Ellbogen auf der Matte aufgestützt.

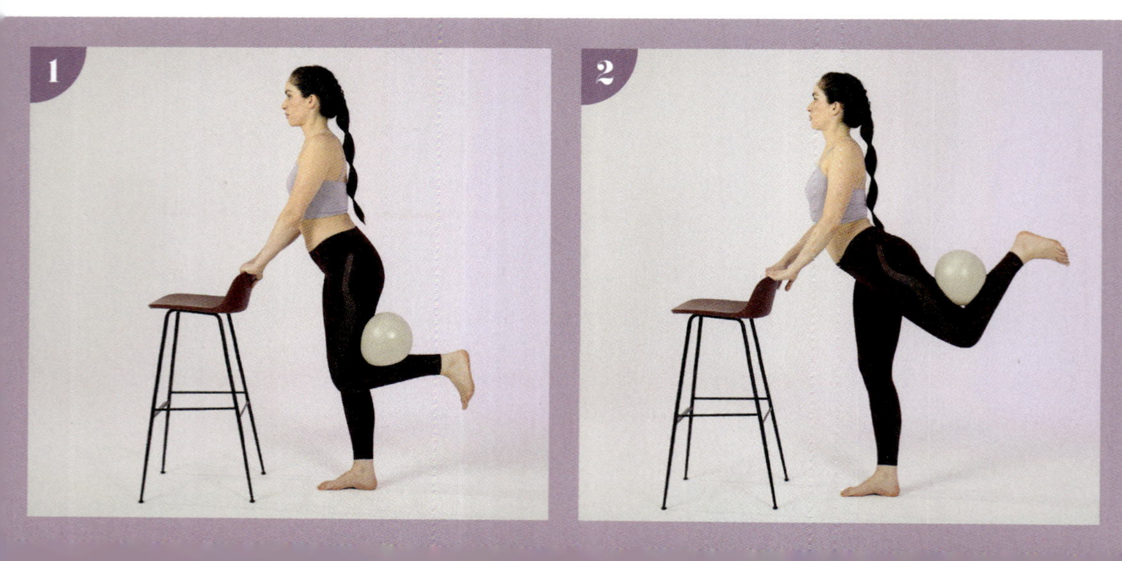

Clamshell

Diese Übung kräftigt besonders die Gesäßmuskulatur. Der Name kommt daher, dass die Beinbewegung dem Auf- und Zuklappen einer Muschel ähnelt.

1. Lege dich auf die Seite und winkle die Knie etwa auf 45 Grad an. Staple Beine und Füße übereinander. Stütze dich auf den unteren Unterarm, stütze den Kopf mit der Hand oder lege ihn ab. Stütze den oberen Arm auf der Hüfte oder am Boden ab. Hebe die Unterschenkel ein Stück in die Luft an, sie bleiben dabei zusammen.
2. Hebe das obere Knie an, ohne dass sich die Füße trennen – du klappst die Beine wie eine Muschel auf. Schließe die Beine langsam. Führe die Übung dann auf der anderen Seite aus.

Hinweise:

- Wichtig ist, dass Oberkörper und Hüfte stabil bleiben.
- Wenn du es gerne intensiver hättest, ziehe ein Resistance-Loop über die Knie, sodass du mit erhöhtem Widerstand arbeitest.

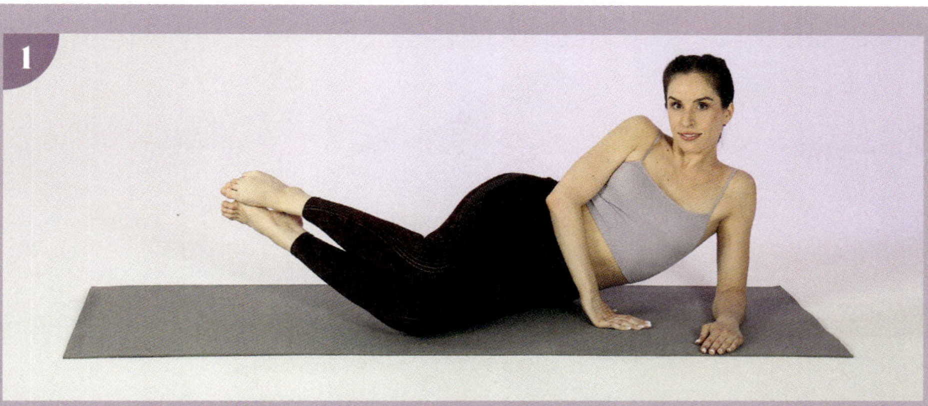

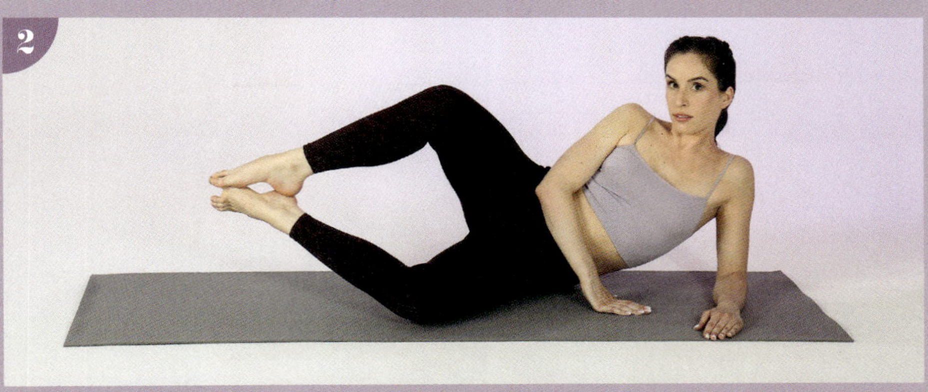

C-Curve

1. Setze dich auf die Matte und stelle die Füße vor dir parallel auf. Halte die Arme gerundet vor dir, als würdest du einen Baum umarmen.
2. Rolle aus dieser Position etwa 10 bis 20 Zentimeter zurück und lehne dich nach hinten, ohne die Spannung zu verlieren. Die Schultern bleiben hinten unten. Stoppe zum Abschluss in der zurückgelehnten Position, an der du die Spannung gerade noch halten kannst.

Hinweis: Wenn du magst, kannst du dir gern einen Pilatesball hinter das Gesäß legen, um den unteren Rücken zu stützen. Der Pilatesball schützt deinen unteren Rücken in dieser Übung und gibt etwas Stabilität.

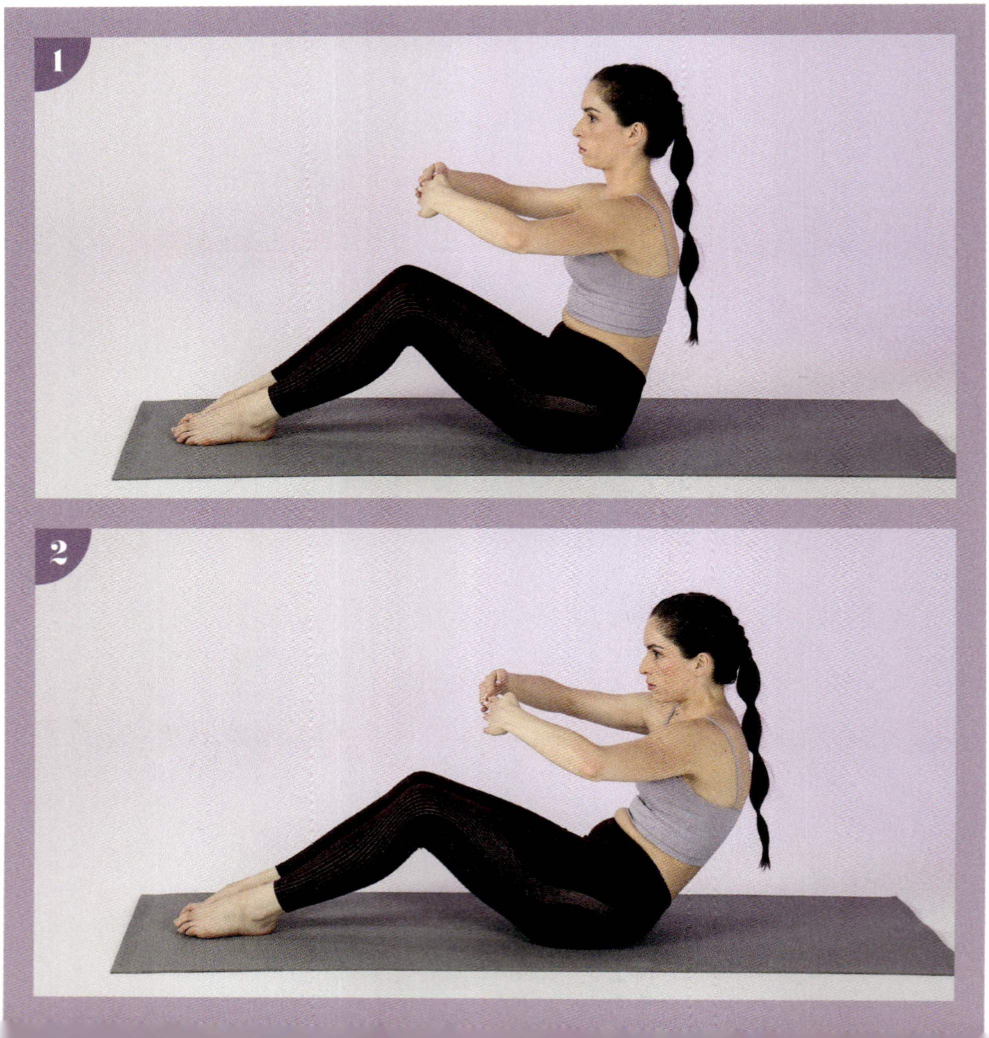

C-Curve mit Armheben

Setze dich auf die Matte und stelle die Füße parallel vor dir auf. Lehne dich ein Stück zurück und halte den Rücken lang, spanne dafür die Bauchmuskeln an. Hebe die Arme im Wechsel rechts und links nach oben über den Kopf.

Wenn du magst, kannst du dir gern einen Pilatesball hinter das Gesäß legen, um den unteren Rücken zu stützen. Der Pilatesball schützt deinen unteren Rücken in dieser Übung und gibt etwas Stabilität.

Hinweis: Du wirst spüren, dass dein Bauch sich mit gehobenem Arm noch stärker anspannen muss, um die einseitige Bewegung auszugleichen.

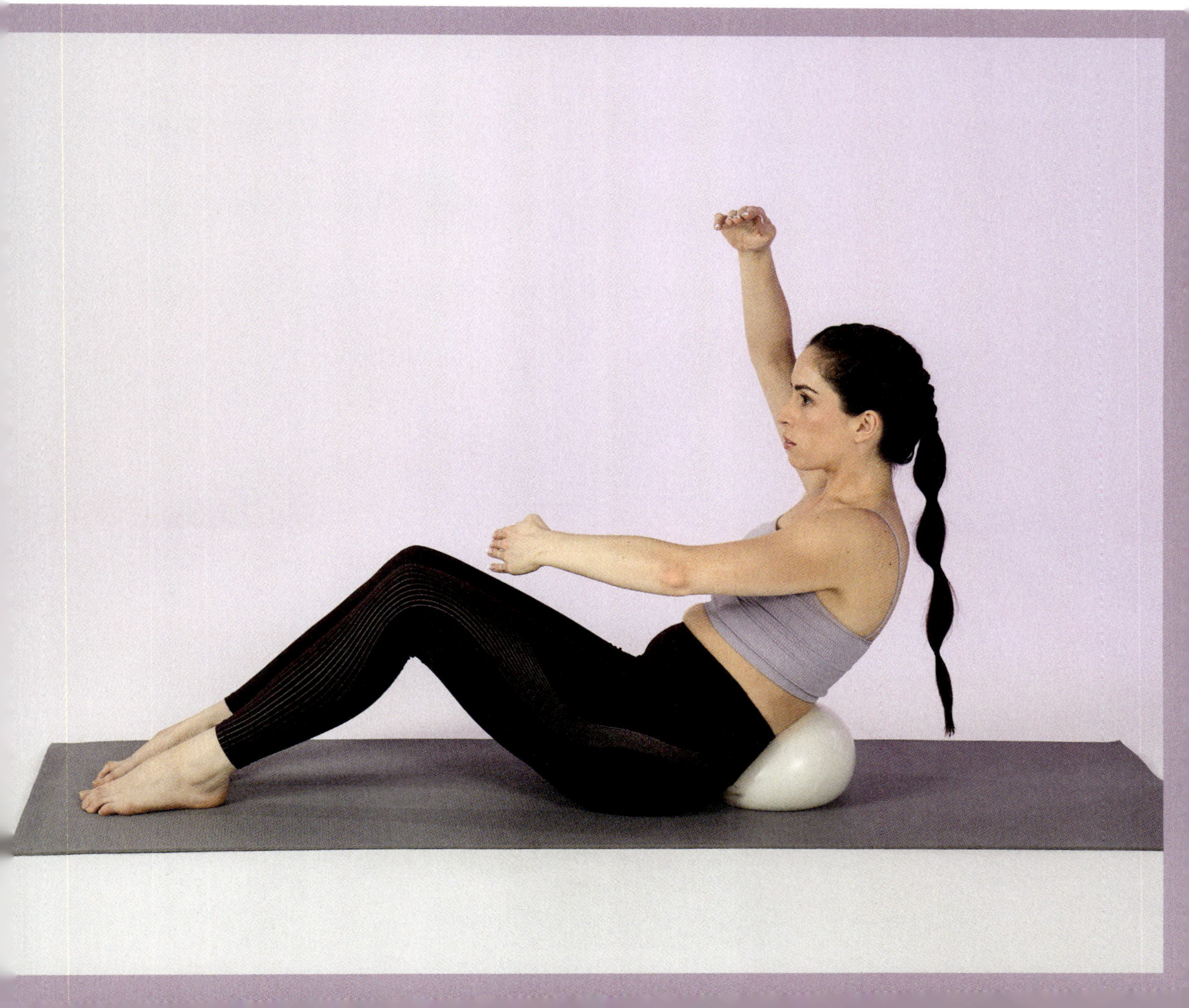

C-Curve mit Rotation

Wir stärken die seitlichen Bauchmuskeln. Auch hier kannst du einen Ball zum Stützen deines Rückens dazu nehmen.

1. Setze dich auf die Matte und stelle die Füße parallel vor dir auf. Lehne dich ein Stück zurück und halte den Rücken lang, spanne dafür die Bauchmuskeln an. Halte die Arme in einem Bogen vor dir, als würdest du einen Baum umarmen.
2. Rotiere den Oberkörper zur rechten Seite und fahre abwechselnd zu beiden Seiten fort. Ziehe dafür den rechten und linken Ellbogen im Wechsel nach hinten. Der Kopf dreht sich mit, folge der Bewegung mit dem Blick.

Hinweis: Stell dir vor, du schaust bei der Rotation in einen Spiegel direkt hinter dir und willst dir ein Lächeln schenken. Dann weißt du, wie weit du dich drehen solltest.

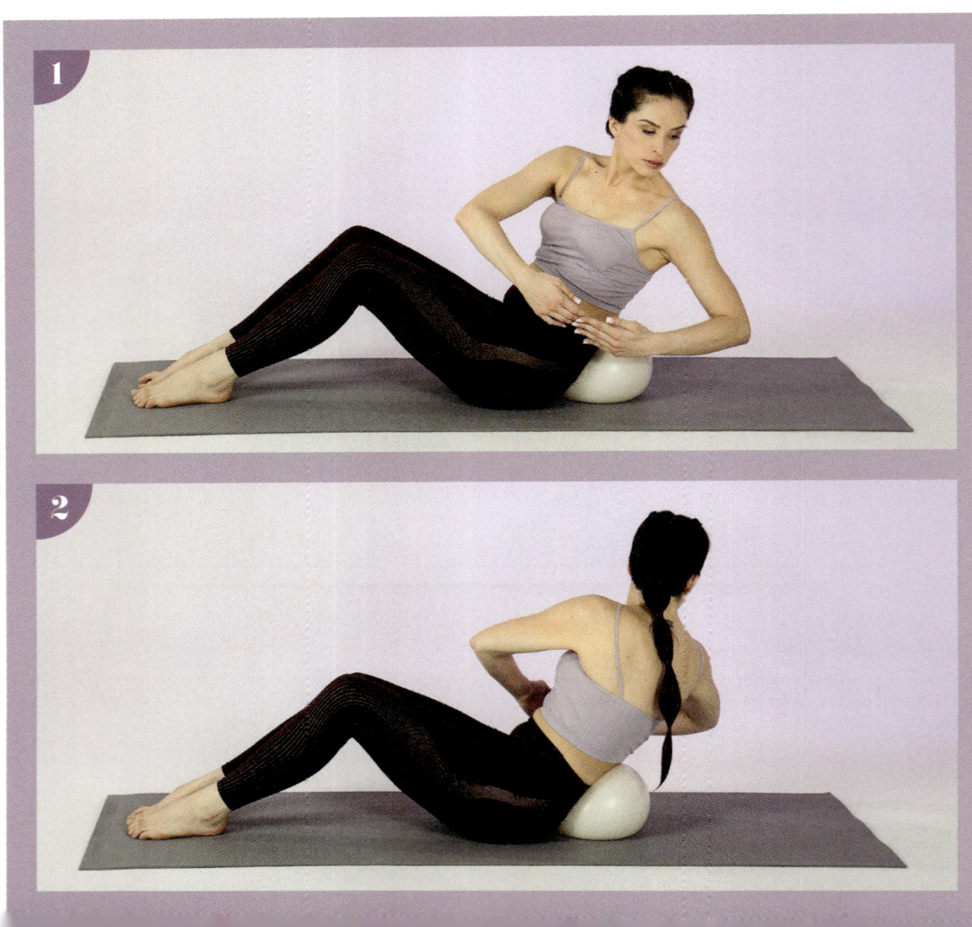

Superman

Lege dich auf den Bauch. Spanne den gesamten Körper an und hebe Oberkörper und die Arme an. Halte diese Position. Hebe aus dieser Position beide Beine an, bis sich die Oberschenkel fast vom Boden lösen. Senke die Beine wieder ab. Halte schließlich die Beine in der Luft und bleibe hier für 20 Sekunden in der Bogenform, während die Arme und Beine in der Luft sind. Hier beginne nun, die Arme paddelnd auf und ab zu bewegen.

Hinweis: Dein unterer Rücken leistet nun intensive Arbeit. Halte die Spannung im gesamten Körper aufrecht.

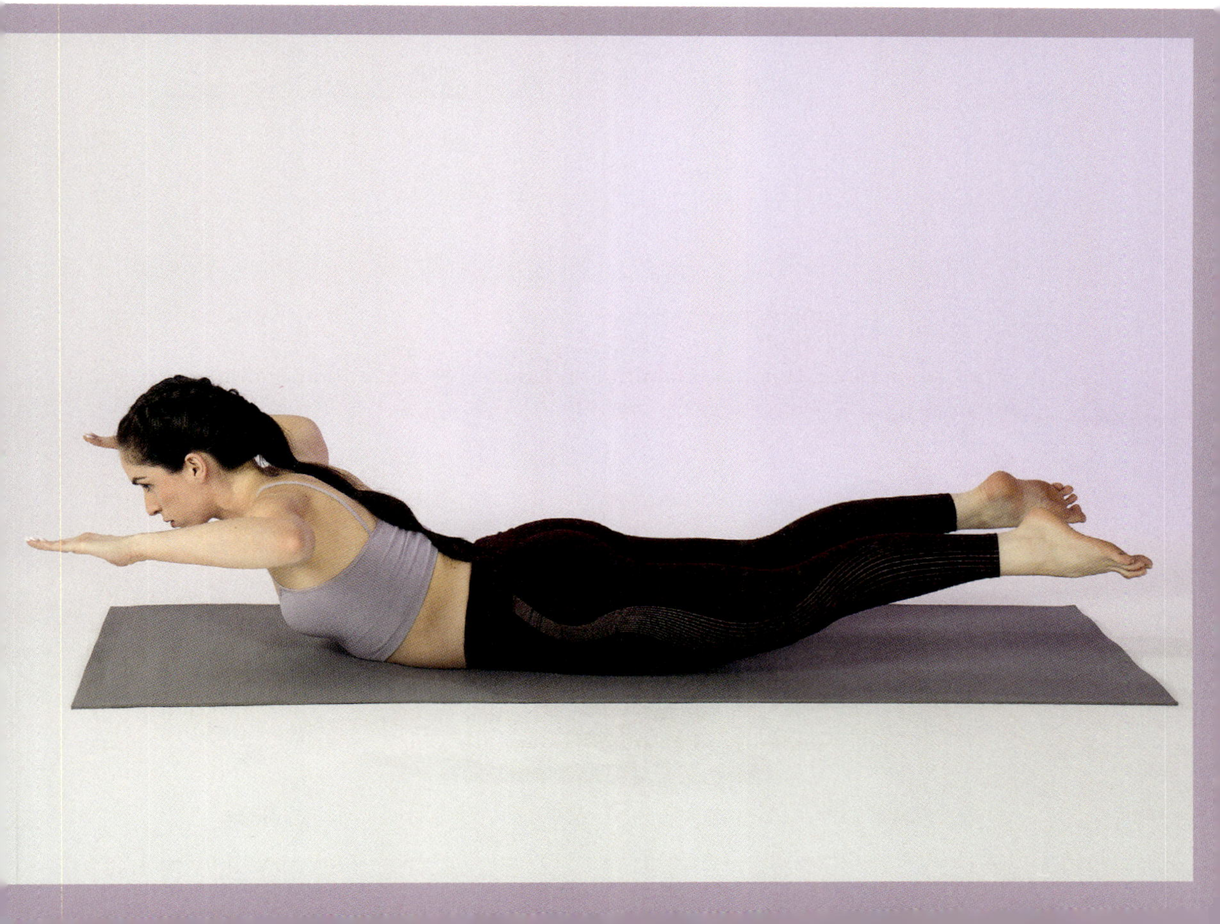

Oberkörperheben aus der Bauchlage

1. Lege dich auf den Bauch. Platziere die Arme in der Kaktusposition neben dir auf dem Boden und strecke die Beine lang aus.
2. Hebe die Arme aus dem Kaktus vom Boden in Richtung Decke. Der Schultergürtel löst sich ebenfalls von der Matte ab. Nach einem kurzen Halten in der Höhe senke den Oberkörper wieder ab, ohne ihn komplett abzulegen.

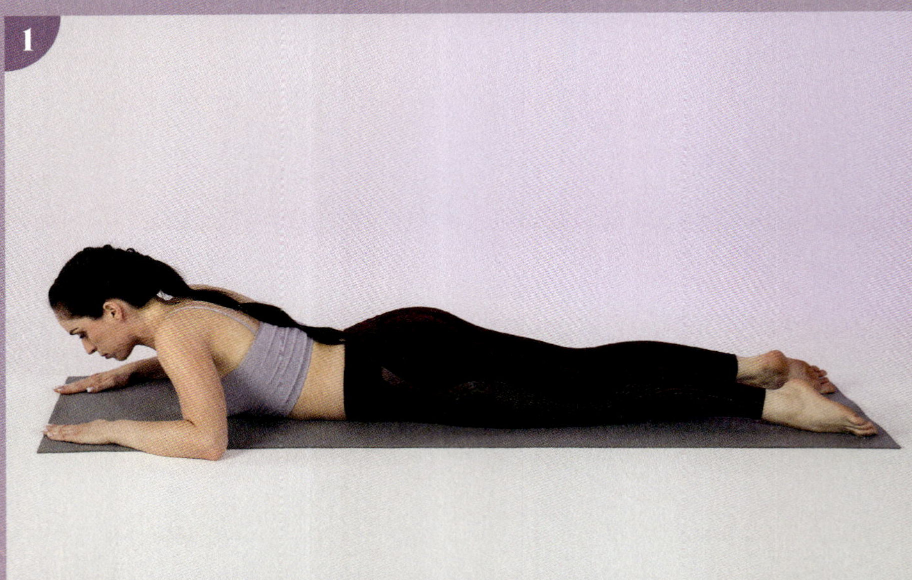

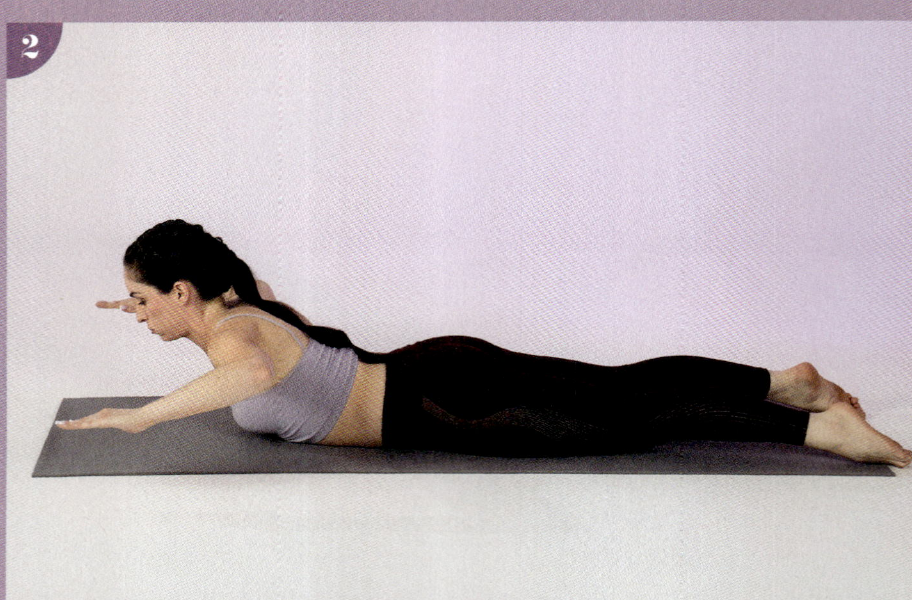

Ballerina Climber

Mit dieser Übung forderst du deinen Core intensiv. Sie ist eine langsame, elegantere Variante des Mountain Climber.

1. Komme in den Vierfüßlerstand. Stelle dafür die Hände flach in einer geraden Linie direkt unter den Schultern auf. Die Knie sind direkt unter der Hüfte platziert und der Rücken ist gerade.
2. Drücke dich aus den Händen in die hohe Stützposition und bleibe hier einige Sekunden, bis du dich an die Position gewöhnt hast.
3. Ziehe vorsichtig das rechte Knie zwischen die Arme nach vorn, ungefähr auf Höhe des Brustbeins. Pointe dabei den rechten Fuß und halte diese Position einige Sekunden.
4. Stelle das Bein zurück und ziehe das linke Knie nach vorn zur Brust und halte es dort ebenfalls einige Sekunden.

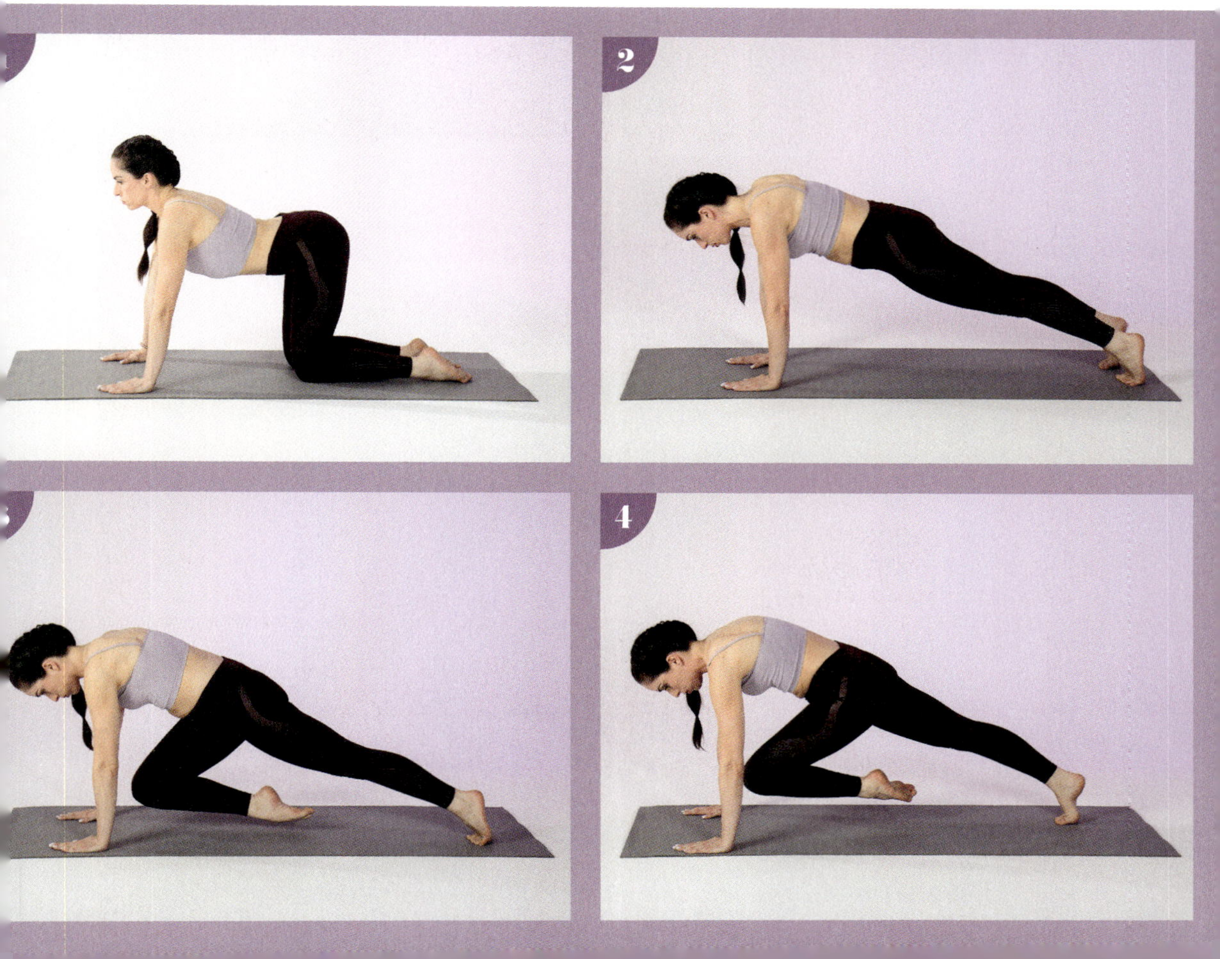

Inch Worm

1. Stell dich an den Anfang deiner Matte, strecke dich ganz lang nach oben aus, lasse deine Arme dann nach unten fallen. Zuerst bleiben deine Beine so gut es geht gestreckt, dann krabble mit deinen Fingern langsam nach vorn, bis du unten auf der Matte ankommst. Bringe deinen Körper in eine High-Plank-Position.
2. Wir gehen zurück, jetzt krabbelst du mit den Fingern wieder zu deinen Füßen und richtest dich komplett auf.

Hinweis: Versuche, sowohl im Stand als auch auf der Matte Länge im Körper zu generieren.

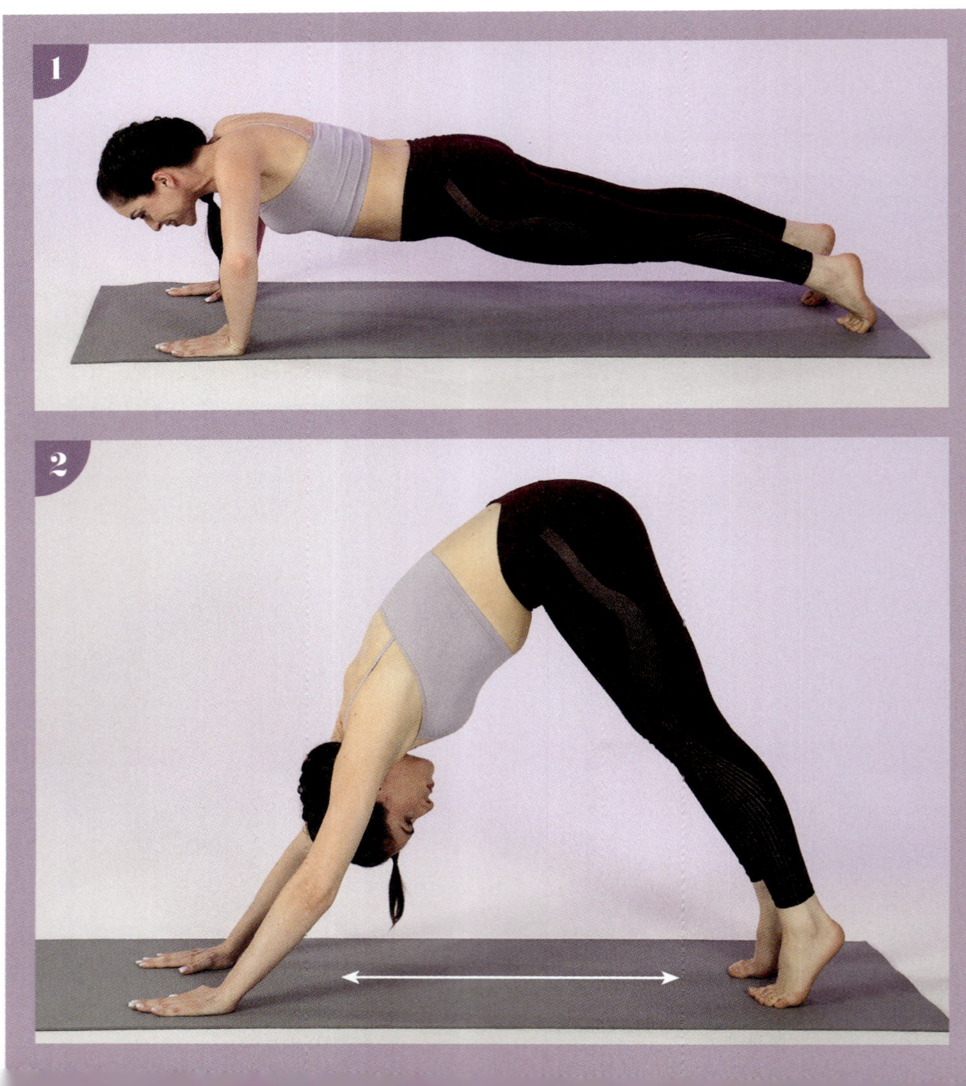

Push-up im Stehen

1. Stütze beide Hände auf deinen Barre-Ersatz und steige mit beiden Füßen einen großen Schritt zurück. Der ganze Körper sollte nun in einer Linie leicht nach vorn geneigt sein. Spanne den gesamten Körper bewusst an.
2. Beuge die Ellbogen nach außen zu beiden Seiten. Der Körper senkt sich dadurch automatisch etwas weiter nach vorn und unten. Führe die Bewegung sehr langsam aus und halte am tiefstmöglichen Punkt inne, bevor du dich wieder hochschiebst.

Hinweise:

- Der Körper bleibt stabil und gerade in einer Linie.
- Für wen diese Variante im Stehen zu leicht ist: Führe die Übung auf der Matte aus wie bei der Übung Push-up auf Seite 109 beschrieben.
- Achte darauf, dass du einen festen Barre-Ersatz hast, zum Beispiel einen Küchentresen oder eine Wand.

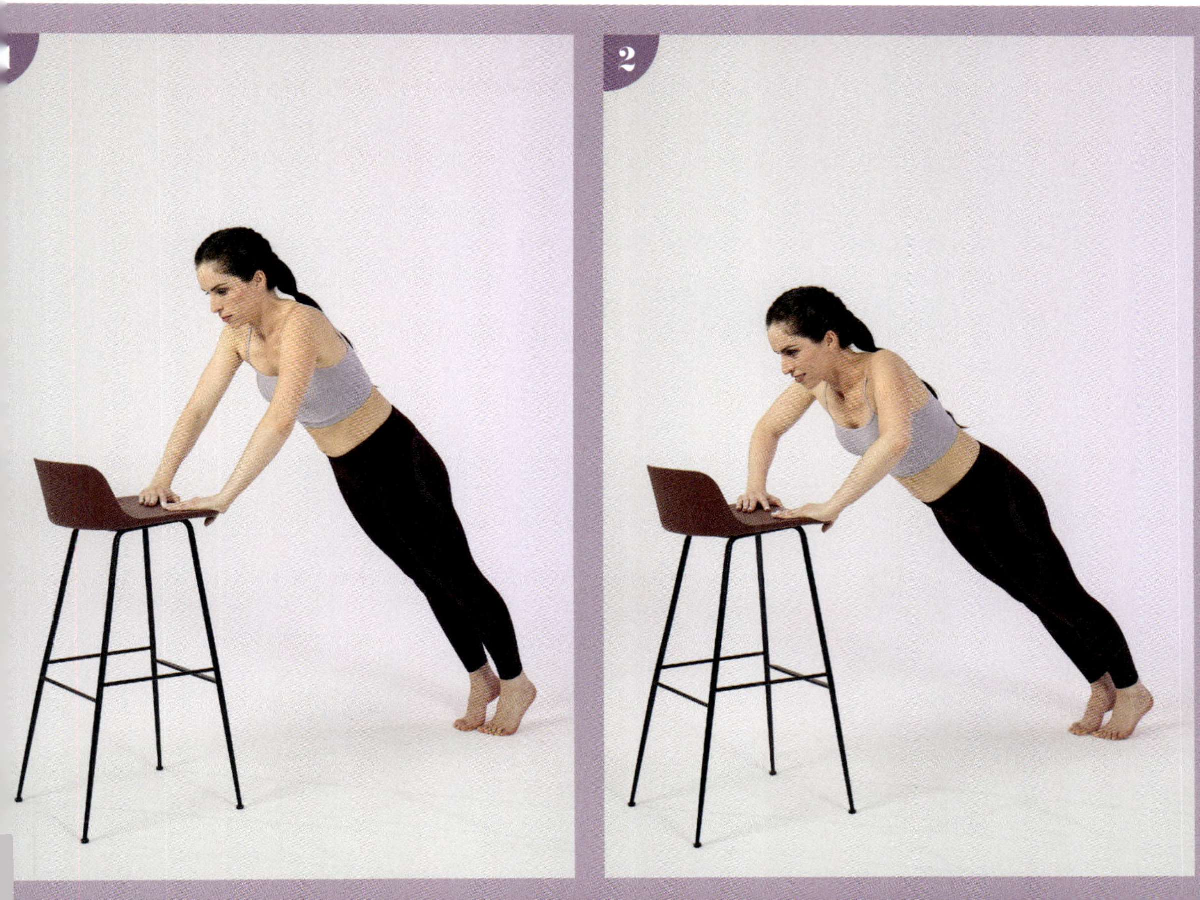

Plank

Ein absoluter Klassiker im Core-Training ist die sogenannte Plank, eine Bretthaltung. Sie aktiviert und kräftigt die gesamte Körpervorderseite.

Komm in den Vierfüßler und stütze dich auf beide Unterarme. Steige nun mit beiden Beine nach hinten und strecke den gesamten Körper in eine Linie. Spanne den ganzen Körper an.

Hinweise:

- Falle nicht ins Hohlkreuz, wenn dich die Kraft verlässt. Halte die ganze Zeit die Spannung aufrecht.
- Richte den Blick nach unten auf die Matte, nicht nach vorn. So beugst du Verspannungen vor.
- Wichtig ist, dass das Becken aktiv ist und nicht durchhängt. Wenn du die Position nicht mehr halten kannst, setze stattdessen lieber die Knie ab und behalte die Bauchspannung bei.
- Wenn du die Plank mit abgelegten Knien ausführst, achte darauf, dass der Oberkörper auf Spannung bleibt und die Oberschenkel in Verlängerung des Oberkörpers eine Linie bilden (sonst wird ein Vierfüßlerstand daraus, und damit verlierst du den Kräftigungseffekt im Core). Ein guter Trick, um das zu erreichen, ist, aus der Plank mit ausgestreckten Beinen zu starten und erst dann die Knie vorsichtig abzusetzen. Dann muss man die bereits aufgebaute Spannung nur halten.
- Du kannst die Plank auch auf beide Hände gestützt ausführen. Wenn du die Intensität steigern möchtest, eignen sich zum Beispiel Shoulder Taps. Hierbei löse abwechselnd die Hände vom Boden und tippe mit jeder Hand an die gegenüberliegende Schulter.

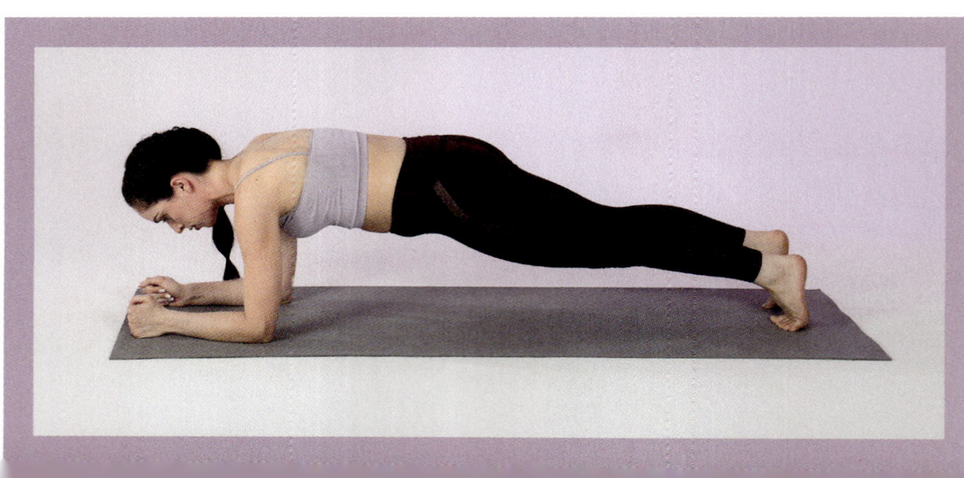

Side Plank

Die Side Plank ist eine Variante der Plank. Sie kräftigt vor allem die seitlichen Core-Muskeln.

1. Lege dich auf eine Körperseite (such dir gern aus, mit welcher du anfangen willst) auf die Matte. Stütze dich auf den Unterarm oder stütze deinen Kopf mit der Hand ab, der Ellbogen bleibt auf dem Boden. Füße und Beine sind übereinandergestapelt. Stütze dich alternativ auf die Hand.
2. Hebe das Becken an und schiebe dich nach oben. Bleibe einen Moment in der diagonalen Linie, die dein Körper jetzt im Raum bildet.

Hinweise:

- Wichtig ist, dass du im Oberkörper stabil bleibst und nicht einsackst.
- Führe zur Intensivierung in der oberen Position kleine pulsierende Bewegungen aus oder rotiere den Oberkörper nach innen und drehe ihn wieder auf – damit sprichst du noch mehr die seitlichen Bauchmuskeln an. Außerdem könntest du versuchen, das obere Bein anzuheben und wieder abzusetzen, das fordert deine Balance stark heraus.
- Um die Side Plank etwas leichter zu machen, kannst du das untere Bein anwinkeln und das Knie auf der Matte lassen. Das gibt etwas mehr Stabilität.

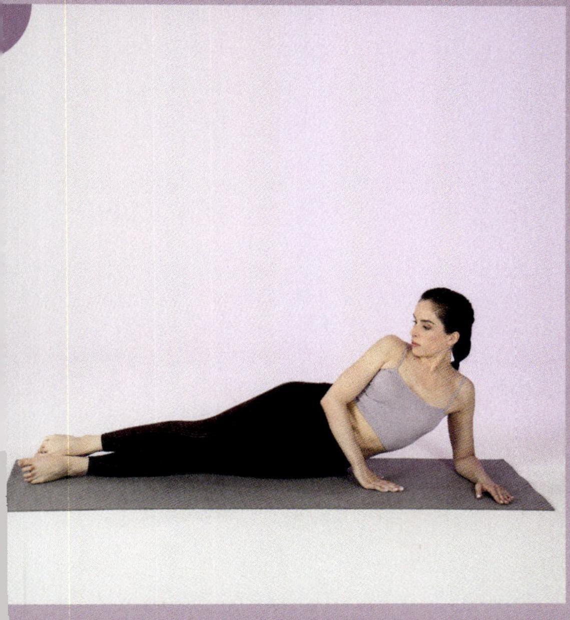

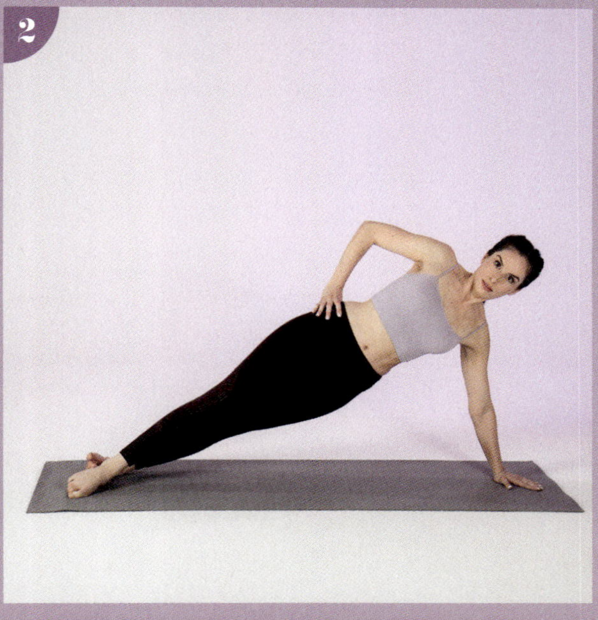

Hantel-Plié-Flow

1. Starte in einem mehr als schulterbreiten Stand, die Füße ausrotiert und aufgerichtet. Winkle die Arme neben deinem Körper an. Achte darauf, dass die Schultern nicht nach oben zu deinen Ohren wandern, sondern nach unten gezogen bleiben. Halte in jeder Hand ein Gewicht (optional).
2. Schiebe die angewinkelten Arme von dir weg und hole die Ellbogen dann wieder ran, als würdest du jemandem etwas zeigen wollen, das du dann wieder zurückziehst. Bewege beide Arme gleichzeitig. Führe mit den Armen kleine pulsierende Bewegungen aus. Du kannst die Arme dafür sehr gerne ganz leicht in der Mitte beugen, das macht es etwas weniger intensiv.
3. Beuge die Ellbogen in die Kaktus-Position, die Ellbogen befinden sich immer noch auf Höhe der Schultern.
4. Drücke die Arme abwechselnd über den Kopf, bis ein Arm jeweils komplett gestreckt ist. Der andere Arm bleibt angewinkelt auf Schulterhöhe. Wer es koordinativ gut schafft, kann gern beim Runterziehen der Arme gleichzeitig die Fersen vom Boden abheben – für die Aktivierung des Unterkörpers..
5. Drücke anschließend beide Arme gleichzeitig über den Kopf.
6. Führe die angewinkelten Arme frontal vor den Körper und öffne sie dann wieder nach außen in die Kaktus-Position. Die Arme bleiben im 90-Grad-Winkel. Führe die Unterarme möglichst senkrecht zentral vor den Körper. Die Ellbogen sollten sich beim Schließen vor dem Körper berühren. Stoppe nach allen Wiederholungen wieder in der Kaktus-Position.
7. Führe beide Unterarme und Ellbogen zusammen vor den Körper. Versuche hierbei die Unterarme so eng wie möglich zusammenzupressen. In dieser Position die Hände in kleinen Pulses Richtung Decke schieben, die Unterarme bleiben zusammen. Die Bewegung ist dabei kaum sichtbar, aber gut spürbar.
8. Strecke die Arme nach oben aus, beuge sie, sodass die Hände hinter dem Kopf landen. Halte die Ellbogen dabei eng am Kopf.
9. Strecke die Arme aus dieser Position gerade nach oben aus. Jetzt wird dein Trizeps aktiviert.

Hinweise:

- Zum Abschluss des Flows bietet sich die Gelenkmobilisation Schulter an: (siehe Seite 53).
- Führe die Übung mit oder ohne Zusatzgewicht in den Händen aus.

1
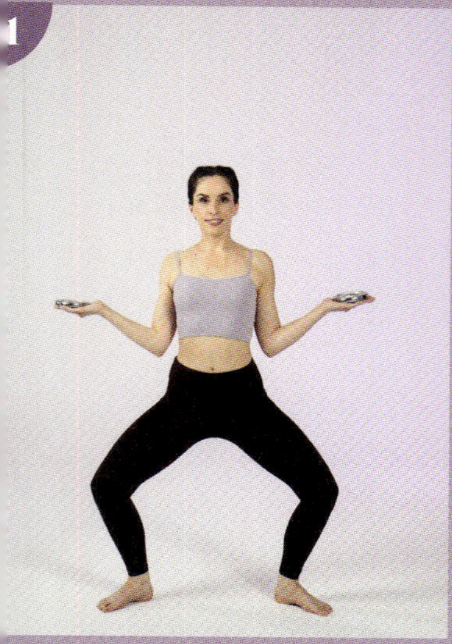
2
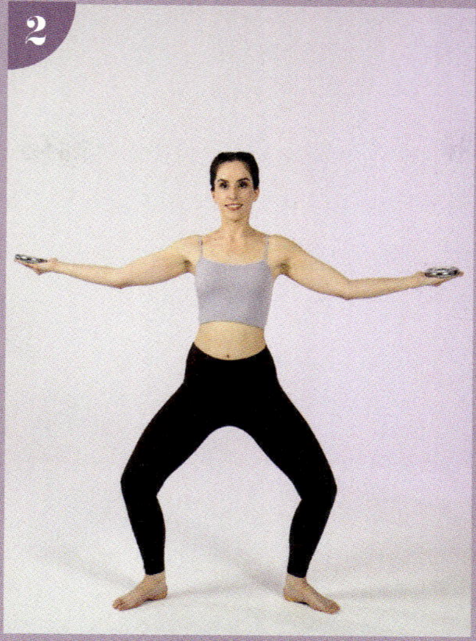
3
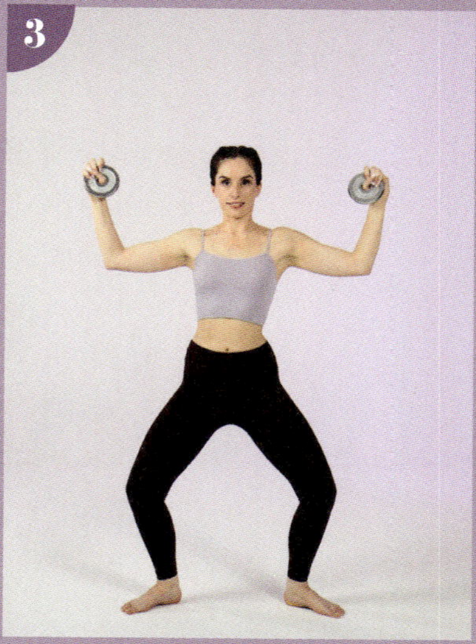
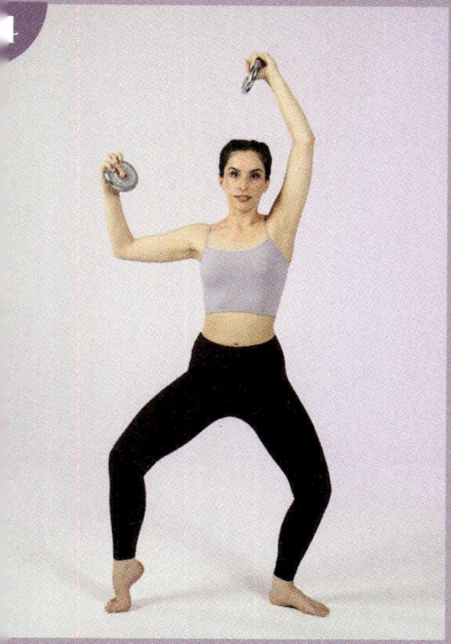
5
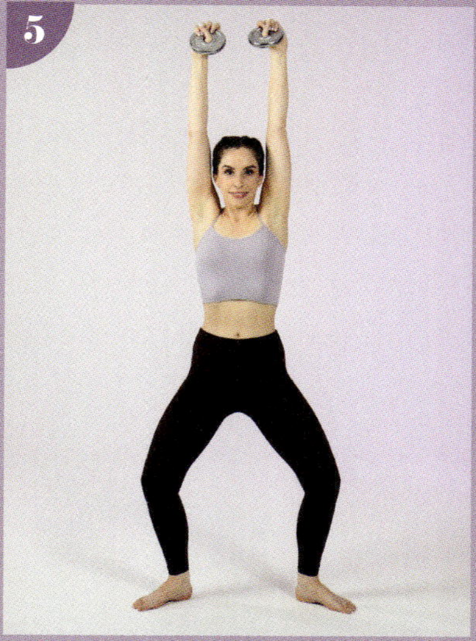
6
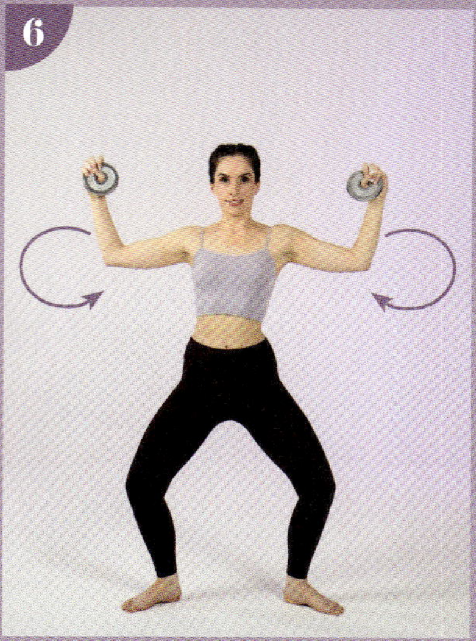
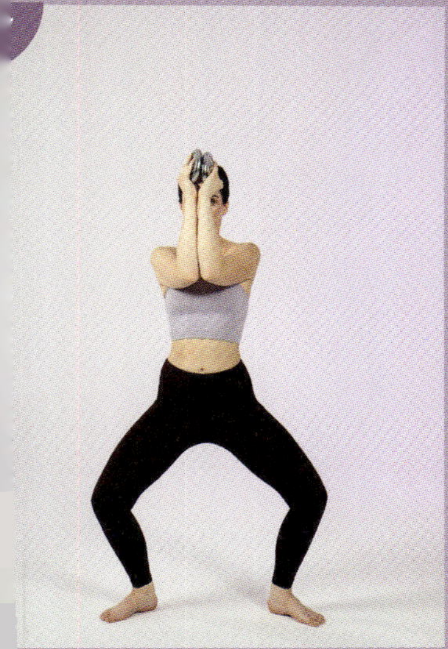
8
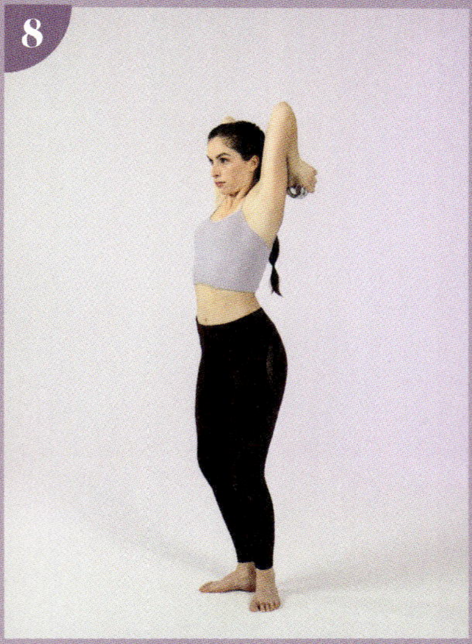
9
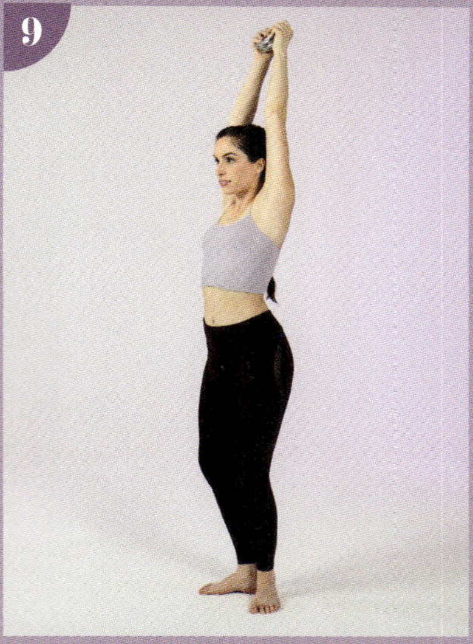

Rückwärtiges Armheben

1. Komme wieder in den parallelen Stand, halte den Oberkörper in der leichten Vorbeuge. Die Knie sind weiterhin gebeugt. Rotiere die Handinnenflächen um 90 Grad, sodass sie nach hinten zeigen, und hebe die Arme neben das Gesäß. Vielleicht hast du in jeder Hand ein Gewicht. Deine Haltung sollte jetzt der eines Skispringers ähneln.
2. Hebe die Arme abwechselnd nach hinten oben und versuche, die Handinnenflächen Richtung Decke zu drücken. Lasse hierbei die Arme gestreckt. Hebe die Arme anschließend gleichzeitig nach hinten oben an. Die Arme am höchsten Punkt, den du halten kannst, anhalten. Du solltest deinen Trizeps jetzt ordentlich spüren.
3. Kreuze die Arme hinter dem Körper, die Hände in einer scherenartigen Bewegung. Je nach Mobilität fällt bei dir diese Bewegung größer oder kleiner aus. Wichtig ist, dass du den Trizeps spürst. Führe sogenannte Scissors (englisch für »Scheren«) aus. Halte die Arme zum Abschluss hinter deinem Körper am höchsten Punkt, den du halten kannst, bevor du die Hände nun langsam wieder nach vorn bringst und die Vorbeuge vorsichtig auflöst.

Hinweis: Du kannst die Übung mit oder ohne Kurzhanteln oder Ähnlichem ausführen.

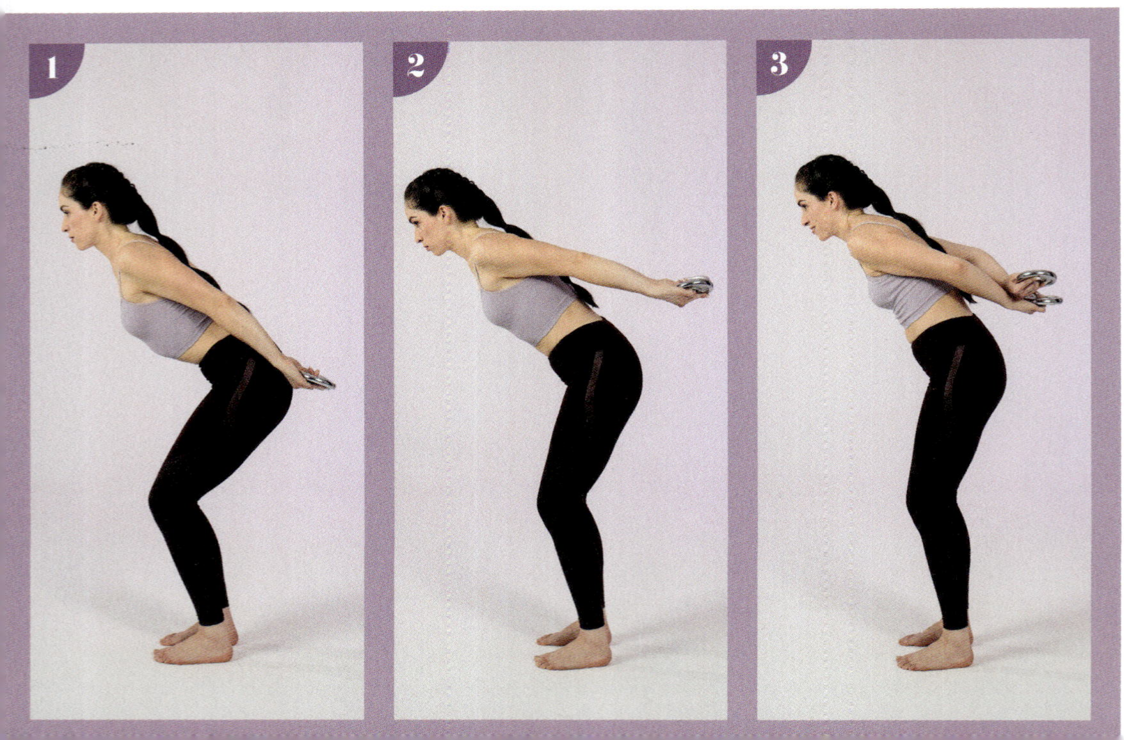

Push-up

1. Lege dich auf den Bauch, stelle die Hände flach neben dem Brustkorb auf und drücke dich nach oben in die High-Plank-Position.
2. Oben in der High-Plank-Position angekommen, beuge die Ellbogen und senke den Körper in einer Linie ab. Drücke dich dann wieder nach oben in die High Plank.
3. Wenn dir das Hochdrücken aus der Bauchlage in die High Plank in einem Schritt zu schwerfällt, mach zwei Schritte daraus: Stelle zuerst die Knie auf und drücke dann den Oberkörper nach oben.

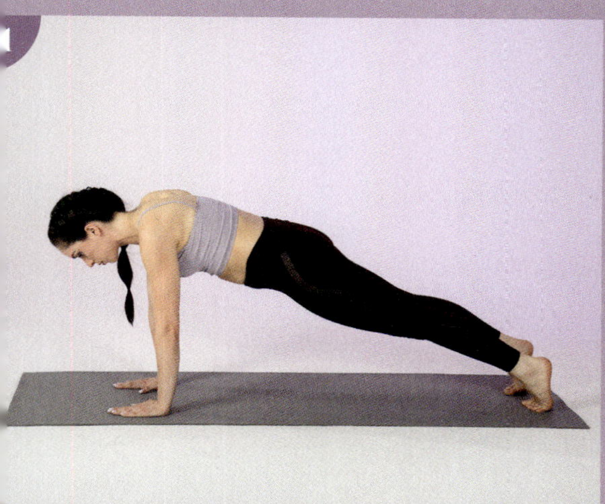

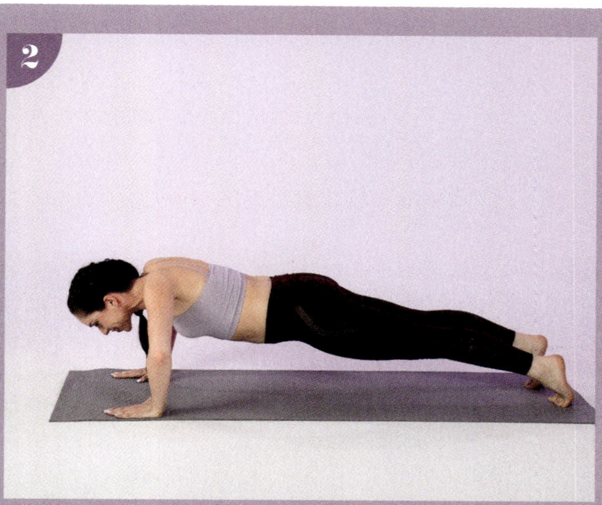

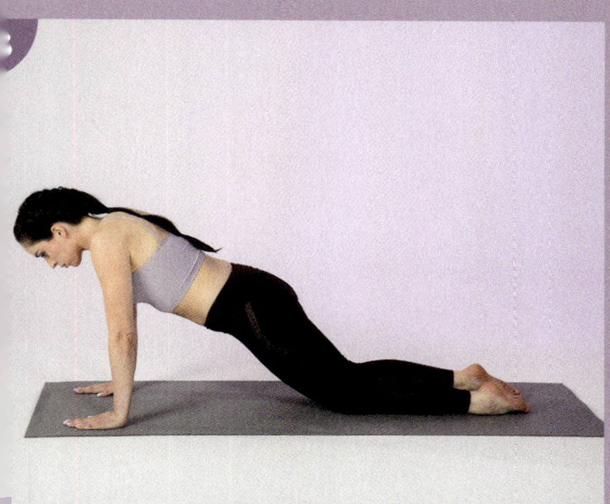

Bizeps-Curl

1. Steige mit einem Bein in der Mitte auf das lange Widerstandsband, halte die gleich langen Enden mit den Händen fest und spanne das Band. Steige mit dem zweiten Bein in einen leichten Ausfallschritt nach hinten, der Oberkörper ist gerade. Winkle die Arme etwa 90 Grad an und halte die Ellbogen eng am Körper.
2. Beuge die Arme weiter nach oben Richtung Schulter. Das Band spannt sich dadurch noch weiter an und du spürst die Arbeit in der Armmuskulatur.

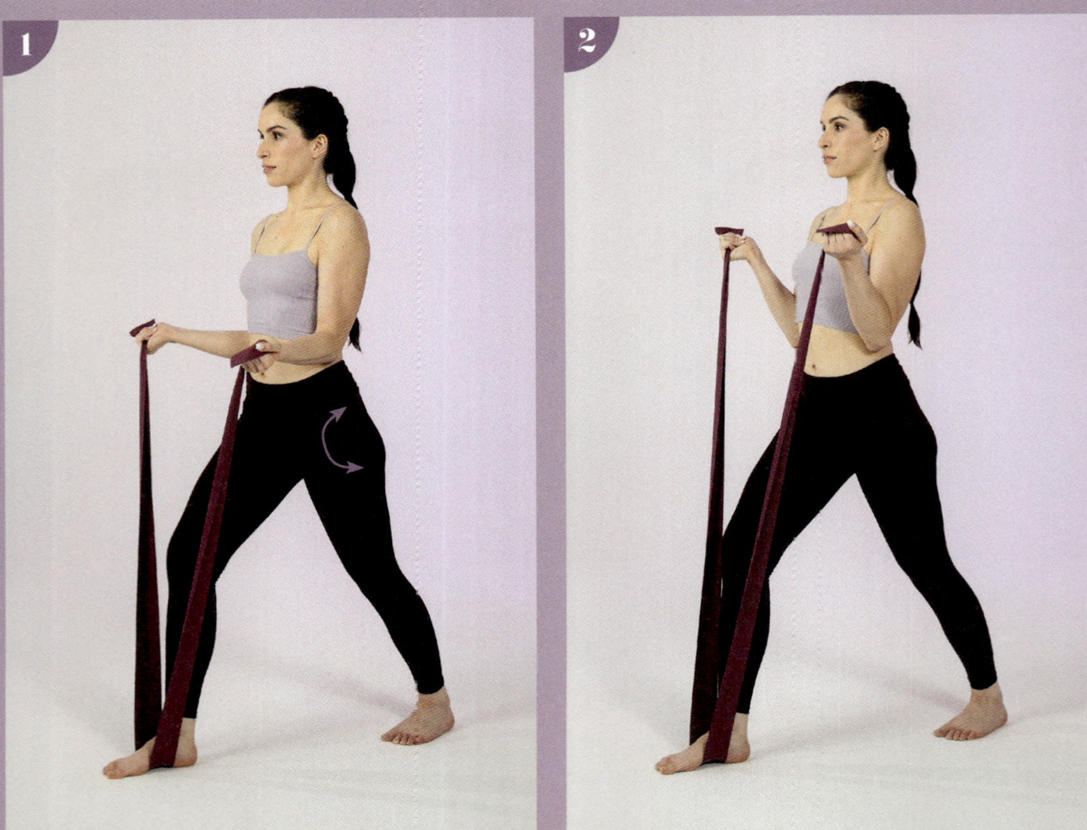

Arm Opener

1. Halte die Arme im 90-Grad-Winkel vor deinem Körper, führe die Hände nah aneinander.
2. Öffne die Arme jetzt zu beiden Seiten, als wären die Ellbogen seitlich angeklebt. Du solltest die Übung in deinen Schultern spüren.

Hinweis: Diese Übung lässt sich gut mit dem Bizips-Curl kombinieren.

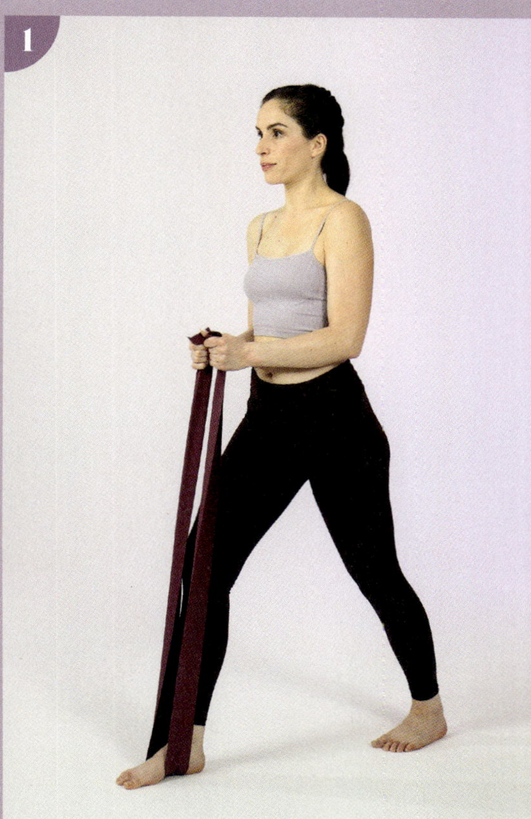

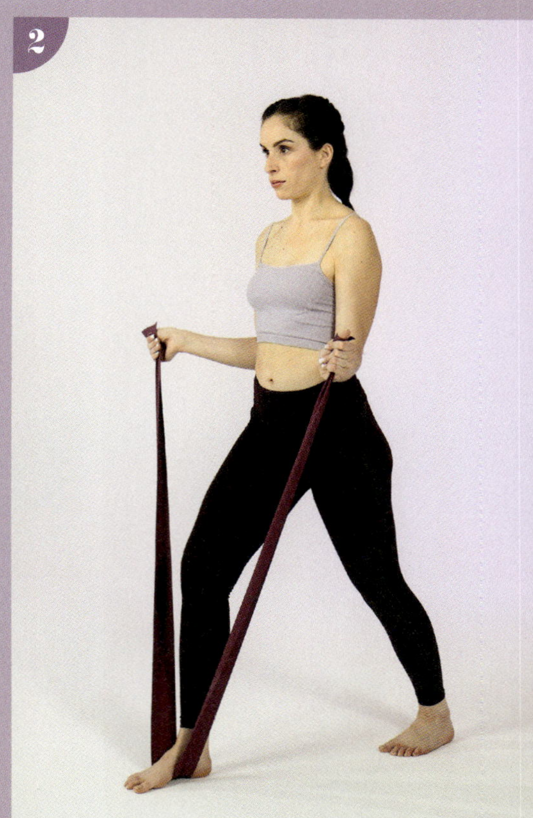

Plié Presses

1. Stelle dich in der zweiten Position mit beiden Füßen auf das Widerstandsband. Die Fußsohlen sind am Boden, die Zehen zeigen nach links und rechts. Beuge die Knie leicht, halte die Enden des Widerstandsbandes in den Händen und bringe die Handflächen etwa auf Brusthöhe zueinander.
2. Schiebe die Arme mit den aneinandergelegten Händen nach oben über den Kopf. Die Knie bleiben unbewegt in der Beuge.

Hinweis: Wenn du die Übung noch etwas intensiver gestalten möchtest, beuge die Knie beim Strecken der Arme nach oben noch tiefer ins Plié.

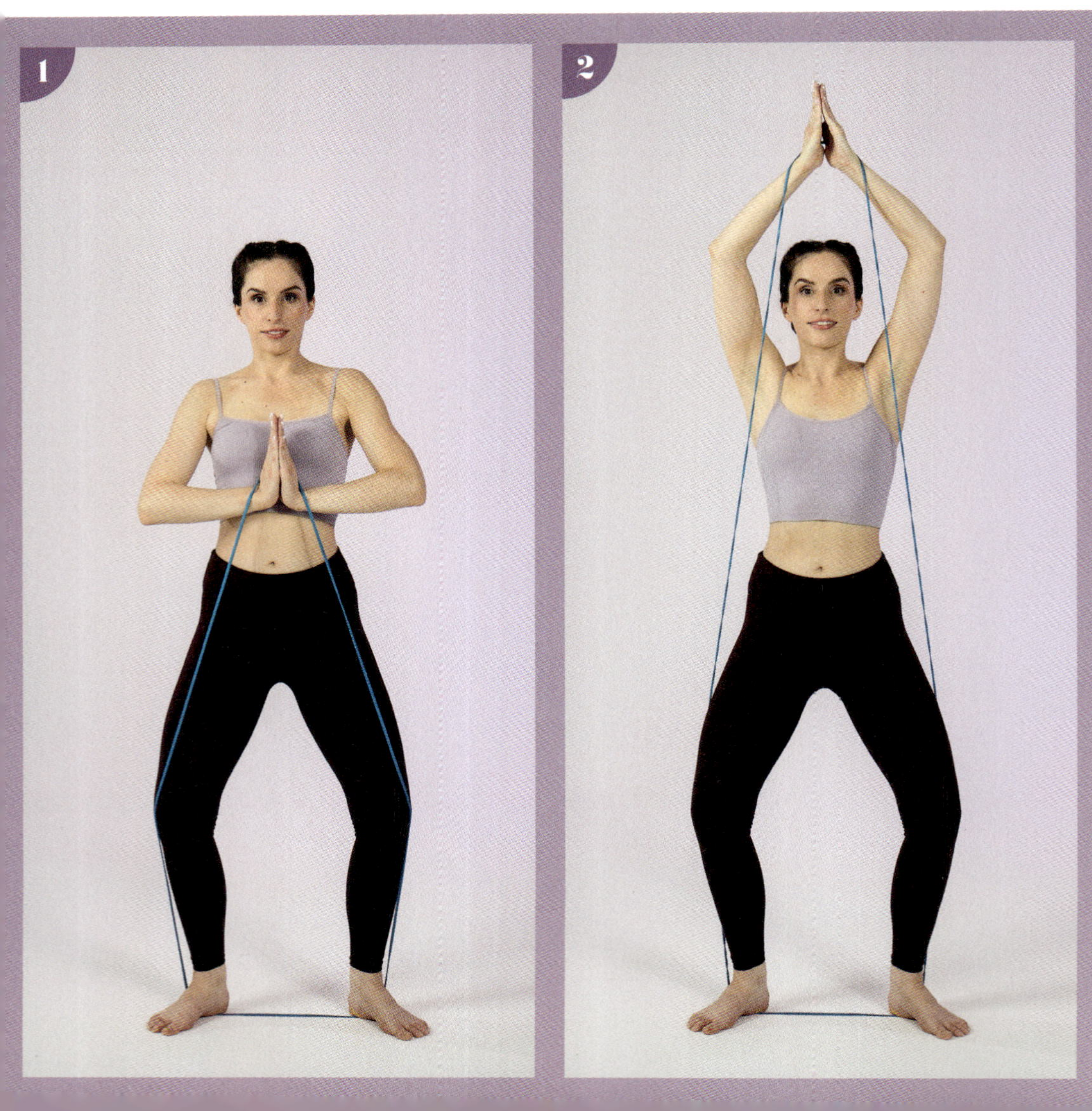

Überkopf-Strecken

1. Komm in die Kniebeuge. Führe beide Arme aus der Kraft des Oberkörpers und der Schultern noch vorne über den Kopf, ganz ohne Schwung.
2. Nachdem du am höchsten Punkt angekommen bist, ziehe beide Arme wieder zurück, bis die Ellbogen wieder neben den Rippenbögen ankommen.

Hinweis: Meistens braucht man hier keine Hanteln, die Bewegungen sind auch so schon intensiv genug. Entscheide selbst.

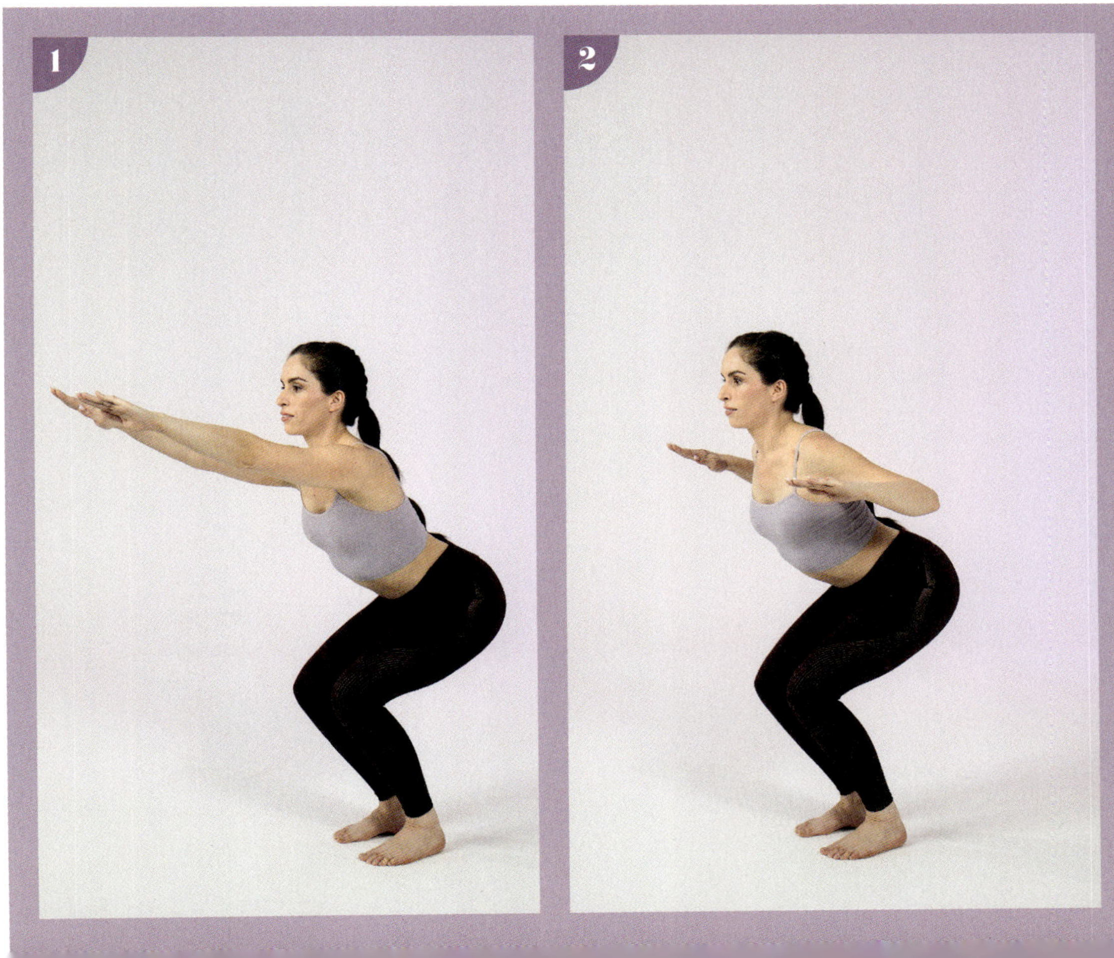

Trizeps-Dips

1. Starte im Sitzen auf der Matte. Stelle die Füße so auf, dass die Beine ein Dreieck vor dem Körper bilden. Stelle die Hände so hinter dem Körper auf, dass die Fingerspitzen und die Ellbogeninnenseite nach vorn Richtung Gesäß zeigen.
2. Hebe das Gesäß vom Boden ab, es schwebt jetzt über der Matte. Strecke die Arme durch.
3. Beuge und strecke aus dieser Position die Ellbogen langsam. Das Gesäß sollte weiterhin über der Matte in der Luft schweben.

Hinweis: Diese Übung solltest du deutlich im Trizeps, also den kleinen Muskeln im hinteren Oberarm, spüren. Du bringst nicht das Gesäß nach oben und unten, sondern beugst bewusst die Arme, damit die Übung in den richtigen Muskelpartien ankommt.

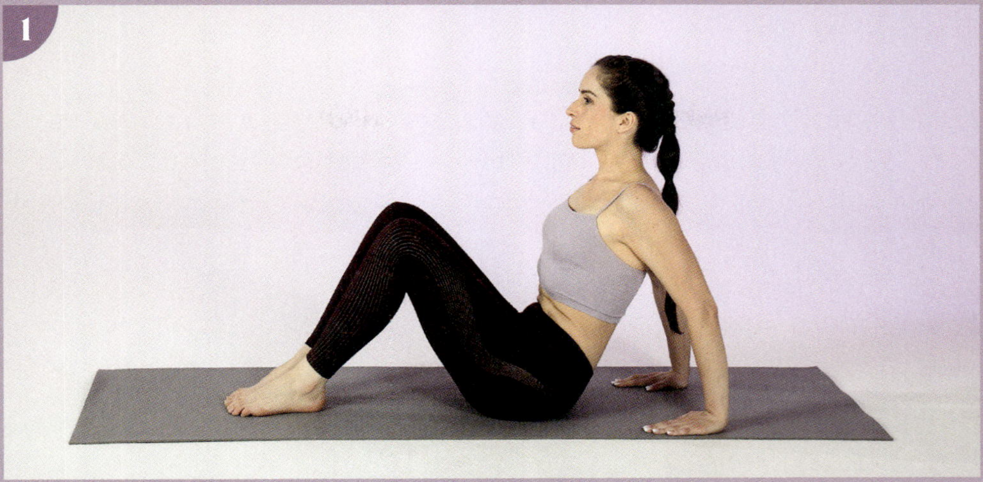
1

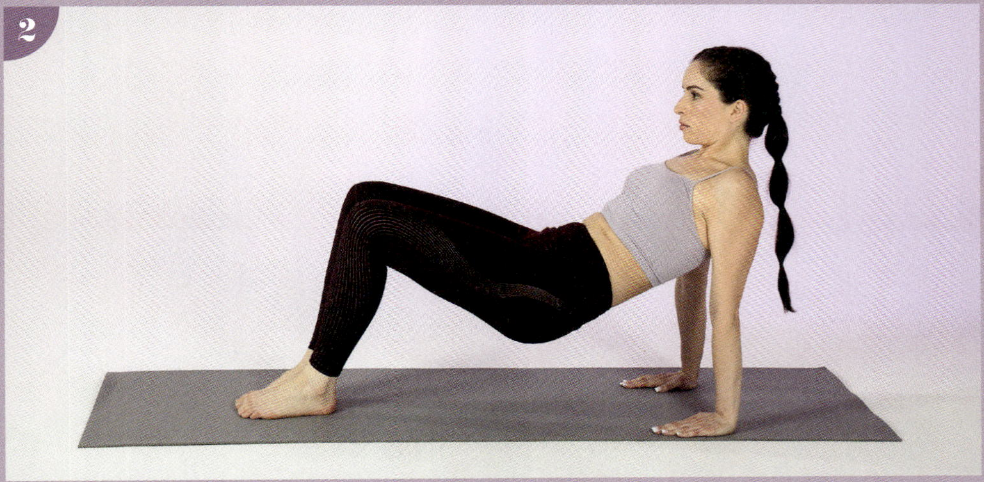
2

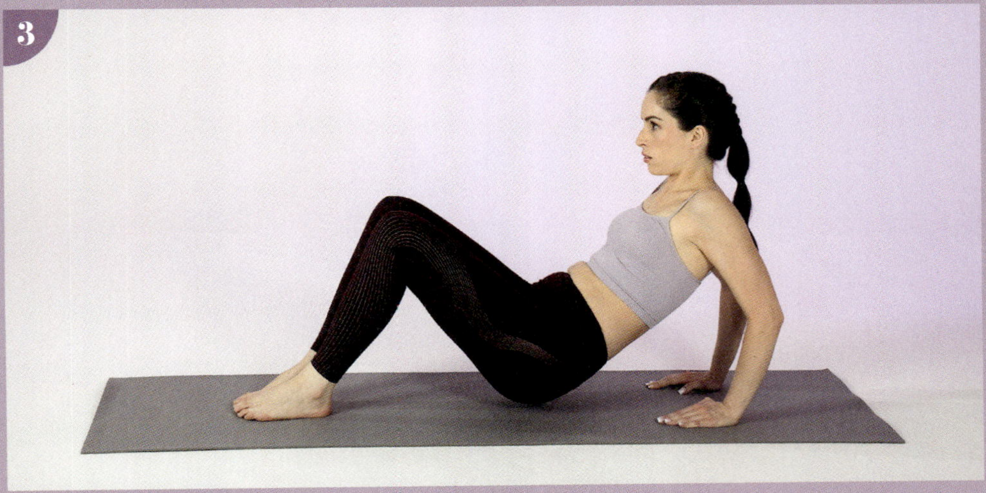
3

Paddeln

Komm in die Kniebeuge. Halte die Arme ausgestreckt nach vorn und bewege sie paddelnd nach oben unc unten, der Bewegungsradius beträgt nur ein paar Zentimeter. Achte darauf, dass du die Schultern nicht zu den Ohren ziehst, sondern locker im Nacken bleibst.

Hinweis: Meistens braucht man hier keine Hanteln, die Bewegungen sind auch so schon intensiv genug. Ertscheide selbst.

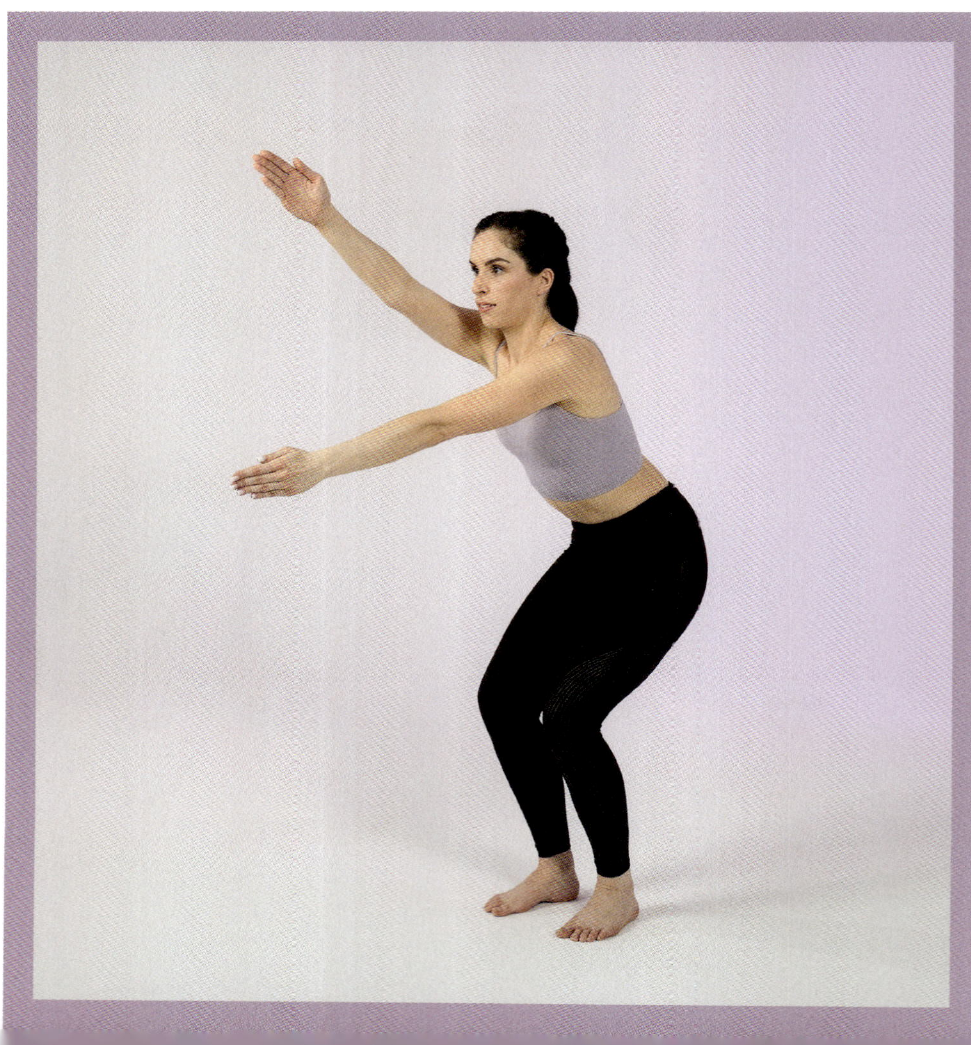

Rudervariationen

1. Platziere die Füße parallel im Stand und neige den Oberköper leicht nach vorn. Beuge die Knie leicht an. Lass deine Arme gestreckt neben beziehungsweise leicht vor dir hängen und rotiere die Handinnenflächen nach innen, sodass beide Handflächen zueinander zeigen. Optional kannst du gerne, wie hier gezeigt, Gewichte in die Hände nehmen.
2. Komme in die Ruderbewegung und ziehe die Arme abwechselnd nach oben neben deinen Brustkorb beziehungsweise Rippenbogen, sodass die Ellbogen nach hinten zeigen. Achte dabei darauf, dass der Oberkörper gerade nach vorn geneigt bleibt und die Schultern parallel zum Boden ausgerichtet sind. Wechsle zu einer parallelen Ruderbewegung, das heißt, jetzt ziehst du beide Arme und Hände gleichzeitig nach oben neben den Oberkörper.

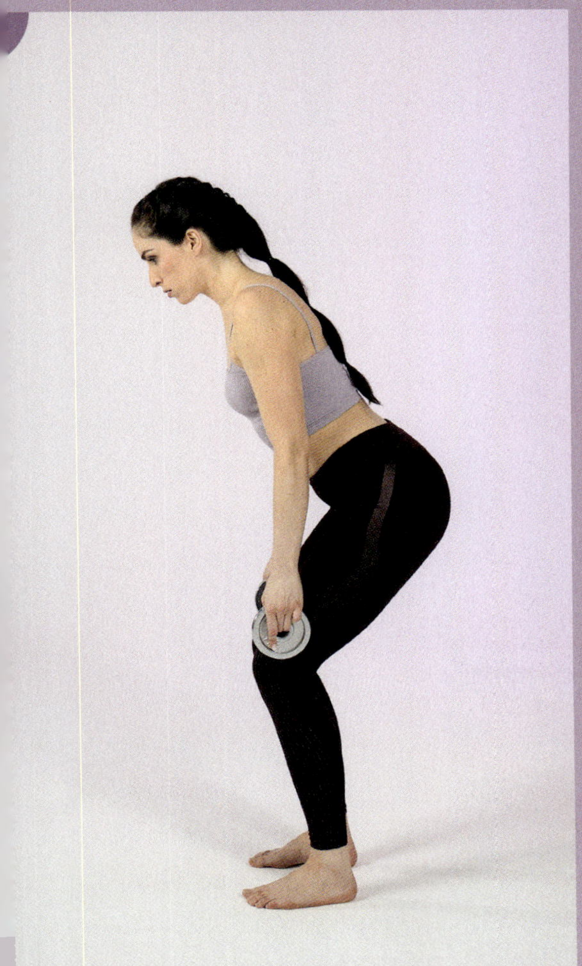

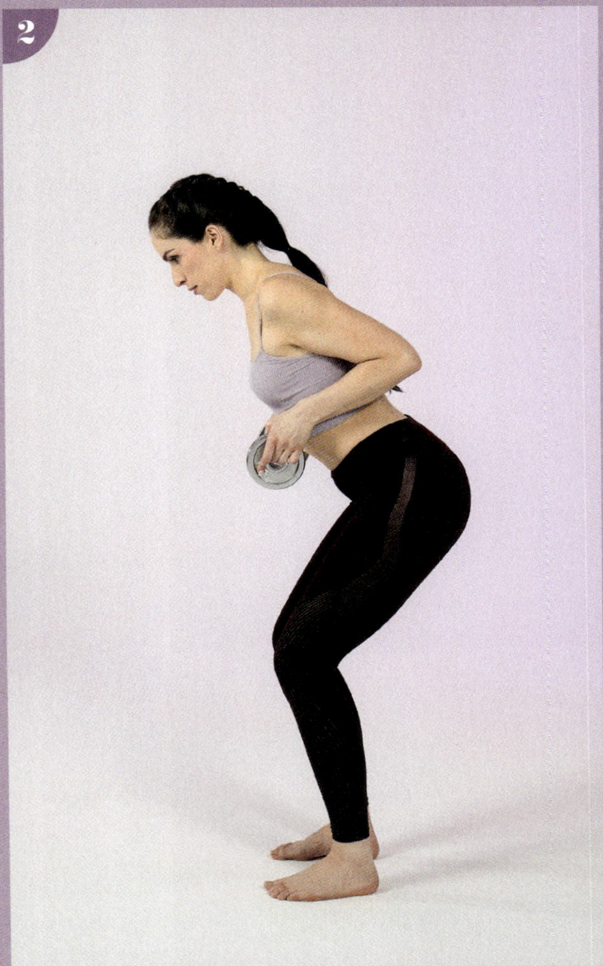

Vorbeuge-Row-Flow

Ein weiterer Flow mit Hanteln, der es in sich hat, startet im parallelen Stand in der Vorbeuge.

1. Beuge die Knie im Stehen leicht und lehne den Rücken flach nach vorn.
2. Ziehe zunächst die Ellbogen nach hinten, als würdest du rudern.
3. Bleibe mit den Armen hinten und strecke die Unterarme aus. Beuge sie anschließend wieder. Wiederhole das ein paarmal.
4. Lasse die Arme lang gestreckt und pulsiere. Drücke die Arme nach innen, die Hanteln berühren sich immer wieder. So kannst du hervorragend Schultern, Trizeps und Rückenmuskulatur aktivieren.

Hinweis: Als extraanstrengende Ergänzung kannst du die Arme aus der Position hinter deinem Körper nach vorn führen. Achte darauf, dass die Schultern unten bleiben und du sie nicht Richtung Ohren ziehst.

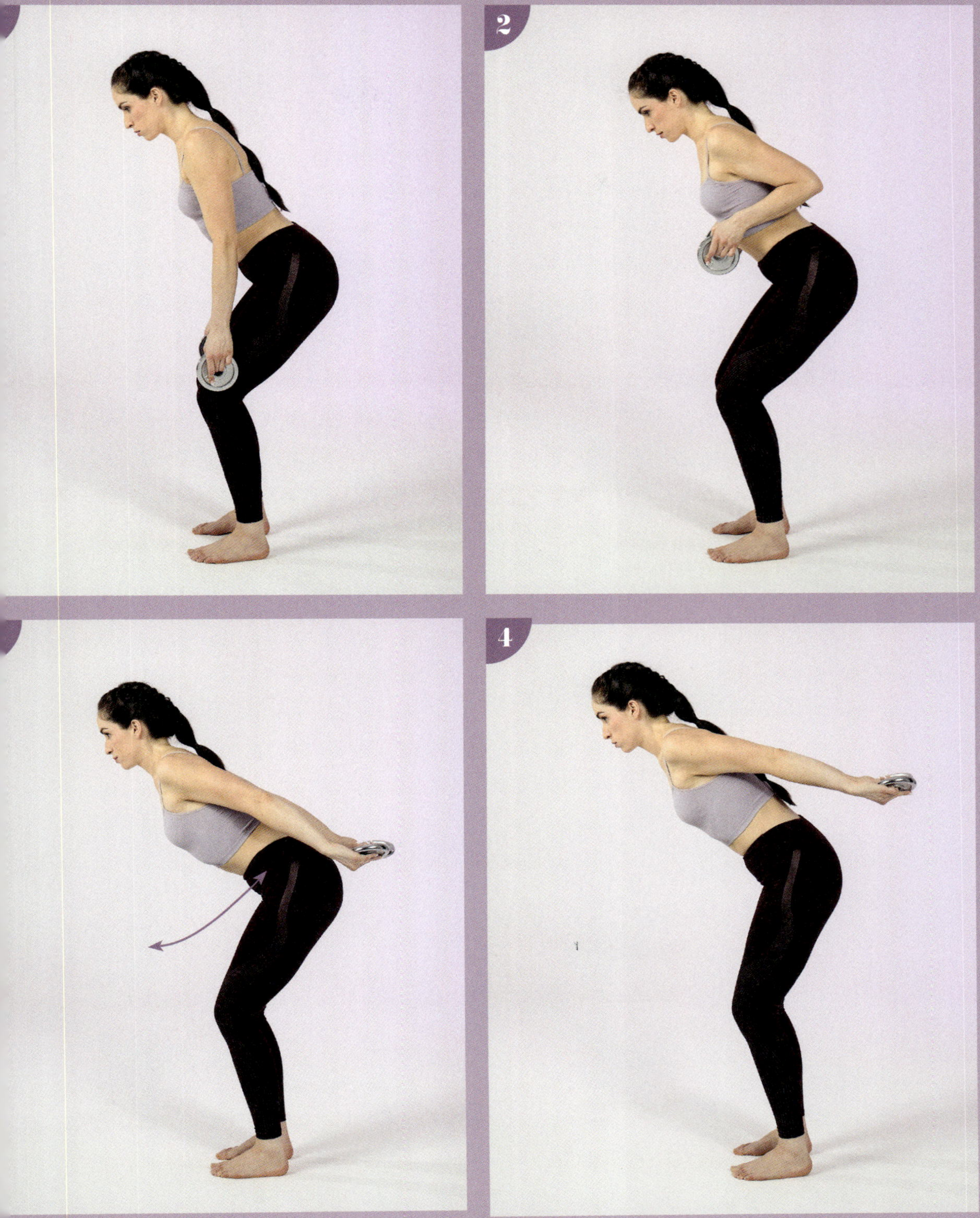
2
4

Stretching und Cool-down

Nach den Barre-Übungen ist es wichtig, deinem Körper Zeit zur Erholung zu geben und ihn sanft in die Regenerationsphase zu führen. Mit einfachen Cool-down- und Stretching-Übungen kannst du die beanspruchten Muskeln lockern, die Atmung beruhigen und die Beweglichkeit fördern. Auch hier eignen sich leicht nachvollziehbare Übungen wie sanftes Dehnen. Diese selbsterklärenden Übungen, die du im Cool-down und beim Stretching durchführst, sind im Buch nicht bebildert. Zu allen anderen Barre-Übungen findest du Schritt-für-Schritt-Fotos, die dir zusätzlich zur Beschreibung zeigen, wie du die Übungen korrekt ausführst.

Stretches für Schultern und Arme

Schulterdehnung: Ziehe den rechten Arm mit der linken Hand vor dem Körper nach links. Achte dabei darauf, dass du die rechte Schulter nicht Richtung Kopf schiebst, sondern diese aktiv nach rechts unten drückst, um Verspannungen zu vermeiden.

Trizeps-Dehnung: Nimm danach den rechten Ellbogen über den Kopf und versuche, mit der rechten Hand das linke Schulterblatt zu berühren. Das ist ein schöner Stretch für den Trizeps. Diese Position kannst du intensivieren, indem du mit der linken Hand den rechten Ellbogen etwas nach unten in Richtung Wirbelsäule drückst. Lasse dabei den Kopf aufrecht, dein Blick geht nach vorn. Wiederhole die Schulter- und Trizeps-Dehnung auf der anderen Seite.

Strecken nach oben: Zum Abschluss strecke dich noch einmal lang, greife mit beiden Händen hoch über dem Kopf in die Luft und öffne damit die Schulter noch einmal etwas. Stell dir vor, du ziehst immer im Wechsel rechts und links an Haken, die oberhalb deines Kopfes an der Decke angebracht sind. Halte schließlich am höchsten Punkt mit lang gestreckten Armen an. Nimm einen tiefen Atemzug und lasse den Oberkörper bei der Ausatmung nach vorn fallen. Wiederhole diese Streckung, Einatmung, Ausatmung und Lockerung. Nach der letzten Ausatmung kannst du deine Hände in der Gebetshaltung vor dem Herzen ankommen lassen.

Entlastungshaltung für den unteren Rücken

Ziehe in der Rückenlage beide Knie in Richtung Brust und umschließe diese mit den Armen, mache dich ganz klein. Mit einer Wiegebewegung von links nach rechts entlastest du den unteren Rücken. Kreise hier auch mal von links nach rechts und von vorn nach hinten.

Beinrückseiten-Stretch und Frosch

1. Beuge dich im Stehen nach vorn, greife mit der rechten Hand die Zehenspitzen des rechten und mit der linken Hand die Zehen des linken Fußes. Lasse die Beine dabei gestreckt und schiebe das Gesäß Richtung Decke. Halte die Zehenspitzen fest und senke das Gesäß nun tief nach unten, beuge dafür die Knie und lasse die Wirbelsäule gerade. Der Oberkörper richtet sich auf, blicke dabei Richtung Decke. Nun befindest du dich im sogenannten Frosch. Wiederhole diese aktive Beugung und Streckung der Beine mit geradem Rücken.
2. Bleibe zum Schluss in der Hocke und versuche, die Fersen am Boden zu lassen und den Oberkörper so gut wie möglich aufzurichten. Drücke die Ellbogen gegen die Knie-Innenseiten und öffne abwechselnd jeweils eine Seite des Oberkörpers Richtung Decke, indem du einen Arm nach oben streckst und dein Blick der Hand folgt. Richte dich wieder auf.

Kindsposition

Zum Ausruhen beziehungsweise Abschluss eines Workouts ist es angenehm, noch ein paar Momente nachzuspüren.

Knie dich hin und lege das Gesäß auf den Fersen ab. Strecke die Arme vor dir aus und ziehe dich mit ihnen weit nach vorn.

Hinweis: Eine schöne Art, ein Workout zu beenden: Richte dich aus der Kindsposition über deinen eigenen Weg auf in den Stand. Strecke die Arme mit der Einatmung lang über den Kopf und lege die Hände mit der Ausatmung vor dein Herz.

Dehnung Gesäß und Oberschenkelrückseite im Liegen

Lege dich auf den Rücken, platziere die Arme neben deinem Körper. Beuge das rechte Knie und ziehe es zur Brust, umgreife es mit beiden Händen, um eine Dehnung im Gesäß und der Oberschenkelrückseite zu spüren. Greife dann in die Kniekehle, strecke das Bein und drücke die Ferse aktiv in Richtung Decke, die Zehenspitzen ziehst du zu dir. Gewinne hier Länge in der gesamten Beinrückseite. Beuge das Knie wieder zur Brust und ziehe das rechte Knie mit der linken Hand langsam auf die linke Körperseite, um dein Gesäß weiter aufzudehnen und die Wirbelsäule einmal zu twisten. Wenn du möchtest, drehe den Kopf nach rechts. Schließe gern die Augen. Strecke danach das Bein zum anderen lang auf dem Boden aus. Wiederhole den Bewegungsablauf anschließend auf der anderen Seite.

Schulterdehnung mit Einfädeln

Schiebe im Vierfüßlerstand einen Arm unter dem anderen durch, als würdest du einen Faden einfädeln. Lege die Schulter auf der Matte ab und halte die Position, spüre die Dehnung im Oberkörper.

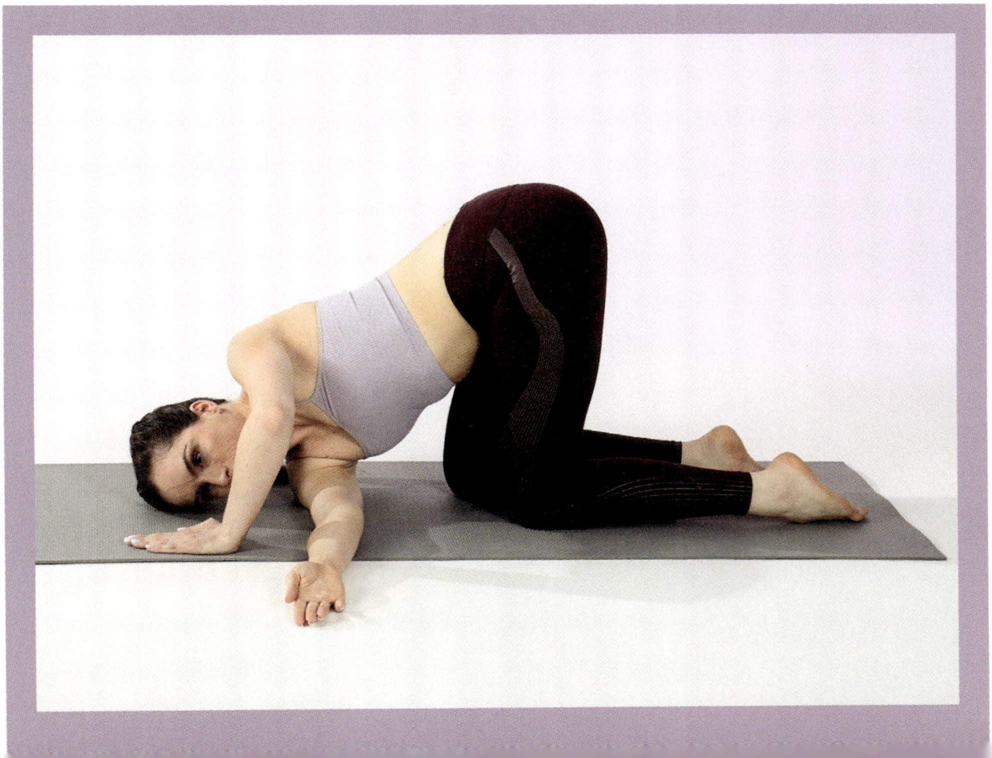

Katze-Kuh

Mobilisiere deine Wirbelsäule intensiv durch die Ausführung dieser wohltuenden Katze-Kuh-Bewegungen.

1. Komm in den Vierfüßlerstand, platziere die Hände direkt unter der Schulter. Runde deinen Rücken langsam und genüsslich, von der Halswirbelsäule bis zum Steißbein. Halte die Position einen Augenblick.
2. Jetzt geht es in die andere Richtung, mache deinen Rücken ganz lang und flach, fast bis in ein leichtes Hohlkreuz.

Hinweis: Gerne kannst du mit deiner Hüfte auch mal ein wenig nach links und rechts schieben, als würdest du mit deinem Körper ein Viereck zeichnen.

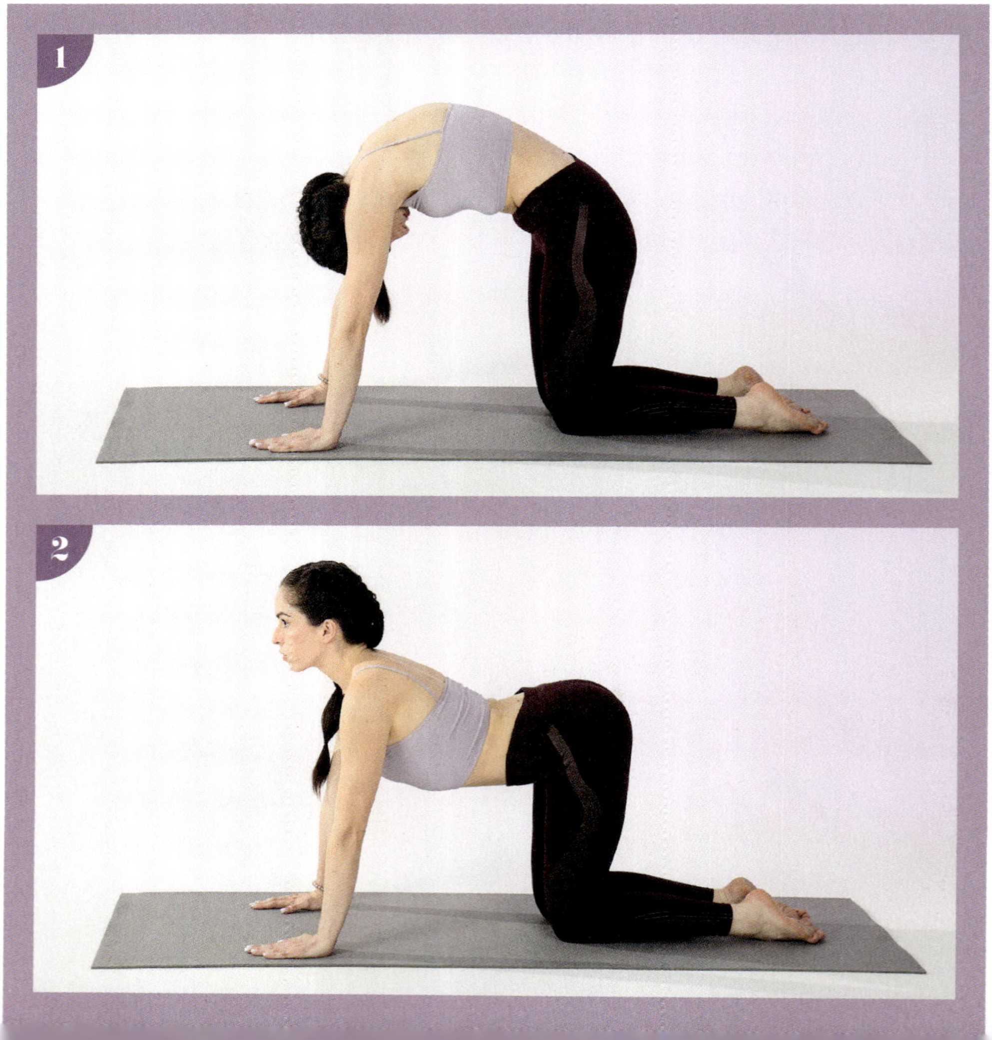

Sexy Walk

Diese Übung eignet sich gut, um die Muskeln kurz aufzulockern.

1. Lege beide Händen etwa auf Hüfthöhe auf den Stuhl oder einen anderen Barre-Ersatz. Stelle die Füße parallel etwa einen Meter entfernt auf, sodass sich der Rücken lang wie eine Tischplatte nach vorn streckt.
2. Beginne, auf der Stelle zu marschieren. Hebe dafür die Fersen im Wechsel vom Boden ab und dehne genüsslich das jeweils andere Bein.

Hinweis: Diese Bewegung ist nicht nur angenehm in den Beinen, sondern entlastet auch den Rücken – das tut nach Stunden am Schreibtisch gut!

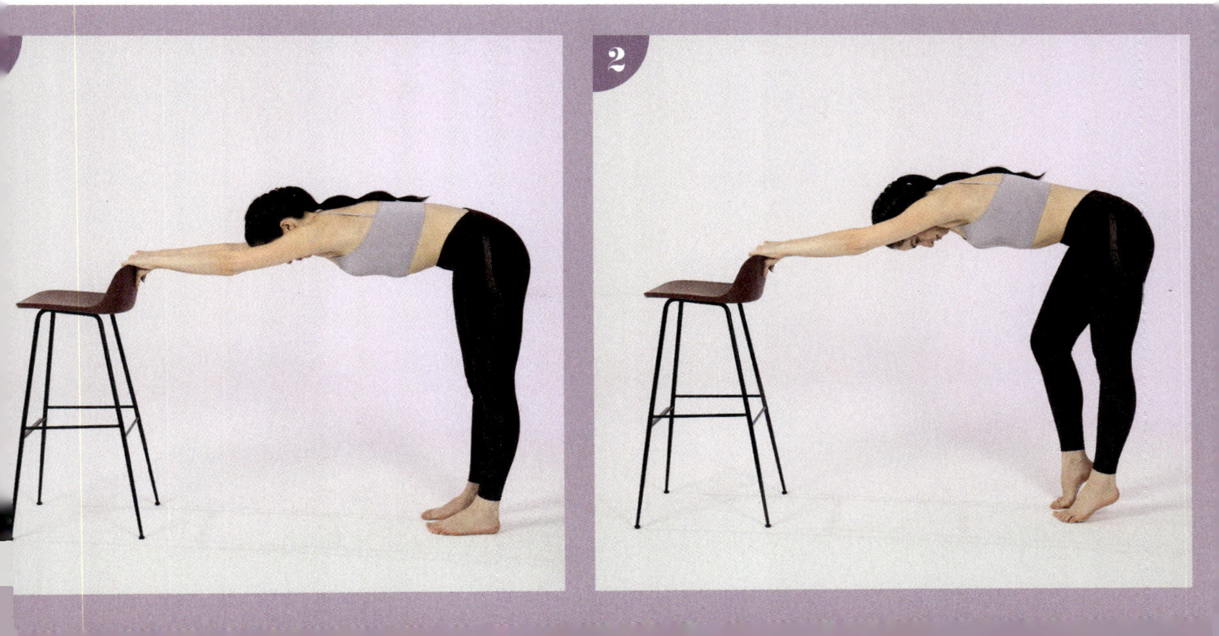

Chest and Back Opener

Diese Übung tut nach einigen Stunden am Schreibtisch oder nach Push-ups richtig gut!

1. Stelle dich mit parallelen Füßen gerade hin und verschränke die Finger hinter dem Rücken ineinander. Du kannst den Kopf in den Nacken fallen lassen und, wenn du magst, die Augen schließen. Der Brustkorb öffnet sich nach vorn.
2. Bewege dich jetzt in die andere Richtung. Lass die Arme fallen und führe sie nach vorn. Führe dort die Hände zusammen und tu so, als würdest du einen Baumstamm umarmen. Der obere Rücken rundet sich leicht.

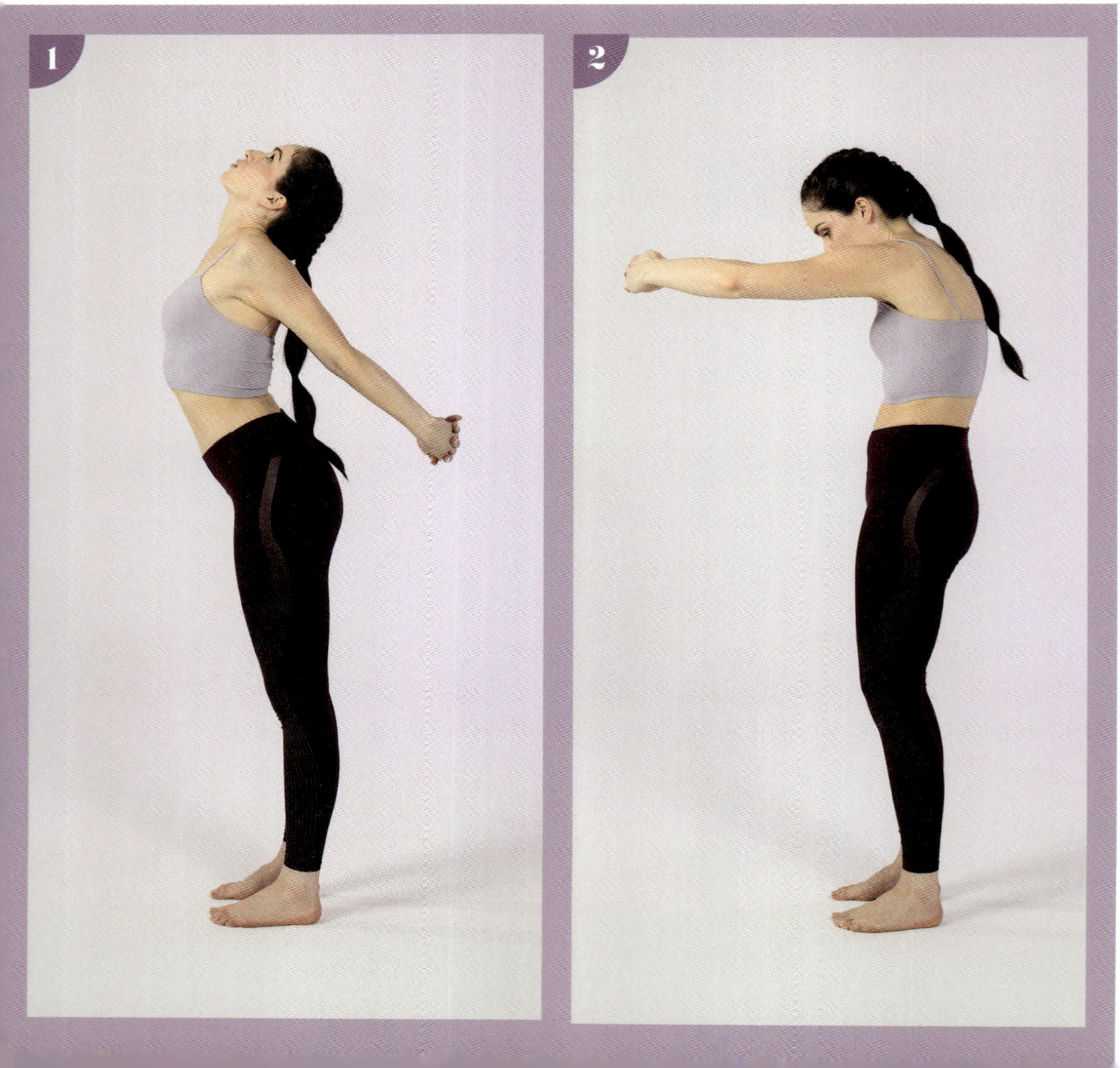

Front Split Stretch

1. Starte in der Lunge-Position. Lege die Hände auf den Stangenersatz, beuge ein Bein um 90 Grad und schiebe das andere weit nach hinten. Strecke das hintere Bein.
2. Strecke das vordere Bein und ziehe die Zehenspitzen des vorderen Fußes zu dir nach oben. Der Rücken wird lang, lehne dich leicht nach vorn. Wechsle dynamisch zwischen Schritt 1 und 2 und dehne so die Beinrückseite des vorderen Beins aktiv. Halte immer mal wieder in der Dehnposition inne.

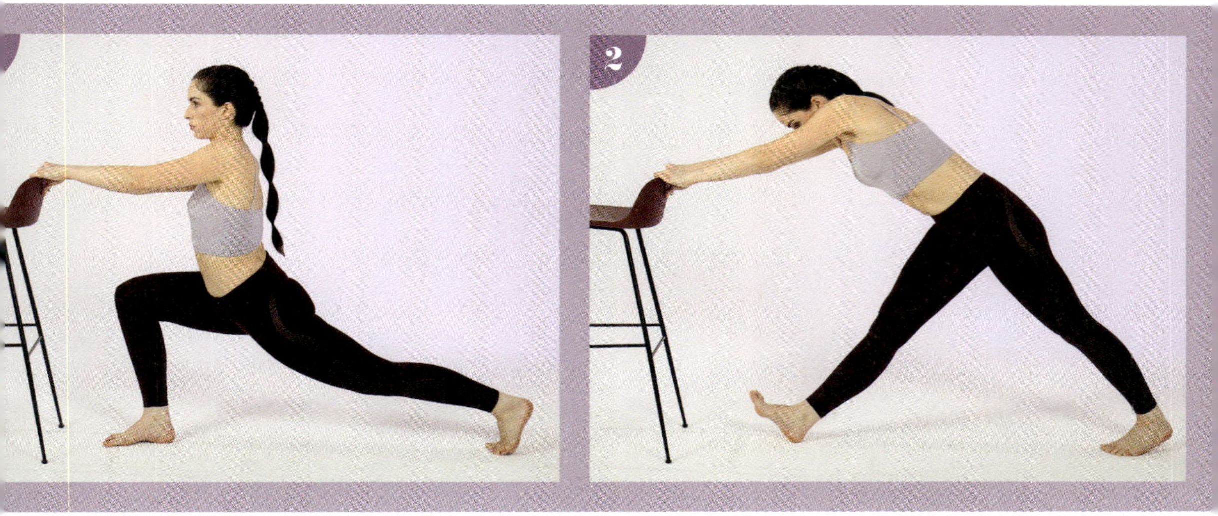

Hinweis: Du kannst in der Lunge-Position auch die Arme von der Stange lösen und nach oben strecken. Senke dich dann noch tiefer in den Lunge. Dann öffnet sich der Brustkorb weit. Lehne dich in dieser Position leicht zurück, so dehnst du den gesamten Oberkörper mit.

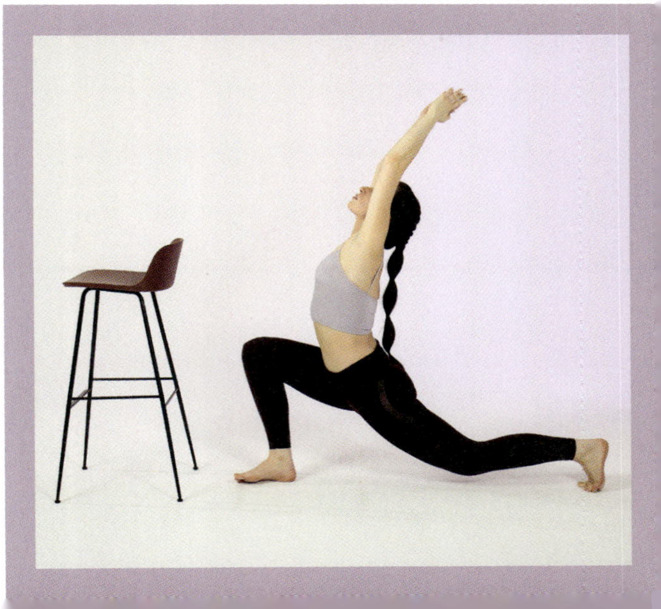

Herabschauender Hund

1. Wir starten in der Plank.
2. Schiebe dein Gesäß nach hinten und oben und strecke Beine und Arme. Achte darauf, dass die Arme in Verlängerung der Wirbelsäule ausgerichtet sind. Der Blick richtet sich auf den Boden und die Zehenspitzen. Hier solltest du eine schöne Dehnung in der gesamten Beinrückseite spüren.
3. Bewege die Fersen im Wechsel Richtung Boden, um die Dehnung in der Beinrückseite zu intensivieren.

Hinweis: Wer noch nicht genug hat, hält die Position des herabschauenden Hunds und läuft dann in kleinen Schritten mit den Füßen an die Hände heran. Mit einem tiefen Atemzug richtest du dich dann Wirbel für Wirbel auf und kommst in einen aufrechten Stand.

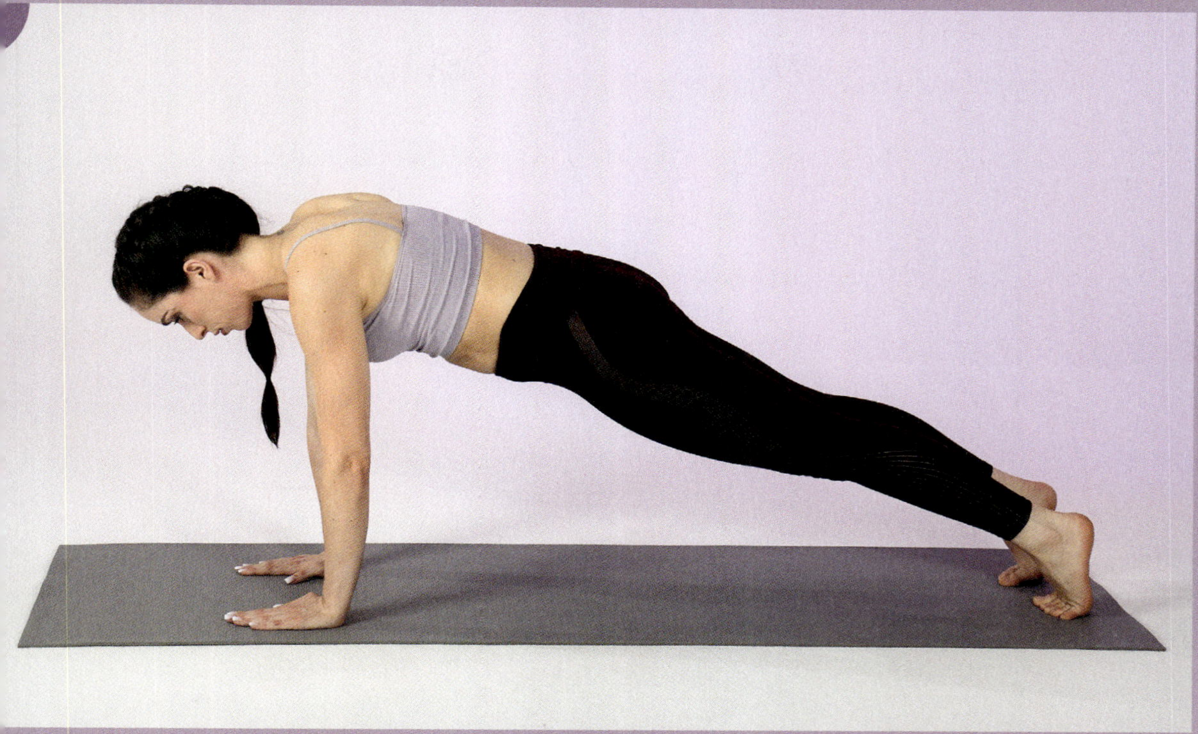

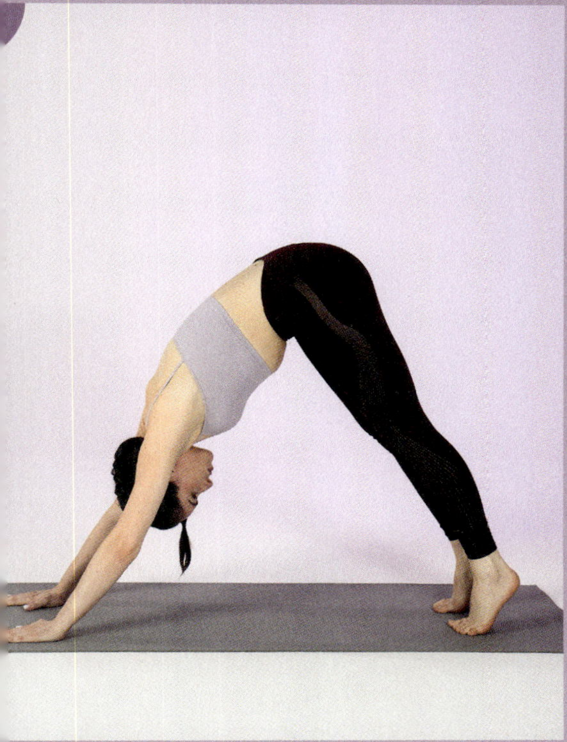

3

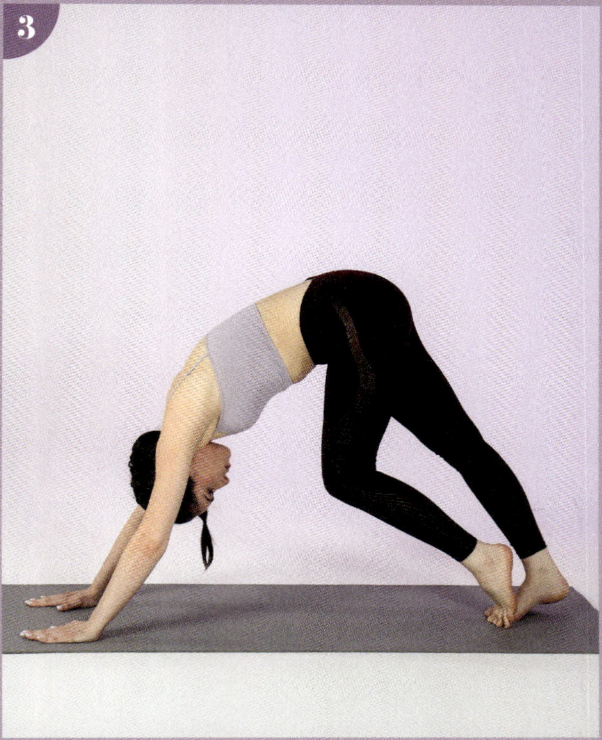

Dehnung von Leiste und Oberschenkelvorderseite im Stehen

Greife im Stand einen Fuß und ziehe ihn zum Gesäß. Dein Standbein ist leicht gebeugt.

Hinweis: Wenn nötig, halte dich dabei irgendwo fest, um dich zu stabilisieren.

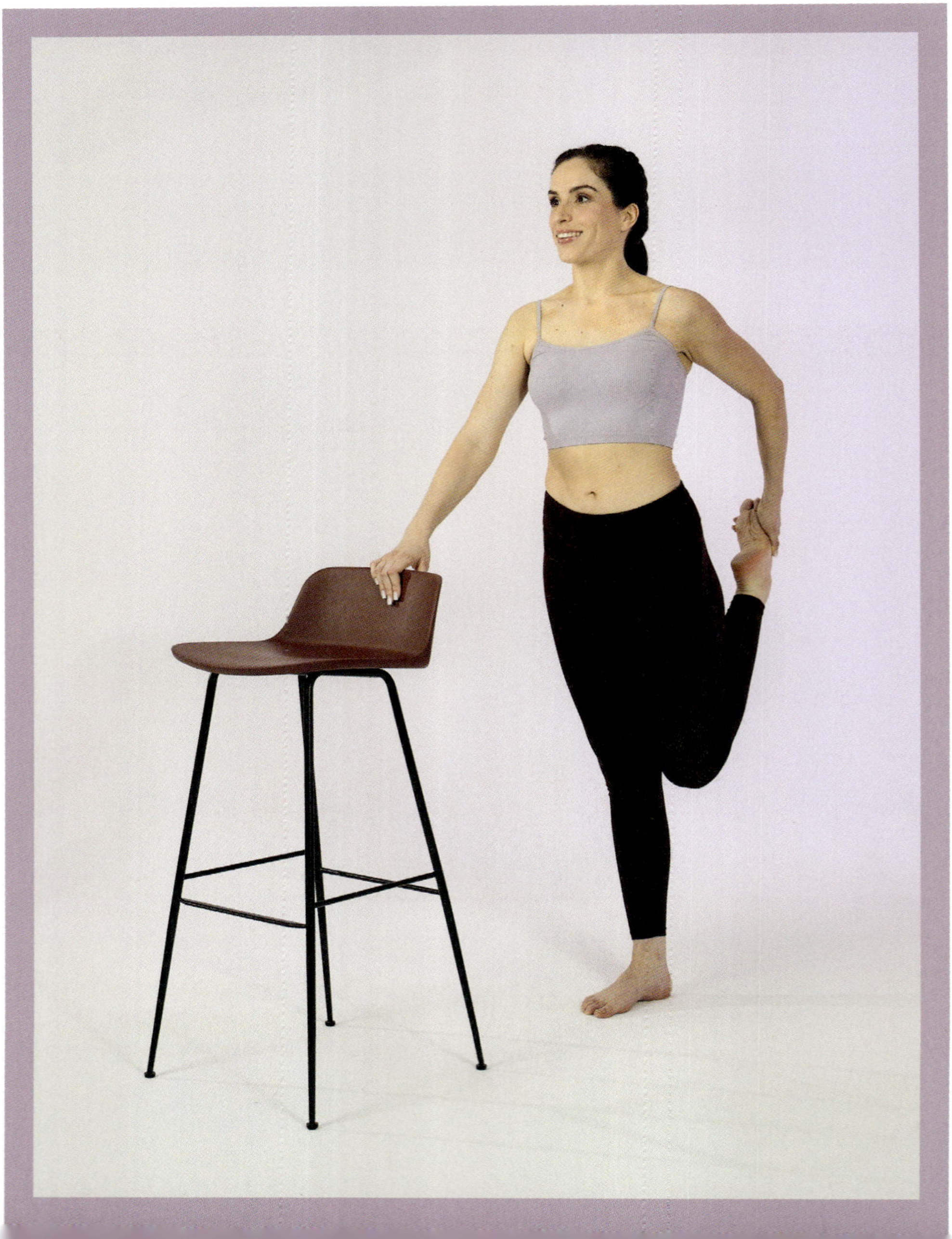

Figure 4

Mit dieser Dehnhaltung erreichst du die Gesäßmuskeln und kannst sie nach Übungen, die diese Muskulatur gezielt kräftigen oder am Ende des Workouts wunderbar wieder in die Länge bringen.

Verlagere im Stehen das Gewicht auf ein Bein und lege den Fuß des freien Beins oberhalb des Standbein-Knies auf dem Oberschenkel ab. Das Knie des Spielbeins zeigt dabei nach außen. Strecke dabei den aufgelegten Fuß. Beuge das Standbein und halte dich gern an einer Stange oder an einer Stuhllehne fest – es geht hier nicht darum, die Balance zu halten. Halte diese Position und genieße die Dehnung.

Hinweise:

- Der Oberkörper bleibt beim Dehnen aufrecht.
- Richte den Blick geradeaus nach vorn.

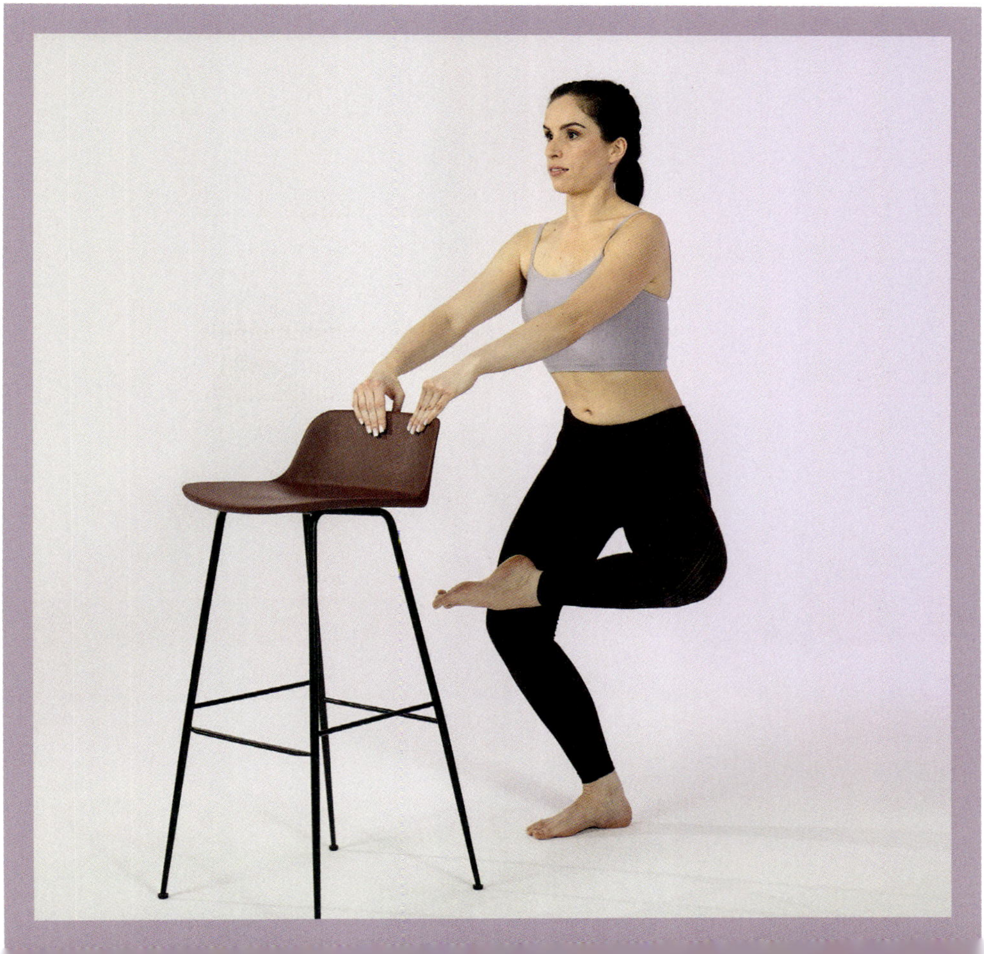

Länge für Beinrückseite und Gesäß

1. Lege dich auf den Rücken, lege die Beine und Arme ab. Führe das rechte Knie zur Brust und umschließe es mit beiden Händen. Greife anschließend in die Kniekehle und strecke das Bein, drücke die Ferse Richtung Decke und pointe die Zehenspitzen. Gewinne Länge in der Beinrückseite.
2. Kreise den Fußknöchel und mobilisiere so auch dieses Gelenk.
3. Stelle das linke Bein auf und lege das rechte Fußgelenk auf das linke Knie, die Zehen ebenfalls gestreckt. Greife in die linke Kniekehle und ziehe das Bein zu dir, um eine Dehnung in der rechten Gesäßhälfte zu erreichen. Die Beine bilden nun eine Vier.

1

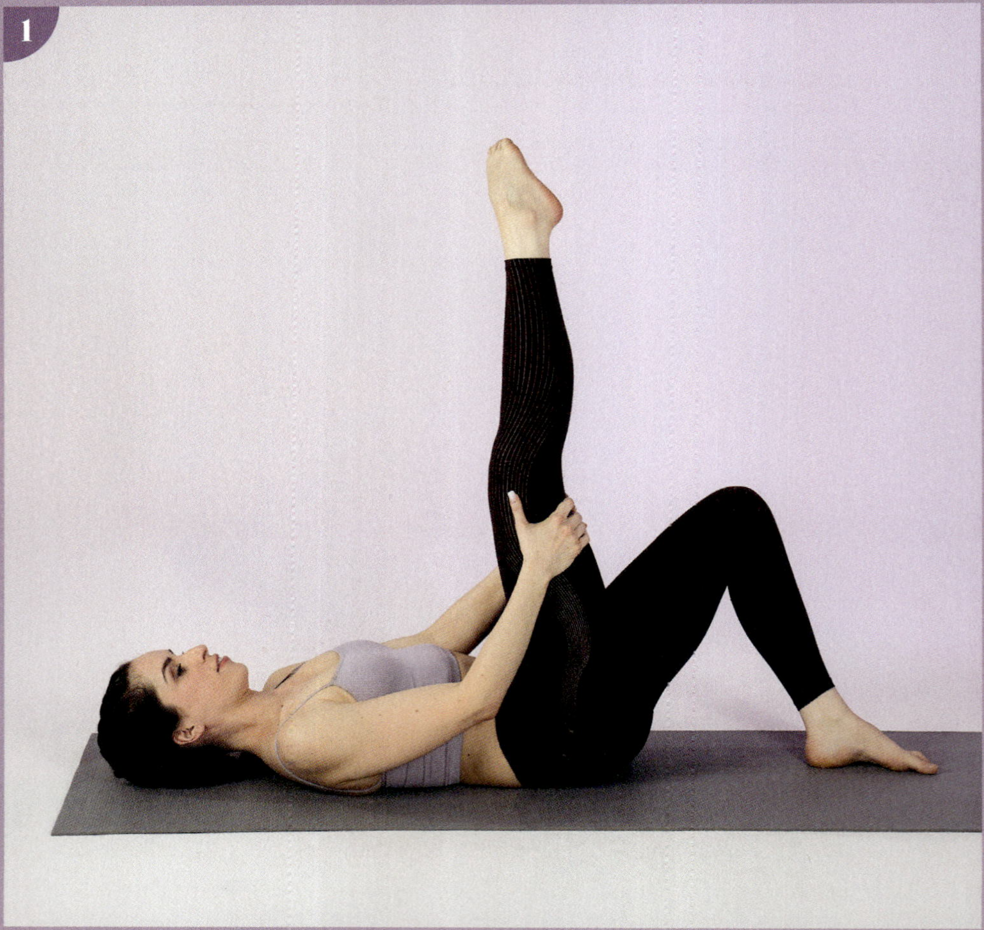

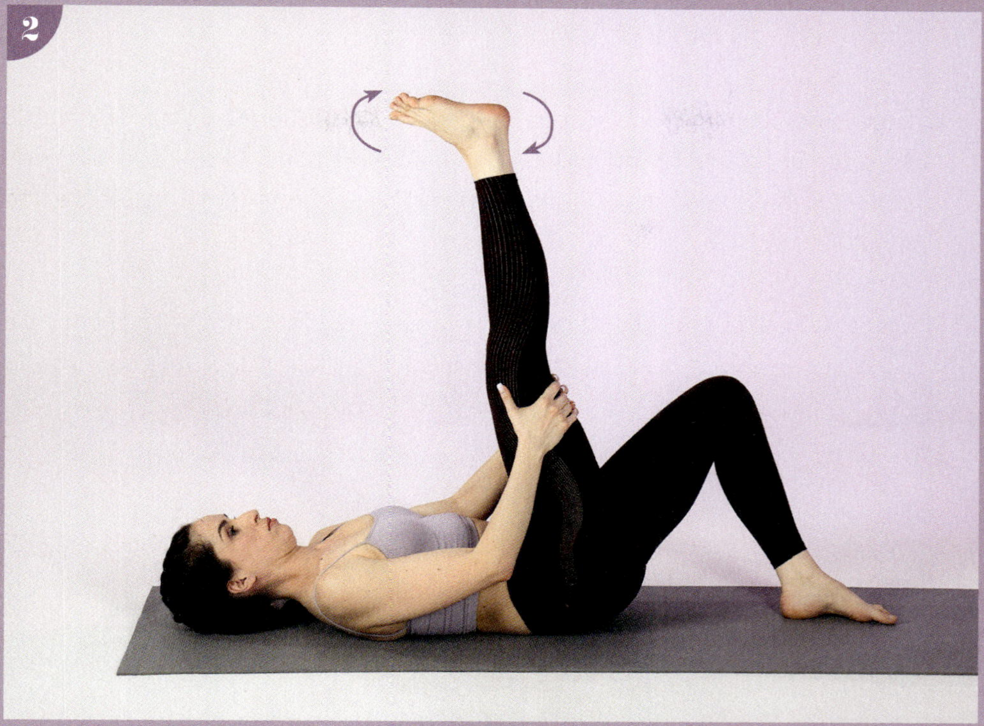
2

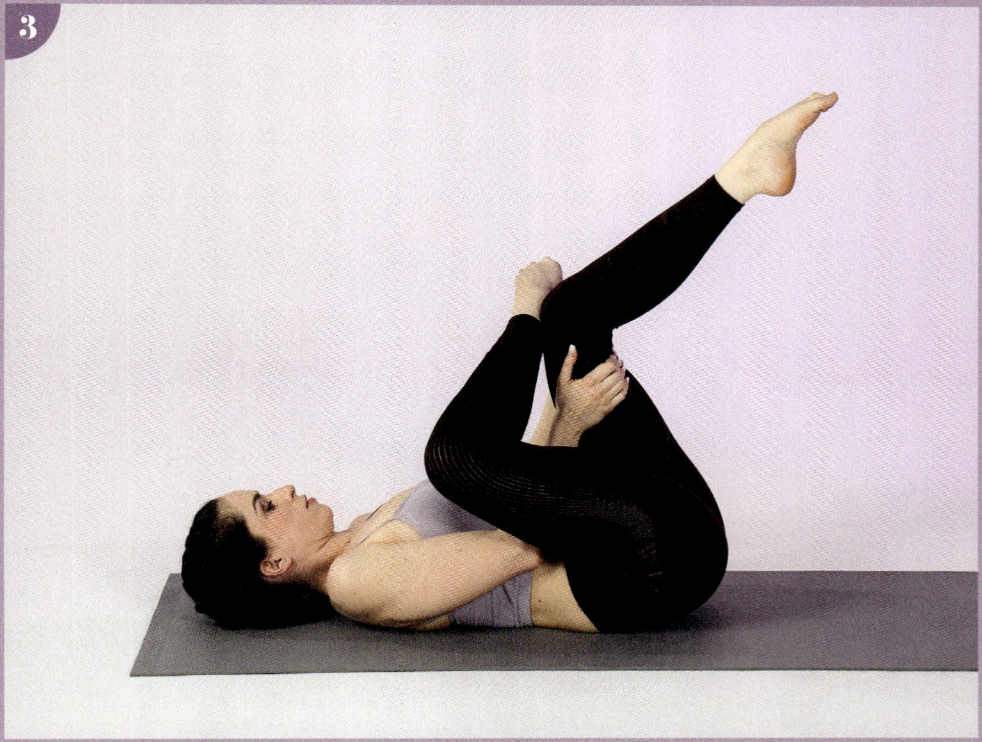
3

Side Split Stretch

1. Beuge ein Bein und setze dich damit weit nach unten, die Ferse bleibt auf dem Boden. Strecke das zweite Bein lang zur Seite aus. Strecke beide Arme über den Kopf und neige dich ein wenig in Richtung Standbein. Je weiter du dich hier zur Seite neigst, desto deutlicher spürst du die Dehnung in der Körperseite.

1

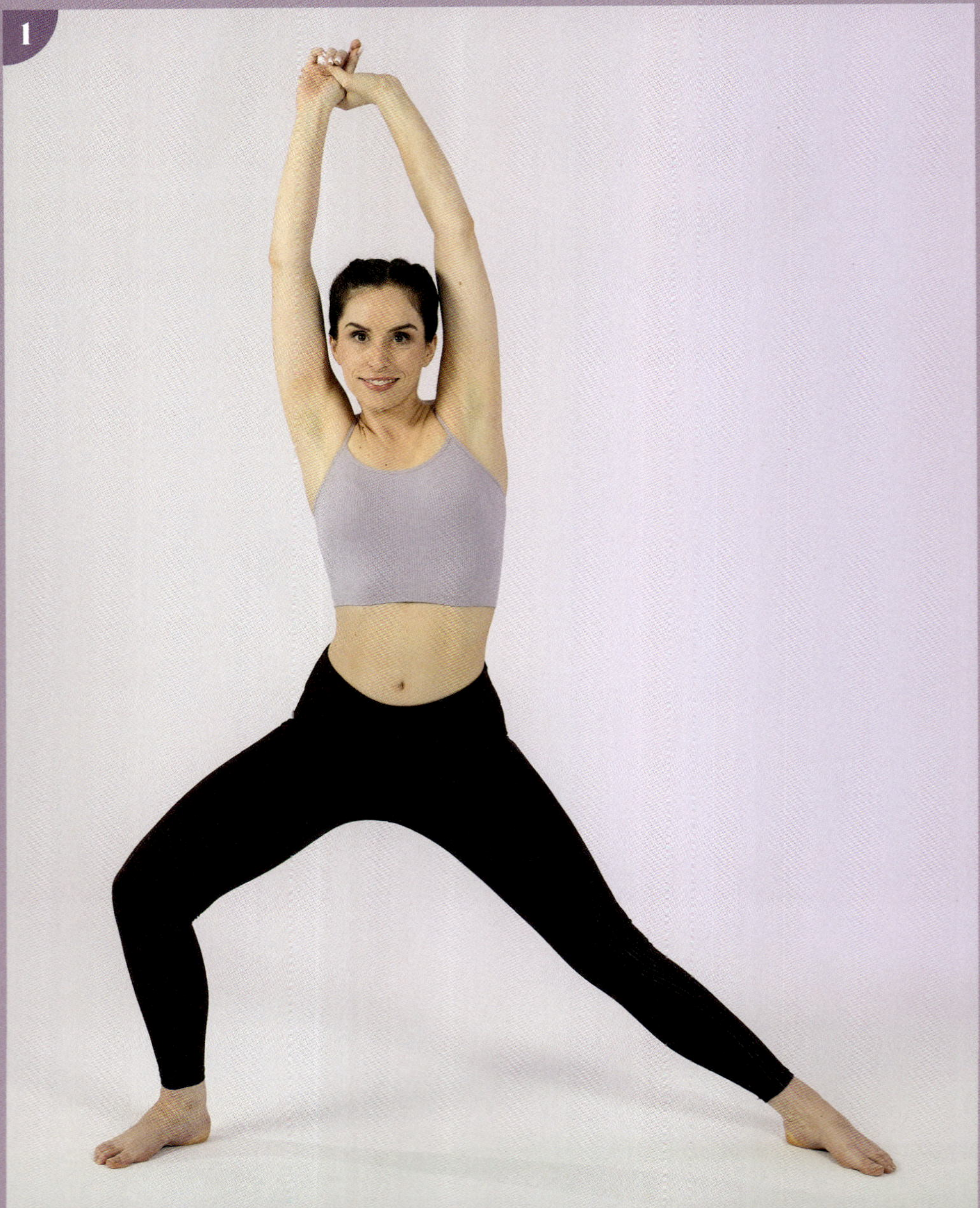

2. Wechsle die Seite. Wenn es mit den Armen über Kopf zu viel ist und/oder du Schwierigkeiten mit dem Gleichgewicht bekommst, stütze die Hände auf die Hüfte. Wechsle dynamisch zwischen beiden Seiten und halte auf jeder Seite immer kurz an, um die Dehnung zu intensivieren.

Hinweis: Für diese Übung brauchst du nicht unbedingt einen Stangenersatz. Er kann aber helfen, um die Dehnung zu vertiefen, ohne das Gleichgewicht zu verlieren.

2

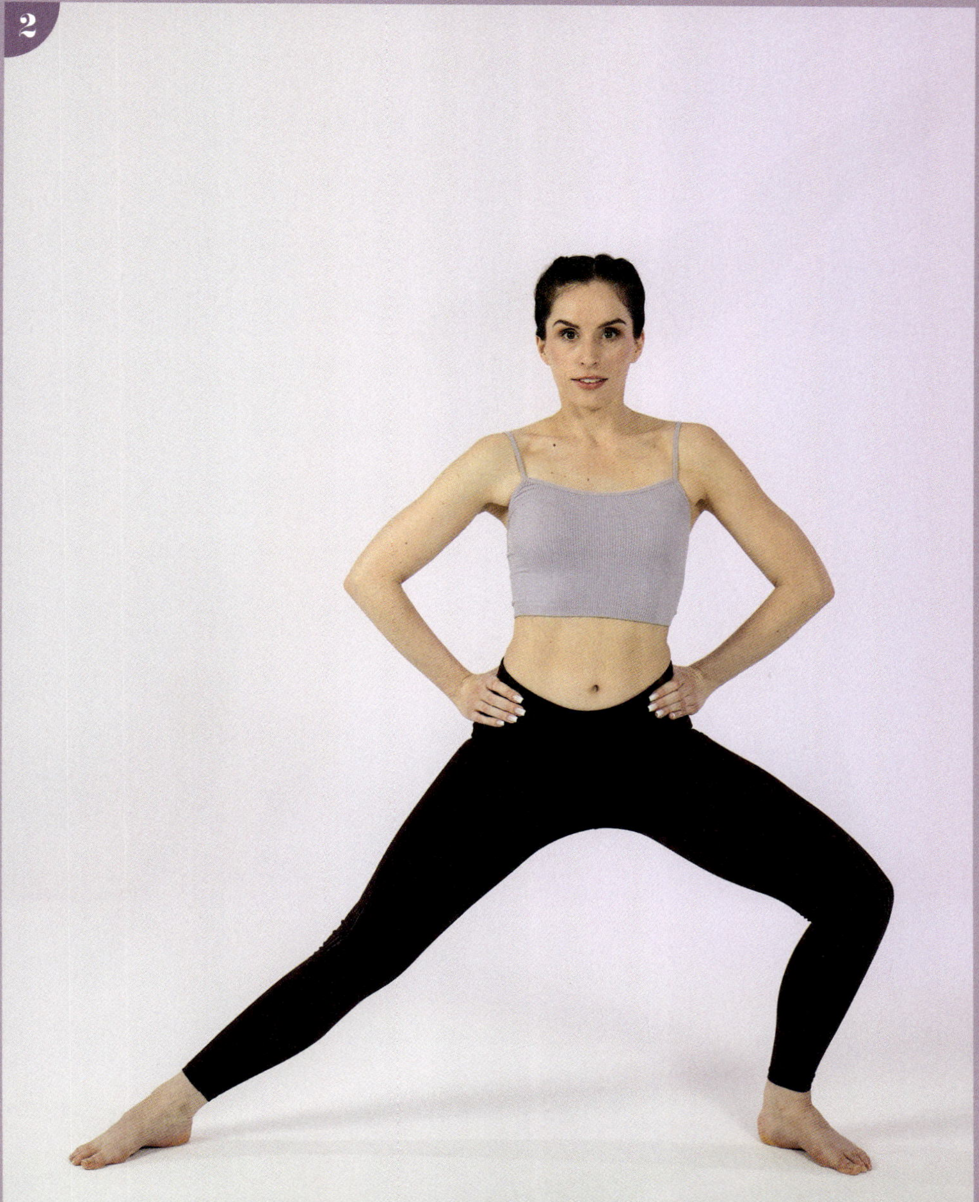

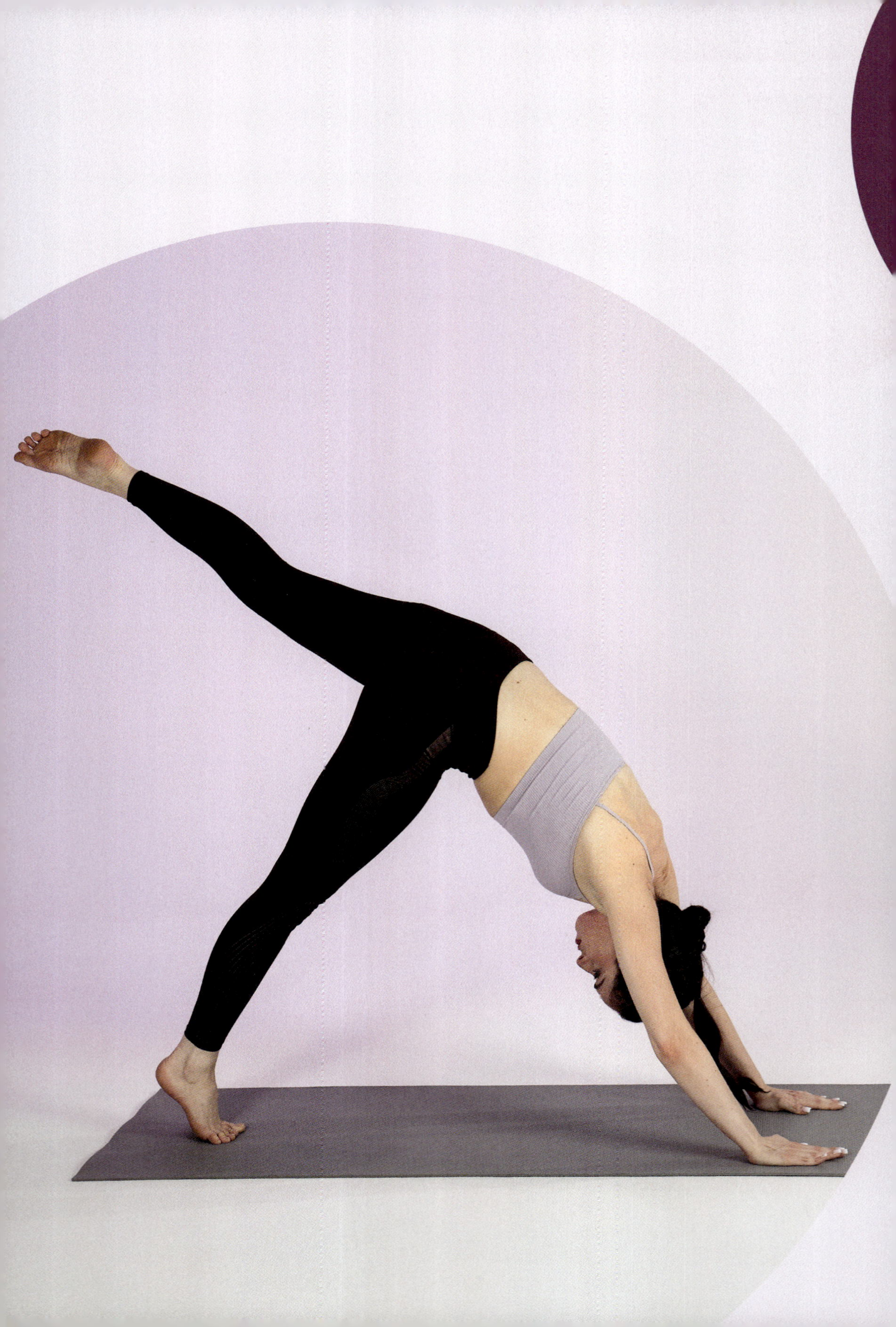

3

Barre WORK-OUTS

Jetzt wird trainiert

Wie du siehst, ist Barre sehr vielseitig. Daher lassen sich die Übungen zu unterschiedlichen Workout-Sequenzen kombinieren, sodass du das beste Training für dein Ziel und auch deine Tagesform auswählen kannst. Dieses Workout-Set wurde entwickelt, um dir ein abwechslungsreiches, effektives und motivierendes Trainingserlebnis zu bieten – ganz gleich, ob du nach einem schnellen Energie-Boost suchst oder gezielt an Kraft, Ausdauer oder Beweglichkeit arbeiten möchtest.

Was dich im Workout-Teil erwartet

In diesen zehn Einheiten erwarten dich abwechslungsreiche Sequenzen, inspiriert vom klassischen Ballett, kombiniert mit Elementen aus Pilates und funktionellem Training. Jede Session setzt einen anderen Fokus – sei es auf bestimmte Muskelgruppen wie Beine, Core oder Arme, oder auf Trainingsziele wie Muskelkraft, Mobilität, Ausdauer oder Körperhaltung.

Neben der körperlichen Herausforderung ist es mir wichtig, auch die mentale Ebene zu stärken: Barre ist nicht nur Training für den Körper, sondern auch eine Einladung, dich mit deinem Atem, deinem Fokus und deiner inneren Haltung zu verbinden. Die kontrollierten, präzisen Bewegungen fördern Achtsamkeit, Konzentration und ein tieferes Körperbewusstsein – und genau darin liegt die besondere Wirkung dieses Trainings.

Du findest in diesem Set Workouts mit unterschiedlicher Dauer – kurze, intensive Einheiten für zwischendurch genauso wie längere Sessions, die dir Raum geben, tiefer einzutauchen. Je nachdem, wie viel Zeit du hast oder wonach du dich gerade fühlst, kannst du flexibel wählen. Es ist auf jeden Fall empfehlenswert, sich passende Musik zum Training zu suchen. Entweder lässt du einfach eine Playlist deiner Wahl mitlaufen oder du erstellst dir extra eine für das jeweilige Workout: ruhige Musik für Warm-up und Cool-down und motivierende Beats für den Hauptteil.

Wie oft du trainieren solltest

Wenn du gerade erst beginnst, empfehle ich dir, mit zwei bis drei Einheiten pro Woche zu starten. So gibst du deinem Körper Zeit, sich an die Bewegungen zu gewöhnen. Fortgeschrittene können die Workouts natürlich häufiger in ihr Sportprogramm integrieren – ob als tägliche Routine, als Ergänzung zu anderen Trainingsformen oder als wohltuenden Ausgleich. Höre dabei immer auf deinen Körper: Bewegung soll dich stärken, nicht auslaugen. Du kannst die Workouts einzeln machen oder miteinander kombinieren – zum Beispiel eine kürzere Core-Einheit mit einem Bein-Fokus-Workout oder ein kraftvolles Arm-Workout mit einem Stretch zum Abschluss. Egal, wie du trainierst: Nimm dir diesen Zeitraum bewusst für dich. Komm in deinem Körper an. Atme tief. Spüre deine Kraft. Und vor allem – hab Freude an der Bewegung. Sport sollte sich nicht nach Zwang und Mittel zum Zweck anfühlen, denn dann hat man langfristig vermutlich Probleme, sich zu motivieren.

Wie du dich zum Workout motivieren kannst

An manchen Tagen kann es richtig schwer sein, sich zum Sport aufzuraffen. Der Arbeitstag war lang, die Couch ist eh viel bequemer, es regnet draußen und der Weg zum Studio ist weit. Die folgenden Tipps sollen es dir leichter machen, eine funktionierende Sportroutine aufzubauen:

- Suche dir einen Trainingspartner – gemeinsam fällt das Training oft leichter und macht mehr Spaß. Ein Workout-Buddy sorgt für mehr Verbindlichkeit und Motivation, egal ob im Studio oder zu Hause. Die Workouts in diesem Buch lassen sich durch kleine Anpassungen an verschiedene Fitnesslevel anpassen. So können auch Menschen mit verschiedenen Fitnesslevels dasselbe Workout gemeinsam durchziehen! In vielen Studios gibt es sogar eine aktive Community, die sich gegenseitig im Workout unterstützt und nach dem Training noch Zeit miteinander verbringt. Motivierende Trainer*innen sind natürlich ebenfalls ein echter Bonus!
- Gib dem Training Priorität und plane es fest in deinen Alltag ein. Wenn dein Workout wie ein wichtiger Termin im Kalender eingetragen ist, also genauso wie ein Arbeitsmeeting oder ein Arzttermin, bekommt es einen offizielleren Charakter. So kannst du dir selbst Verbindlichkeit zusichern und es wird

schwieriger, eine Ausrede zu suchen und abzusagen. Auch eine Mitgliedschaft im Studio oder die Teilnahme an einer Challenge helfen, dranzubleiben.

- Setze dir realistische und messbare Zwischenziele, zum Beispiel »dreimal pro Woche 30 Minuten trainieren« oder »zwei Minuten in der Plank bleiben«. Solche Ziele helfen, motiviert zu bleiben und Fortschritte zu sehen. Das Ziel von einer guten Sportroutine ist ein gesundes, fittes Ich. Wer einmal in eine Sportroutine gefunden hat, wird so schnell nicht mehr aufhören!
- Sorge für Abwechslung. Nichts ist so unmotivierend wie langweilige Workouts. Verschiedene Sportarten und Übungen machen das Training spannender und helfen, langfristig motiviert zu bleiben. Aus »Ich muss zum Sport« wird so »Ich gönne mir Me-Time beim Barre-Workout«. Alles ist Kopfsache!
- Belohne dich nach einem Training. Die Glückshormone, die beim Sport ausgeschüttet werden, sind für viele Menschen schon Belohnung genug. Gerade am Anfang kann es trotzdem schön sein, sich nach einem Workout oder nach einer Woche mit funktionierender Sportroutine mit einem leckeren Essen oder einem neuen, schönen Sportshirt zu belohnen.

Wie du Barre-Übungen gut in den Alltag integrieren kannst

Ein Weg, um langfristig mehr Motivation für Sport aufzubringen, ist es, die Übungen in den Alltag zu integrieren. Eingefleischte Barre-Fans machen das oft schon ganz automatisch und denken beim Warten an der Ampel an »Schultern zurück, Brust raus, Wirbelsäule aufrecht«. Wenn du gerade erst mit Barre startest und es zur Routine machen willst oder du vielleicht an vollen Tagen keine Zeit für ein richtiges Workout findest, aber trotzdem etwas trainieren möchtest, kannst du einige Barre-Elemente ganz leicht in deinen Tagesablauf integrieren.

- **Bridging beim Fernsehen:** Abends läuft die Lieblingsserie, der Tag war lang. Schnappe dir deine Yogamatte und nutze die Werbepause für zwei Minuten Bridging (siehe Seite 85). Lege dich auf den Rücken, stelle die Füße auf und schiebe die Hüfte nach oben. Senke und hebe dein Gesäß im Wechsel – lege mental den Fokus auf die rückwärtige Muskelkette, also auf die Oberschenkelrückseite und die Gesäßmuskeln.

- **Anspannen beim In-der-Schlange-stehen:** Irgendwo warten tun wir alle regelmäßig, sei es an der Ampel, im Supermarkt an der Kasse, an der Haltestelle von Bus und Bahn. Nutze diese Wartezeiten zukünftig, um dich ganz bewusst aufzurichten, lang zu machen und alle Muskeln einige Sekunden anzuspannen, um sie dann wieder loszulassen.
- **Stehende Tätigkeiten zu Hause:** Stehende Tätigkeiten zu Hause eignen sich gut, um kleine Übungen einzubauen. Beim Zähneputzen oder Kochen kannst du zum Beispiel immer wieder ins Relevé gehen, also die Fersen heben und senken – das stärkt Waden, Oberschenkel und Gesäß. Oder halte dich am Waschbecken oder Tisch fest und hebe ein gestrecktes Bein langsam zur Seite, dann wieder absetzen und die Seite wechseln. So trainierst du Hüfte, Gesäß und die Außenseiten der Oberschenkel.
- **Halteübungen im Sitzen:** Auch im Sitzen – am Schreibtisch oder im Auto – kannst du deine Muskeln aktivieren. Zieh den Bauchnabel zur Wirbelsäule und stell dir vor, du bringst die Rippenbögen zusammen, um die Körpermitte zu stärken. Halte die Spannung kurz und löse sie wieder. Das Gleiche funktioniert mit den Gesäßmuskeln: kurz anspannen, halten, dann wieder entspannen.

Barre ist ein Sport, der von vielen Wiederholungen und einem hohen Körperbewusstsein lebt. Fokussiere dich bei der Übungsausführung stark auf die Muskelgruppe, die du ansteuern willst. So siehst du auch dann Effekte, wenn du nur zehn Minuten pro Tag trainierst. Noch schöner wäre es aber natürlich, wenn du dir an einigen Tagen pro Woche bewusst Zeit für ein Workout nähmst.

Die 11 Workouts

Jetzt geht es ans Eingemachte! Elf Workouts, elfmal Power. Die Workouts unterscheiden sich in Länge und Fokus. Jedes Workout ist grundsätzlich für jedes Fitnesslevel geeignet, da sich die Intensität und das Level gut anpassen lassen. Du brauchst wenig Equipment – Yogamatte und Stangenersatz in Form von Stuhl oder Küchentresen reichen bei den meisten Workouts völlig aus. Ein Pilatesball, Hanteln und Gewichtsmanschetten lassen sich super integrieren, um das Workout intensiver zu gestalten. Viel Spaß!

Workout 1

No time, no problem

15 Minuten Ganzkörper-Barre

Dauer: 15 Minuten

Equipment: Fitness- oder Yogamatte, Stange, Stuhl oder Küchentresen

Jeder kennt diese Situation: Manchmal bleibt im stressigen Alltag nicht viel Zeit für Sport. Trotzdem: Ein kurzes Workout ist besser als gar kein Workout. Es gibt einige Studien, die zeigen, dass auch kurze knackige Workouts von 10 bis 15 Minuten Dauer nachweisbar positive Effekte auf die körperliche und mentale Gesundheit haben. Die erhöhte Herzfrequenz führt zu einer verbesserten Durchblutung und der Stoffwechsel wird angeregt. Außerdem führt die Glückshormonausschüttung zu einer besseren Stimmung. Also, Schluss mit den Ausreden, den Timer auf 15 Minuten gestellt und los!

Für dieses knackige 15-minütige Barre-Workout brauchst du lediglich einen Stuhl oder Küchentresen und eine Fitnessmatte. Ziel ist die Stärkung des gesamten Körpers – und ganz nebenbei hellt sich auch deine Stimmung auf!

Warm-up

Wir starten im Stehen auf der Matte in der zweiten Position.

Kopfkreise

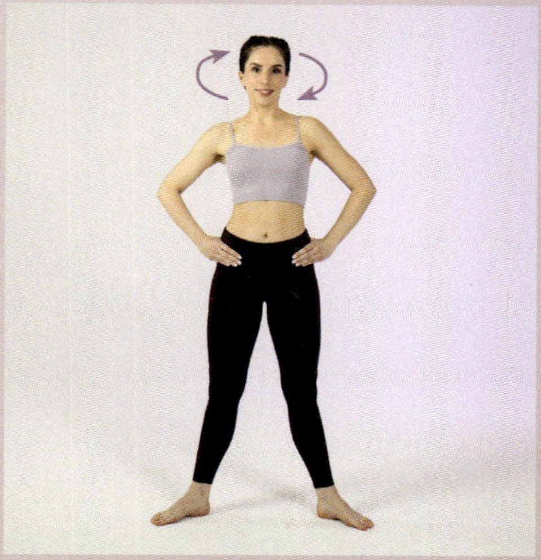

5 Wiederholungen in jede Richtung

Schulter-Warm-up

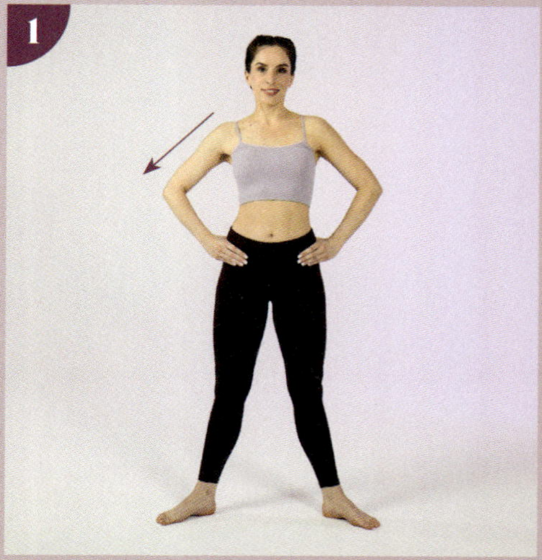

8 Wiederholungen pro Seite für das Seitneigen

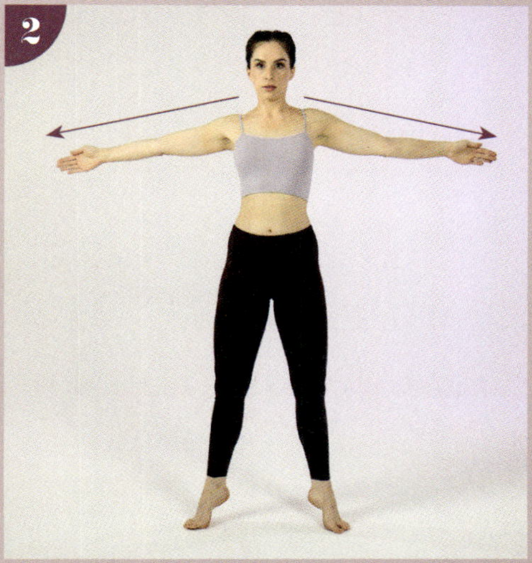

8 Wiederholungen pro Seite Seitziehen

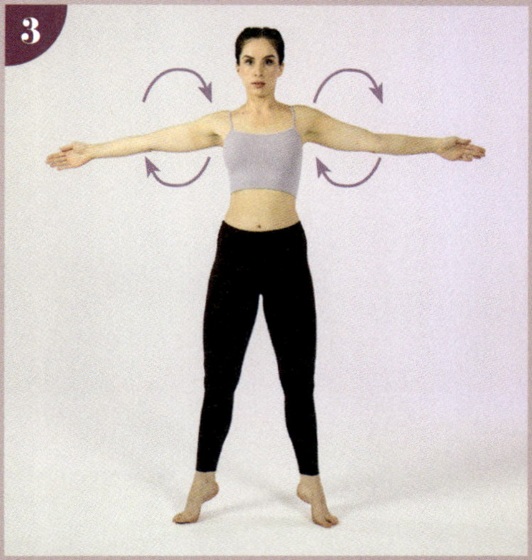

8 Wiederholungen pro Richtung Schulterkreise

Pliés in der zweiten Position

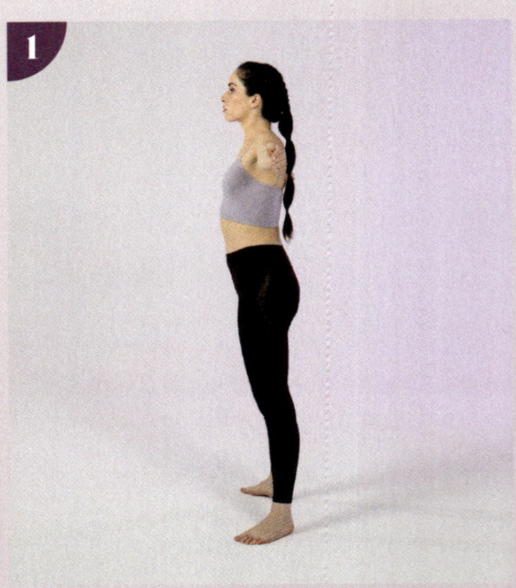

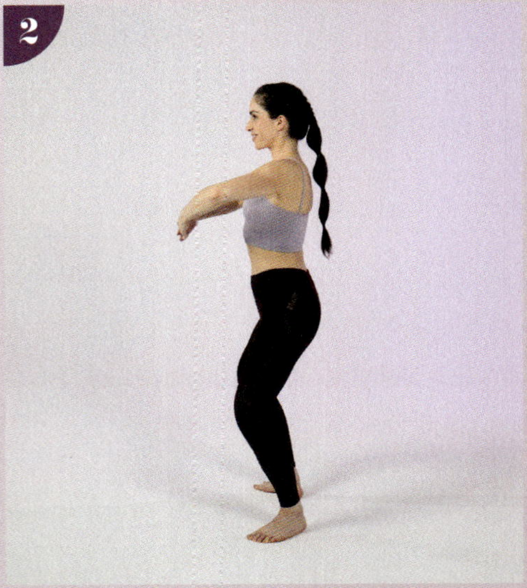

5 Wiederholungen in der zweiten Position, kleiner Bewegungsumfang, Arme zur Seite; dann 15 Wiederholungen tiefe Pliés, Arme nach vorn

Relevé im Plié zweite Position

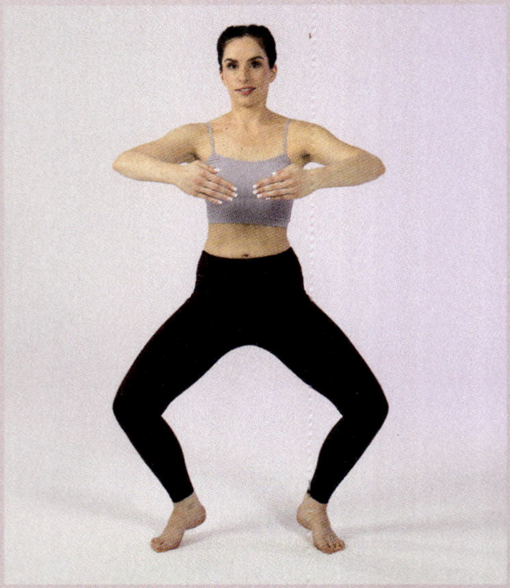

10 Wiederholungen, danach 30 Sekunden Pulses, 30 Sekunden halten

Hauptteil

Dein Körper wurde im intensiven Warm-up schon gut gefordert. Jetzt geht es an die Stange beziehungsweise an deinen Stangenersatz.

Pliés in der ersten Position

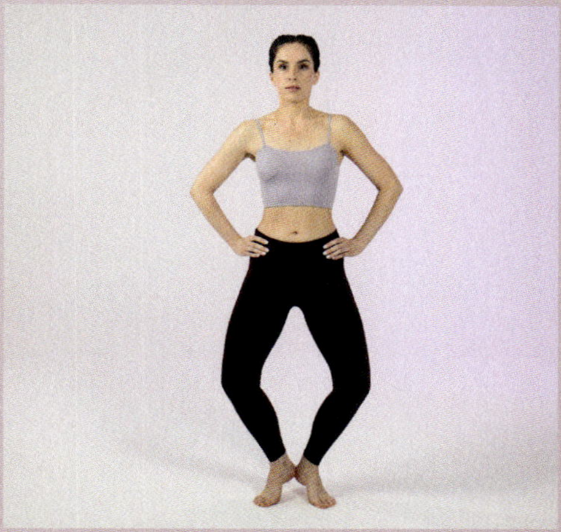

10 Wiederholungen Pliés, dann
10 tiefe Wiederholungen, 30 Sekunden
Pulses, 30 Sekunden halten

Step-out

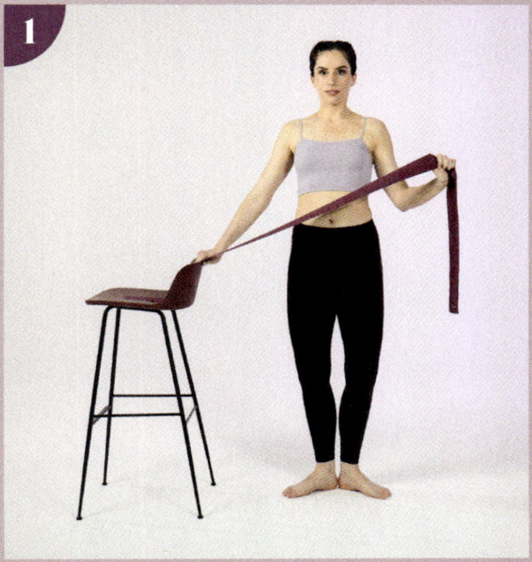

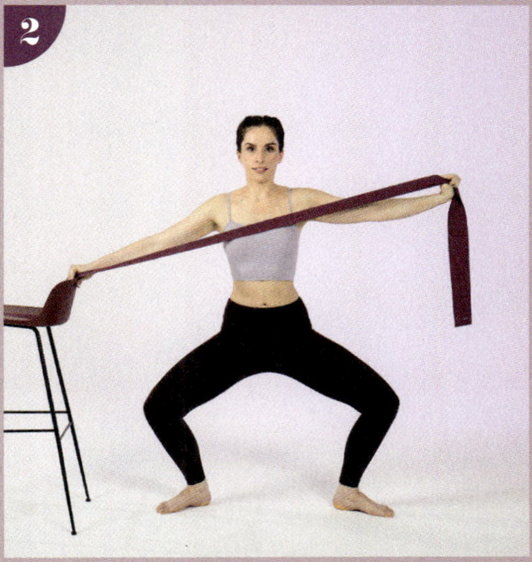

20 Wiederholungen pro Seite. Danach in der zweiten Position 30 Sekunden Pulses. Anschließend 30 Sekunden Halten in der tiefen Position. Dann ist die andere Seite dran.

Leg Lift an der Stange

1
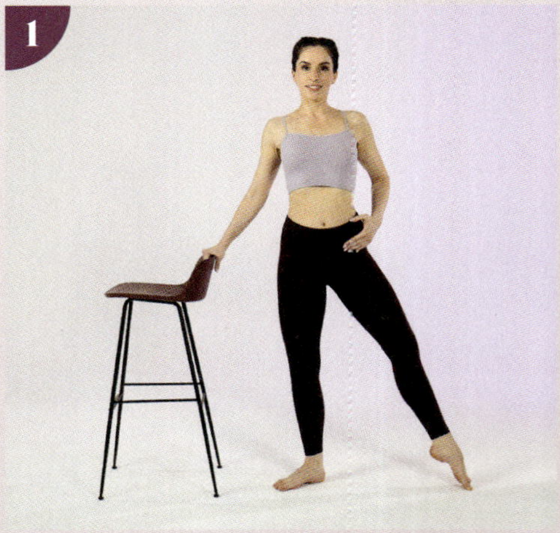

2
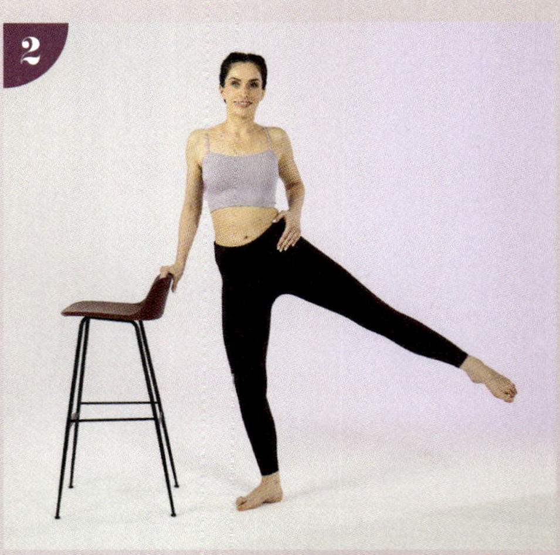

20 Wiederholungen pro Seite. Danach das Bein oben halten und 30 Sekunden Pulses. Anschließend 30 Sekunden Halten am höchsten Punkt. Wiederhole diese Schritte auf der anderen Seite.

Figure 4

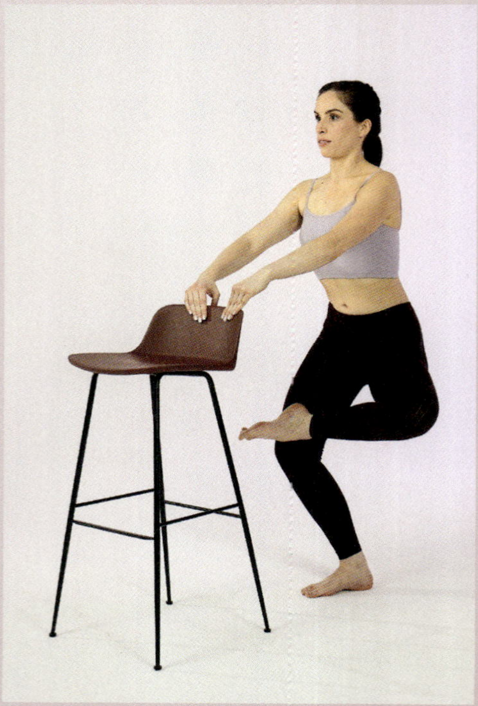

Dehne dich abschließend im Viererzeichen für 30 bis 60 Sekunden auf beiden Seiten.

Plank

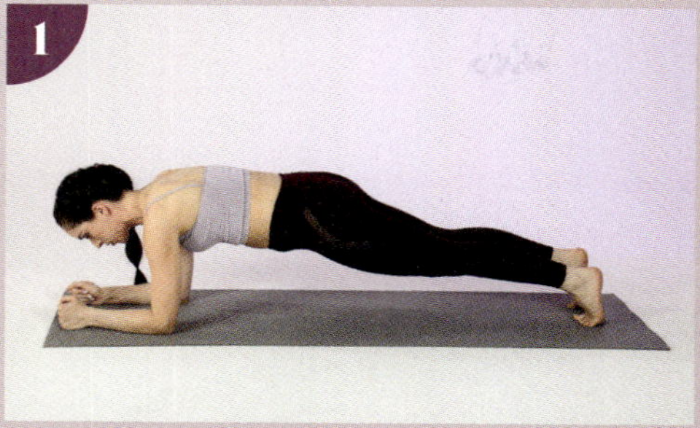

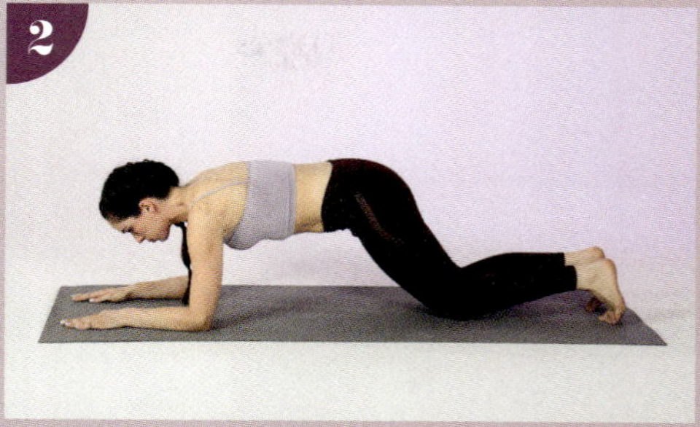

Komm auf die Matte in die Plank-Position für eine Minute. Die zweite Minute kannst du die Plank auf den Knien durchführen. Wichtig ist, dass der Oberkörper trotzdem auf Spannung bleibt und die Beine in der Schräge sind und nicht ganz gerade unter dir stehen (dann wärst du im Vierfüßlerstand).

Achtung: Wenn du noch genug Power hast, bleib gerne in der Plank mit ausgestreckten Beinen. Sollte dir vor dem Ablaufen der ersten Minute die Kraft ausgehen, setze einfach vorsichtig die Knie ab und halte die Spannung in deiner Körpermitte.

Cool-down

Du hast es geschafft, das war quick and effective! Jetzt wollen wir noch kurz zur Ruhe kommen und uns dehnen.

Länge für Beinrückseite und Gesäß

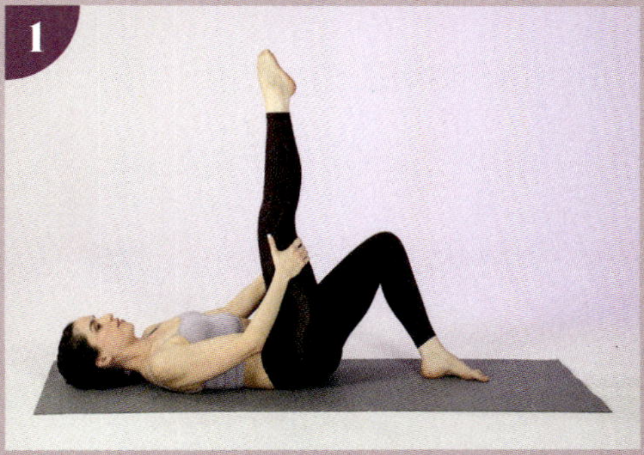

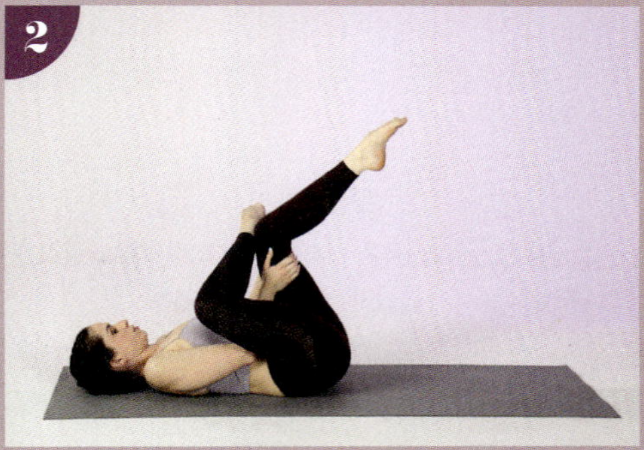

2 Minuten Dehnen pro Seite. Bleibe zum Abschluss entspannt auf dem Rücken liegen und atme ruhig.

Workout 2

Best Booty Ever

Barre für das Gesäß

Dauer: 20 Minuten

Equipment: Fitness- oder Yogamatte, Stuhl mit Lehne, Widerstandsband (optional)

Das »B« in »Barre« darfst du gern mit booty, dem englischen Wort für »Hintern«, assoziieren – und um den wollen wir uns gemeinsam in einem kurzen, aber effektiven Workout kümmern. Ziel ist, dass du die Gesäßmuskulatur in 20 Minuten effektiv stärkst und formst.

Wir verbringen heutzutage viel Zeit im Sitzen, sei es am Schreibtisch im Büro oder auch zu Hause, vor dem Fernseher oder Laptop, was oftmals zu Beschwerden im unteren Rücken führen kann. Auch eine verkürzte Beinrückseite und damit eine eingeschränkte Beweglichkeit gehen häufig damit einher. Ein starkes Gesäß kann helfen, diesen Beschwerden vorzubeugen. Das folgende Workout lässt sich gut in den Alltag integrieren und kann teilweise auch direkt am Arbeitsplatz zu Hause oder im Büro ausgeführt werden. Du trainierst im Stehen und auf dem Boden, eine Fitnessmatte macht die Übungen am Boden komfortabler.

Warm-up

Wir starten in einem hüftbreiten Stand. Die Knie sind dabei leicht gebeugt und der Oberkörper in einer aufrechten Position.

Hüftkreise

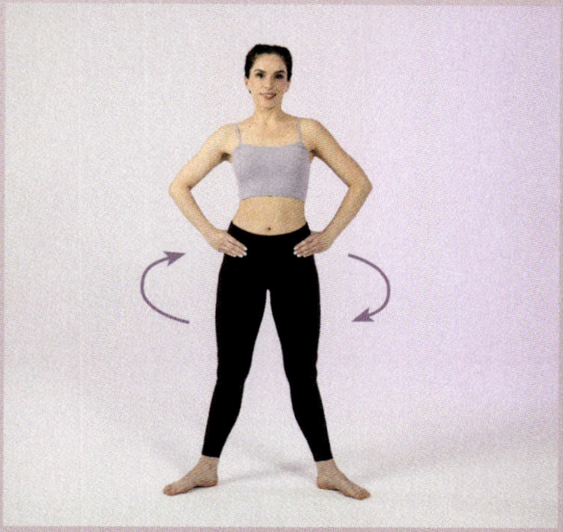

10 bis 15 Wiederholungen pro Richtung

Bein schwingen

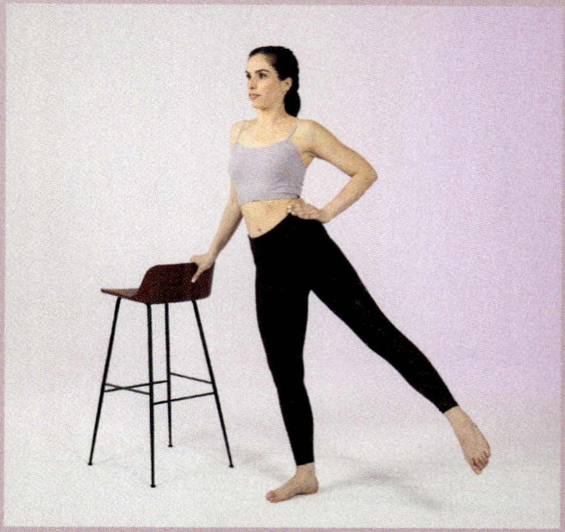

20 Wiederholungen pro Seite sowie nach links und rechts

Lunge

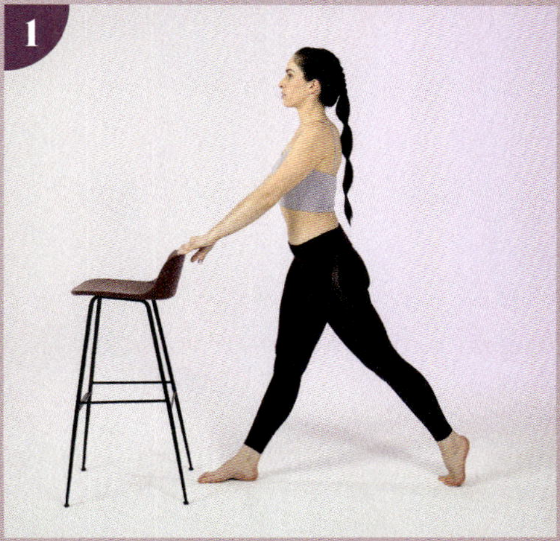

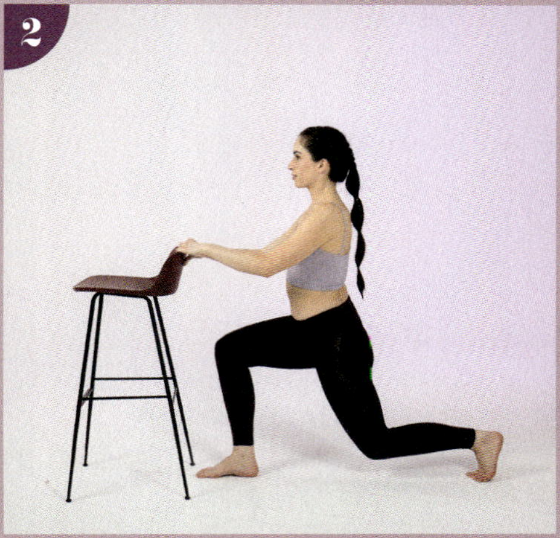

15 Wiederholungen pro Seite

Hauptteil

2 Abschnitte à circa 7 Minuten Belastung. Der erste Teil findet im Stehen statt, hierfür benötigst du einen Stuhl oder eine andere Art des Stangenersatzes für deine Stabilität. Falls gewünscht, kannst du zudem ein kleines Widerstandsband um die Oberschenkel oberhalb der Knie anbringen. Die Übung wird dann noch deutlich effektiver und anstrengender. Der zweite Teil findet im Unterarmstütz auf dem Boden statt. Lege dir gerne eine Yogamatte oder ein Handtuch unter.

Leg Lift an der Stange

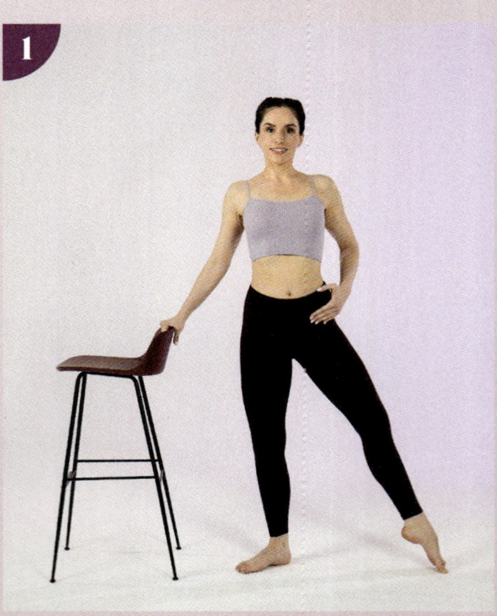

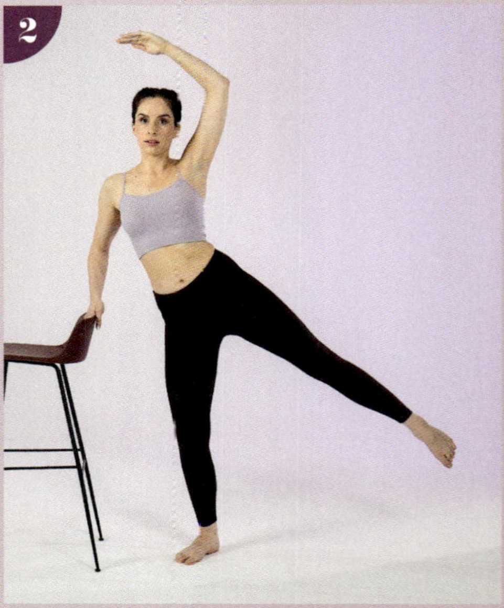

Während du das Bein hebst, langsam von 30 auf 0 langsam herunterzählen – atmen dabei nicht vergessen! Dann das Bein 30 Sekunden in kleinen, pulsierenden Bewegungen nach oben bewegen, danach ausgestreckt am höchsten Punkt 30 Sekunden halten.

Hinweis: Wer es schwerer mag, legt hier oder beim Arabesque Lift am Boden eine Gewichtsmanschette um den Fuß.

Arabesque Lift am Boden

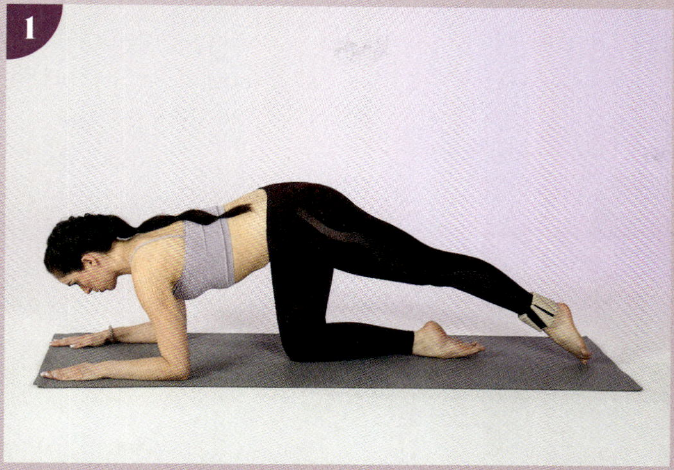

20 Wiederholungen, anschließend in der obersten Position 30 Sekunden Pulses, dann 30 Sekunden die Position halten, kurz auslockern.

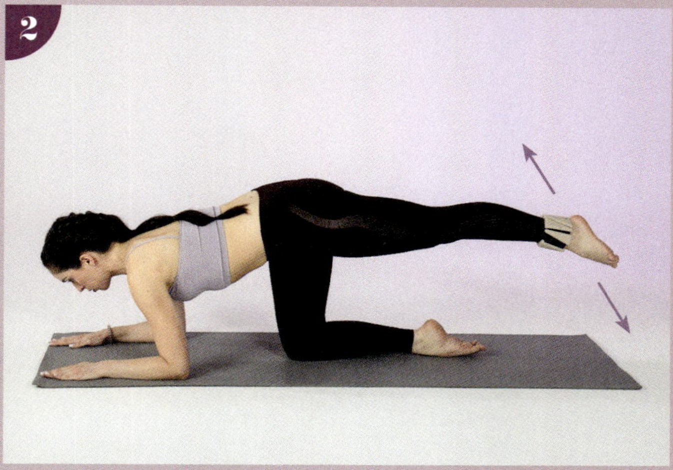

Das angehobene Bein auf einer Ebene nach rechts und links bewegen.

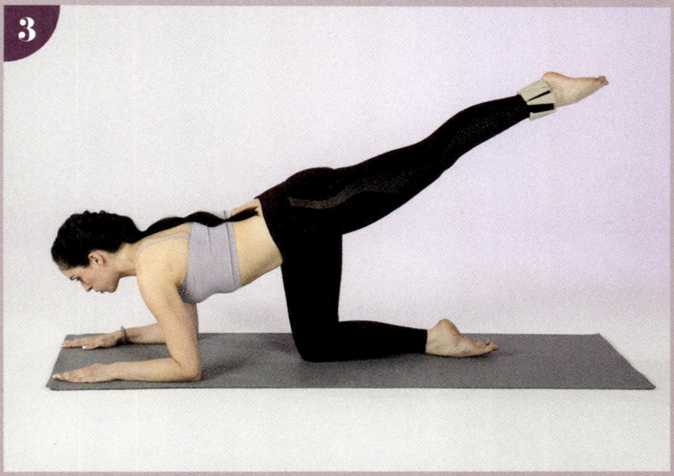

Das Bein in der Luft am höchsten Punkt halten, dabei von 30 auf 0 langsam herunterzählen.

Hydrant und Sidekicks aus dem Hydranten

1

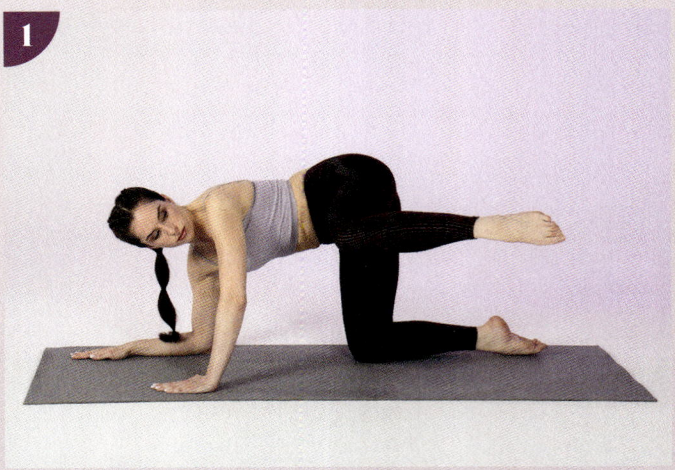

Das angewinkelte Bein seitlich anheben, 30 Sekunden Pulses, dann 30 Sekunden halten, kurz auslockern.

2a

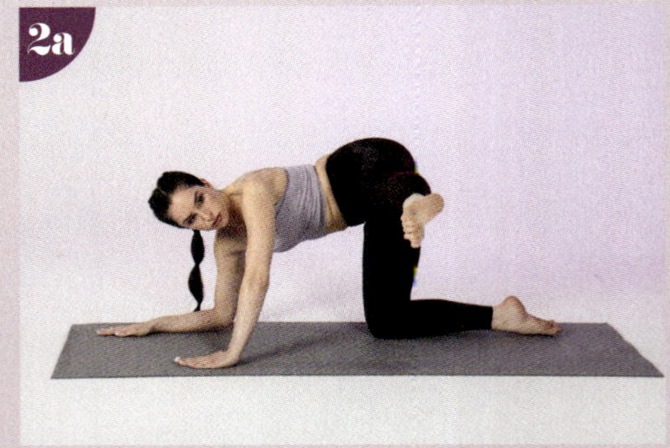

2b

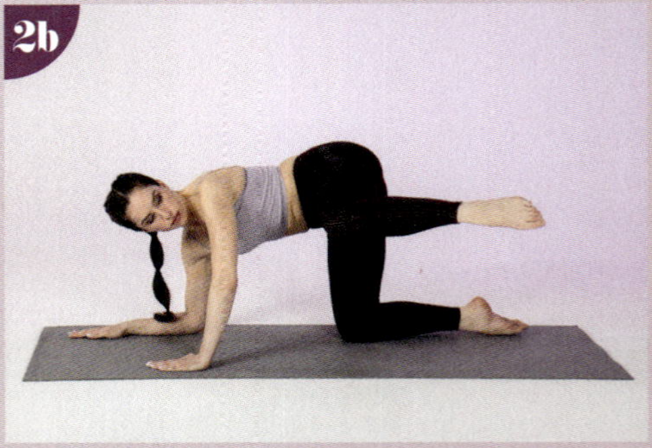

Das angewinkelte Bein erneut seitlich anheben und dort 20-mal ausstrecken und wieder anwinkeln,

3

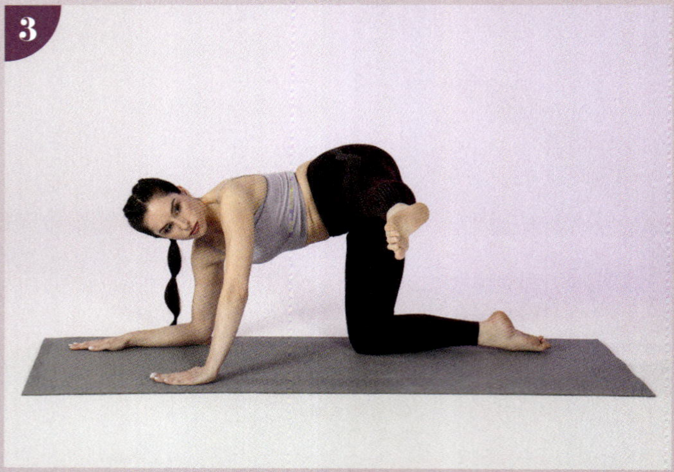

anschließend 20 Sekunden halten. Den gesamten Ablauf auf der zweiten Seite wiederholen.

Cool-down

Nach dieser intensiven Einheit ist es nun Zeit, die Muskeln zu dehnen und aufzulockern.

Kindsposition
30 bis 40 Sekunden halten

Herabschauender Hund

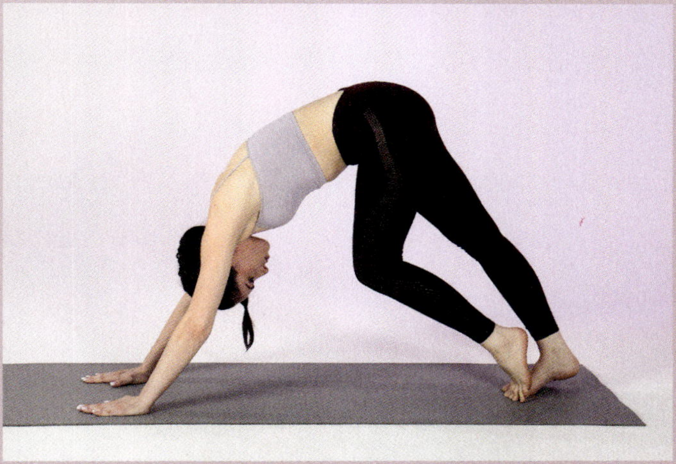

Nimm dir kurz Zeit, um in der Position anzukommen, dann heißt es – Walk the dog: 30 bis 40 Sekunden die Beine abwechselnd beugen und strecken.

Vorbeuge
2 bis 3 Atemzüge, dann Wirbel für Wirbel aufrichten

Workout 3

Barre Arms

Barre-Workout mit Fokus auf Armen und Schultern

Dauer: 20 Minuten

Equipment: Widerstandsband oder Kurzhantelpaar (zwischen 0,5 und 1,5 Kilogramm pro Hantel), alternativ Wasserflaschen

Barre ist ein ganzheitliches Training. Eine Vielzahl der Übungen ist besonders für die Beine, das Gesäß und den Core effektiv – aber auch der Oberkörper soll nicht zu kurz kommen. Eine Kräftigung des Schultergürtels und der Arme ist superwichtig – das hilft der gesamten Körperaufrichtung und verbessert die Haltung. In diesem 20-Minuten-Workout konzentrieren wir uns auf die Muskulatur im Schulter- und Nackenbereich sowie auf die Ober- und Unterarme. Der erste Teil des Workouts fokussiert die Muskulatur der Oberarme, sprich den Bizeps und Trizeps, der zweite Abschnitt widmet sich dem Schultergürtel. Du benötigst hierfür zwei Hanteln mit nicht zu viel Gewicht.

Warm-up

Du startest das Aufwärmen in einem hüftbreiten Stand, deine Arme hängen locker neben deinem Körper.

Schulter-Warm-up

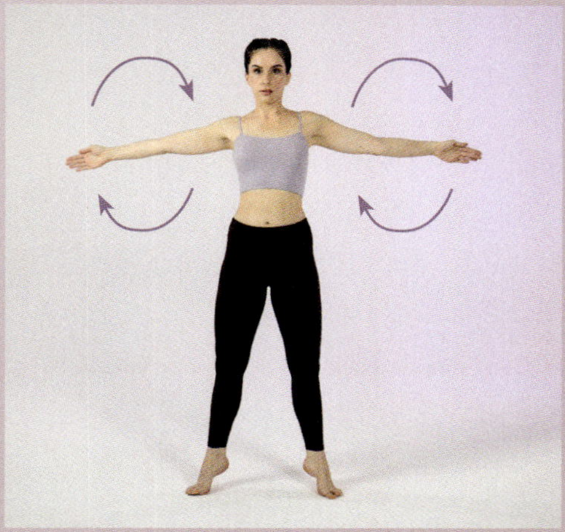

Schulter-Arm-Kreise: 10 Wiederholungen Schulterkreise, je 10 Ellbogen- und Armkreise, 15 Wiederholungen Armkreise im größtmöglichen Bewegungsradius, dann Bewegungsrichtung wechseln

Strecken nach oben

Strecke die Arme einmal ganz weit über den Kopf aus und mach dich lang. So lockerst du noch einmal die Arme, bevor es weiter geht.

Seitliche Arm-Pulses

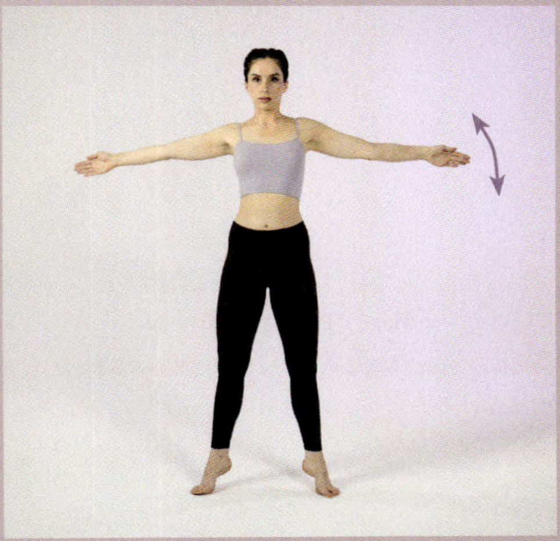

30 Sekunden vor und zurück mit nach vorn zeigenden Handflächen, 30 Sekunden nach oben und unten, 30 Sekunden vor und zurück mit nach hinten gedrehten Handflächen

Hauptteil

Super, jetzt sollte der Oberkörper warm sein und wir können ins Workout starten. Die erste Übung fokussiert den Bizeps.

Bizeps-Curl

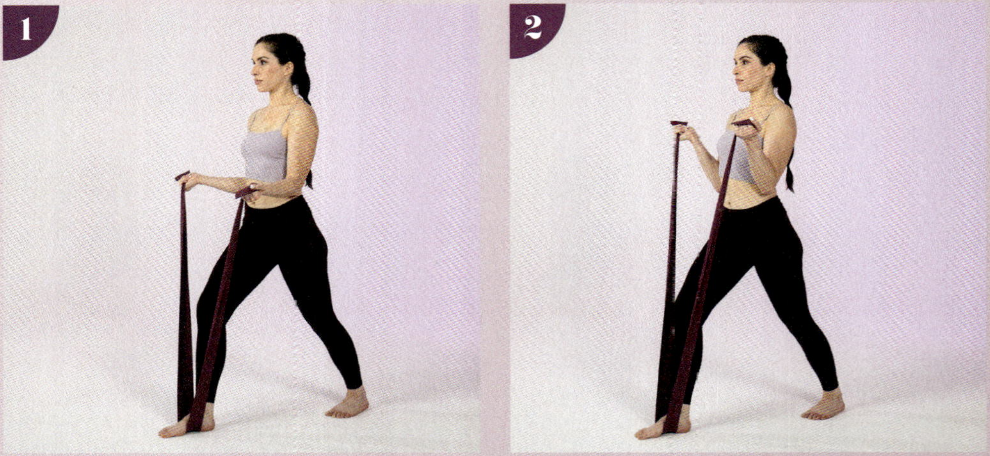

10–15 Wiederholungen einseitig, 20 Wiederholungen mit beiden Armen gleichzeitig

Überkopf-Strecken

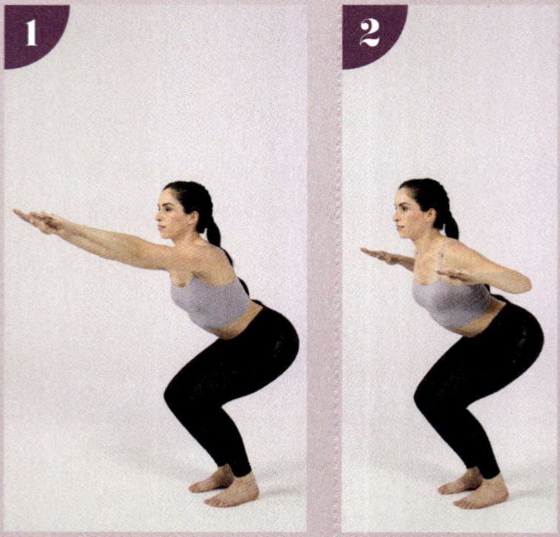

30 Wiederholungen

Paddeln

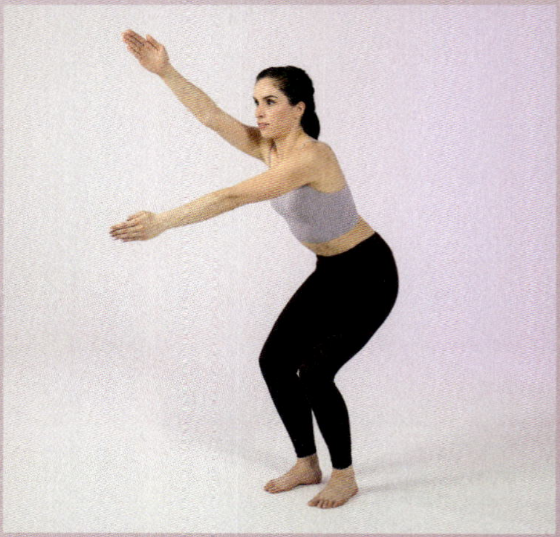

30 Sekunden; danach auslockern

Rudervariationen

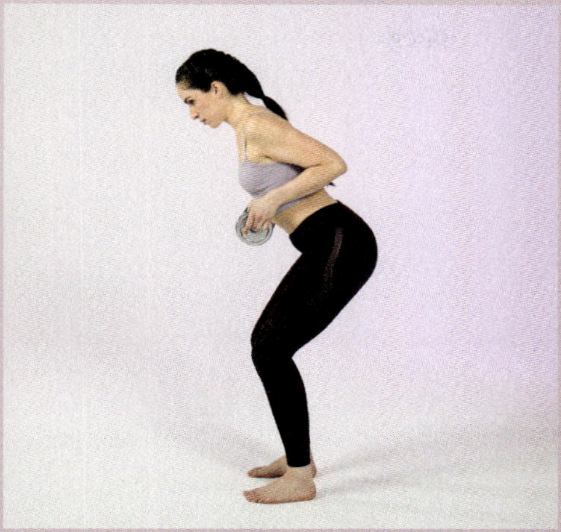

Jeweils 20 Wiederholungen alternierend rechts und links, 20 Wiederholungen mit beiden Armen; kurz auslockern

Rückwärtiges Armheben

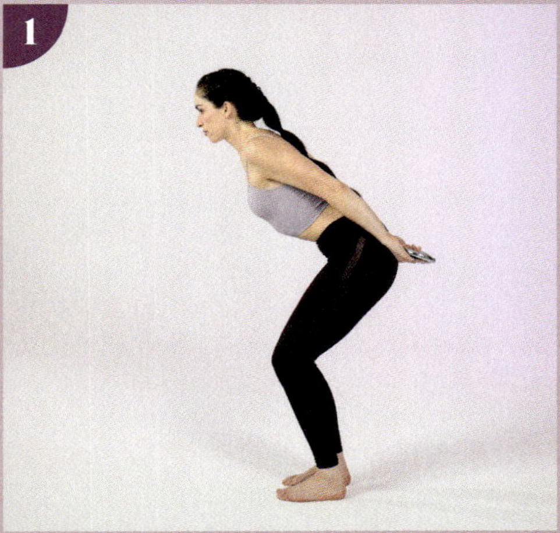

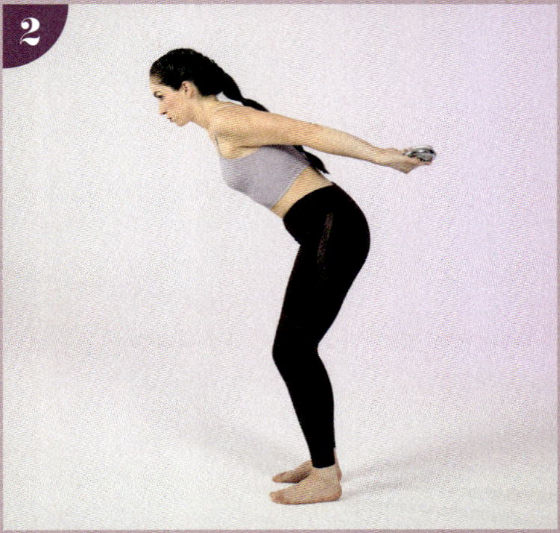

20 Wiederholungen abwechselnd, 20 Wiederholungen beide Arme gleichzeitig, 20 Sekunden am höchsten Punkt halten; 30 Sekunden Scherbewegungen hinterm Rücken; kurze Pause

Hantel-Plié-Flow

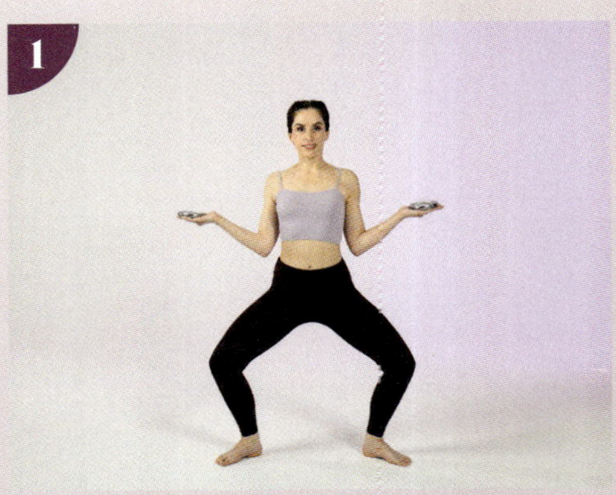

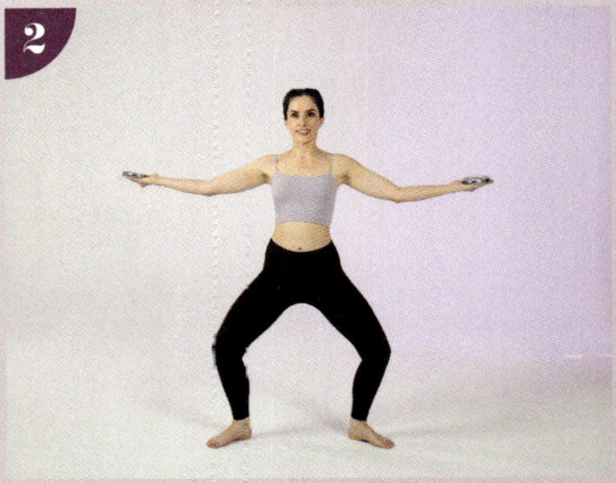

Seitwärtsbewegung für 20 Wiederholungen

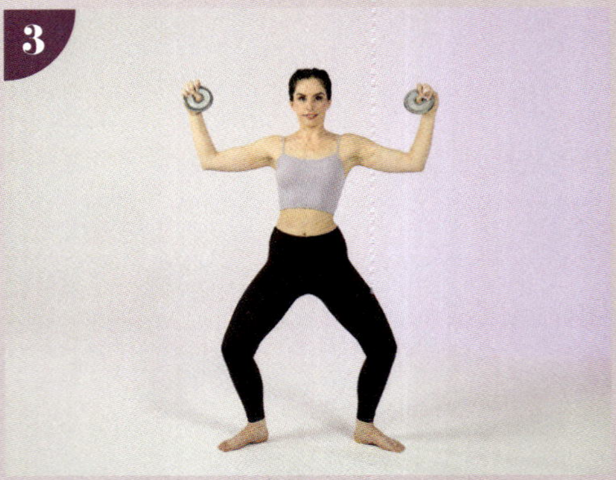

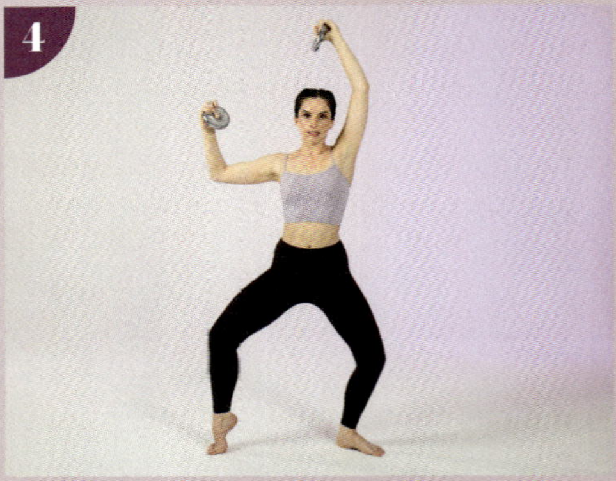

Überkopf-Strecken aus dem Kaktus für 20 Wiederholungen pro Seite, zum Schluss 20 Sekunden in der Kaktus-Position halten

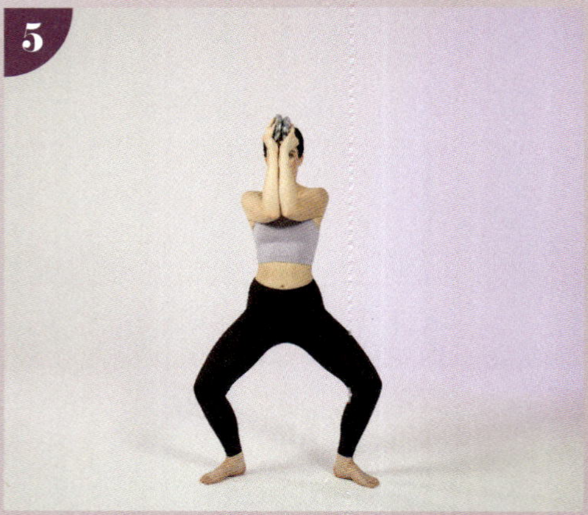

Schließen und öffnen aus dem Kaktus für 20 Wiederholungen, zum Schluss 20 Sekunden mit den Armen vorn halten

Cool-down

Nach dieser kurzen aber intensiven Einheit möchten wir jetzt noch etwas die Muskeln entspannen, stretchen und die Erholung vorbereiten.

Schulterdehnung
30 Sekunden

Trizeps-Dehnung
30 Sekunden; Seitenwechsel für Schulter- und Trizeps-Dehnung
Im Wechsel mit beiden Armen nach oben greifen für 20–30 Sekunden; dann 2- bis 3-mal oben halten und einatmen und dann mit Ausatmung nach vorn fallen.

Workout 4

Let's get down to it
FLOOR BARRE

Dauer: 30 Minuten

Equipment: Fitness- oder Yogamatte, Gewichtsmanschetten (optional)

Barre ist ein Low-Impact-Training, das heißt, es ist generell sehr gelenkschonend und sanft zum Körper. Innerhalb des Barre-Trainings ist das Floor Barre noch mal sanfter als andere Barre-Fokus-Trainings. Floor Barre findet, wie der Name schon verrät, primär am Boden auf der Matte statt. Insbesondere für Menschen, die nach längerer Sportpause wieder einsteigen, oder Personen, die Probleme mit der Balance haben, kann Floor Barre eine großartige und leichter umsetzbare Alternative sein. Trotzdem ist das Workout sehr fordernd – schau einfach, wie es für dich passt!

Ziel des Trainings ist die Muskelkräftigung in Ober- und Unterkörper.

Warm-up

Ja, es heißt Floor Barre – und wir starten trotzdem im Stand. Aber nur für dein Warm-up.

Squat-Warm-up

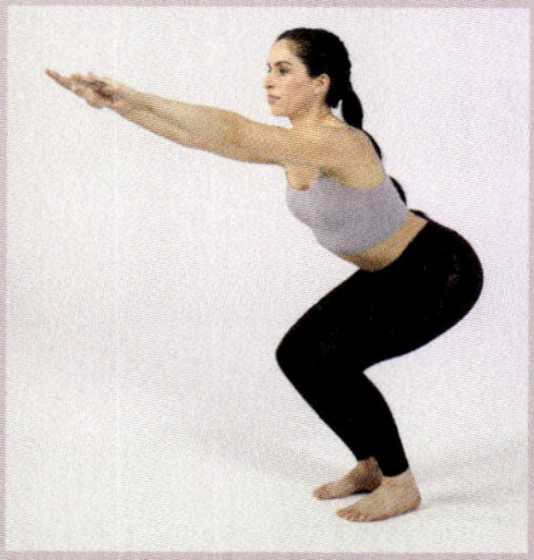

20 Wiederholungen, danach 30 Sekunden Pulses, danach 30 Sekunden halten in der tiefsten Position; Muskel auslockern am Ende nicht vergessen!

Chair Squat mit Fersen heben

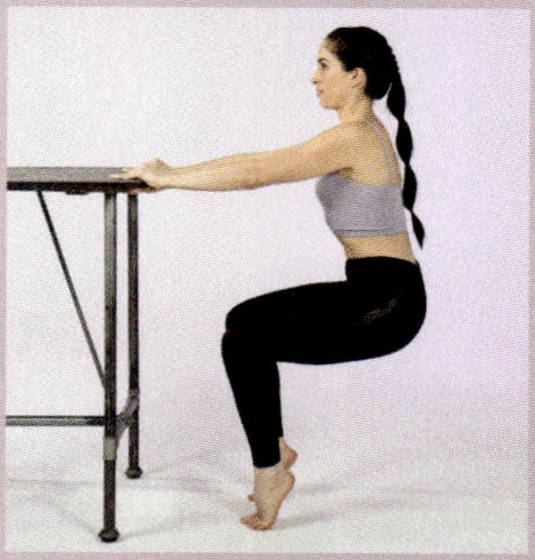

20 Wiederholungen, danach 20 Sekunden mit gehobener Ferse halten (beide Seiten)

Inch Worm

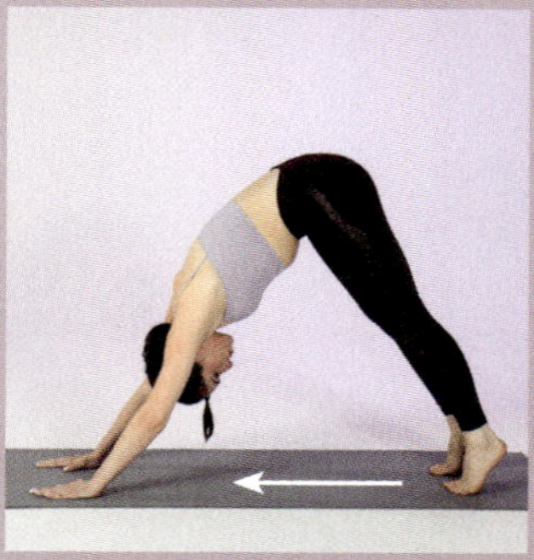

8 Wiederholungen. Versuche sowohl im Stand als auch auf der Matte Länge im Körper zu generieren und bleibe am Ende entspannt auf dem Boden liegen.

Hauptteil

Wir starten auf der einen Körperseite (such dir gerne aus, mit welcher du anfangen willst), du liegst auf der Matte ab.

Side Plank

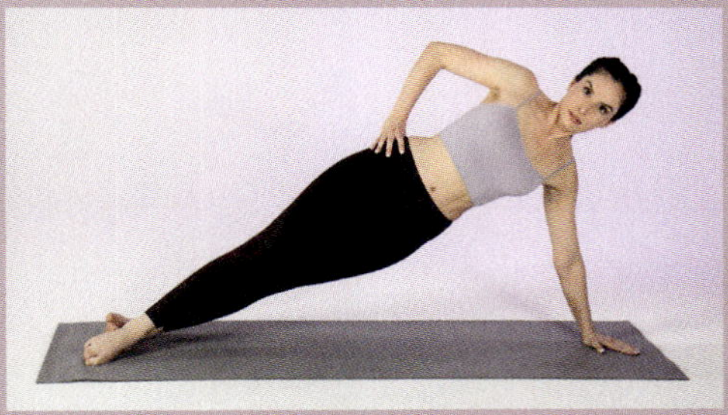

10 Wiederholungen, danach 30 Sekunden Pulses, danach 30 Sekunden halten

Sideline Developpé

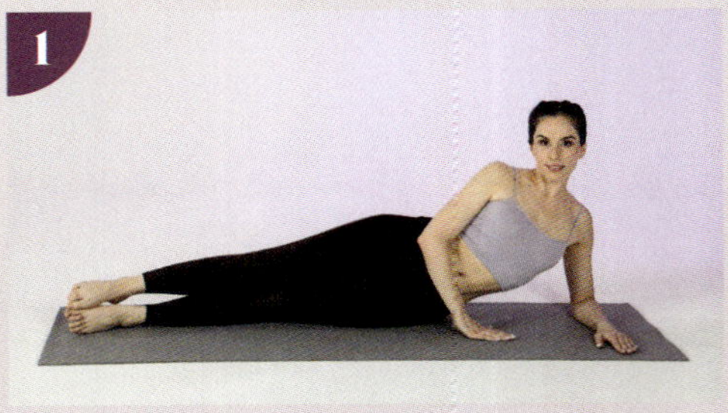

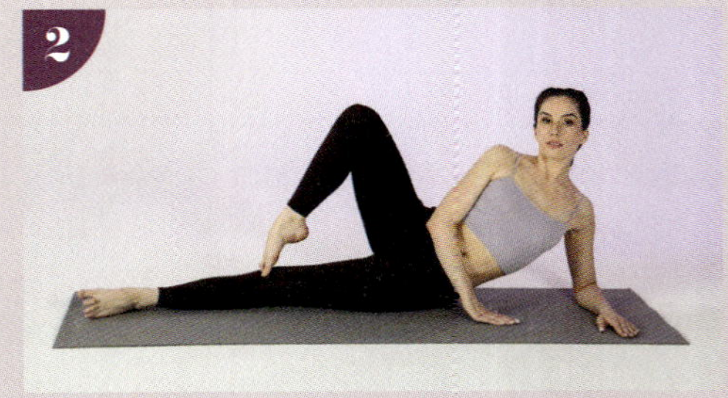

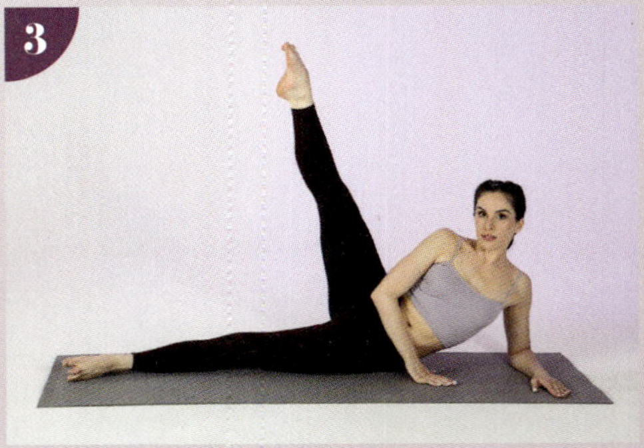

10 Wiederholungen

Push-up

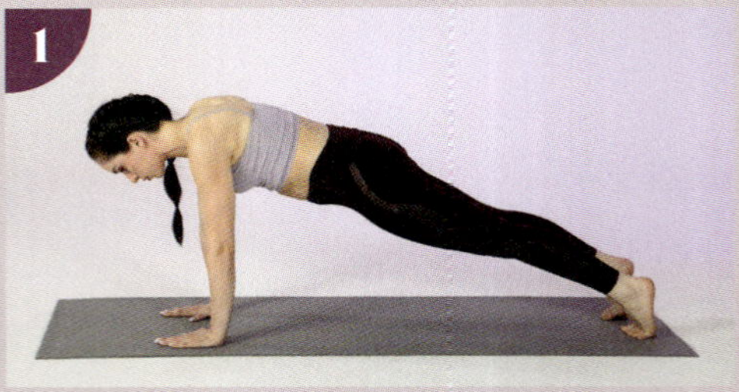

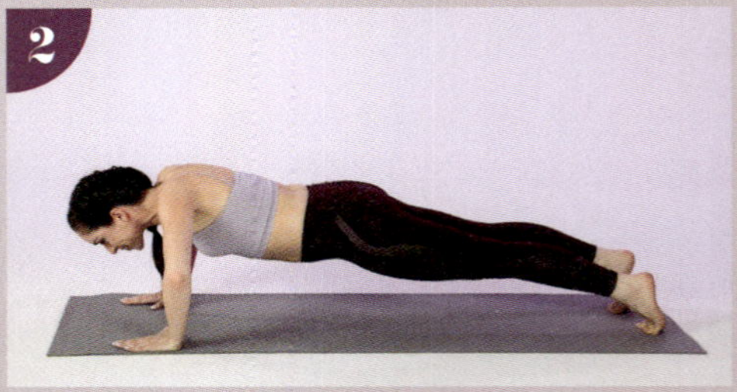

15 Wiederholungen; Pause in der Kindsposition

Plank

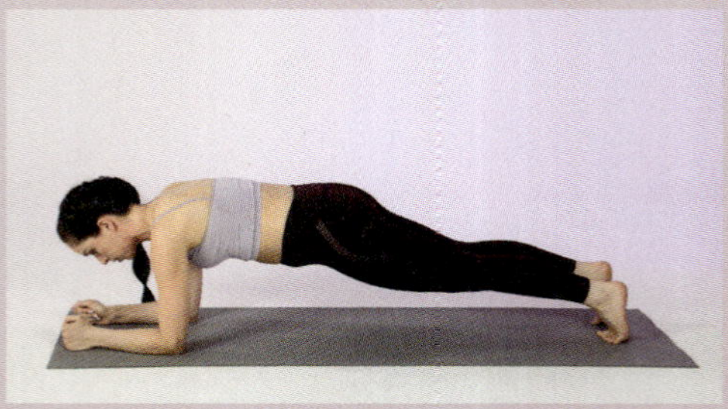

1 Minute (oder solange du es schaffst). Drehe dich auf die andere Seite und wiederhole die Übungen des Hauptteils einschließlich der Plank am Schluss.

Wir haben jetzt Core, Schultergürtel und Arme sowie deine Beine gestärkt – ganz ohne Equipment und im Liegen auf der Matte. Sehr schonend für deine Gelenke und trotzdem effektiv. Du kannst stolz auf dich sein.

Arabesque Lift am Boden

Als letzte Übung gehen wir noch mal eine Etage tiefer und bringen den Fokus auf dein Gesäß. Komm in den Vierfüßlerstand.

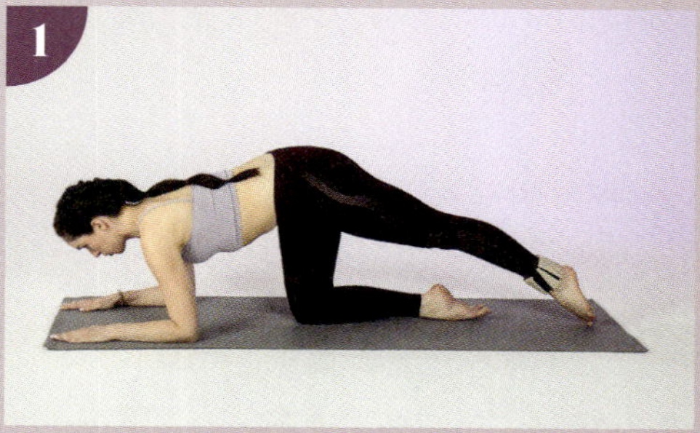

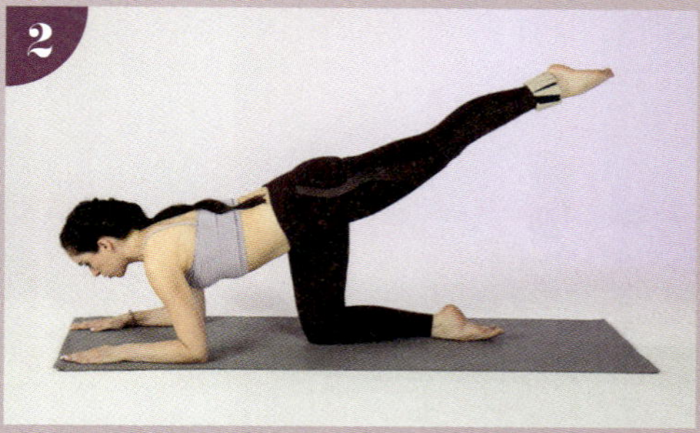

10 Wiederholungen Heben-Senken nach hinten, danach 30 Sekunden Pulses

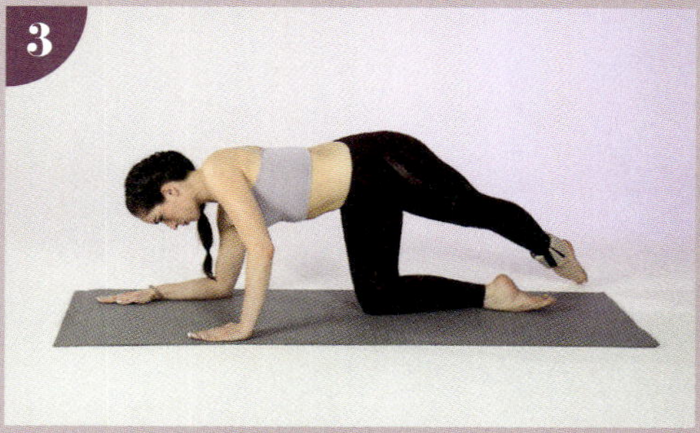

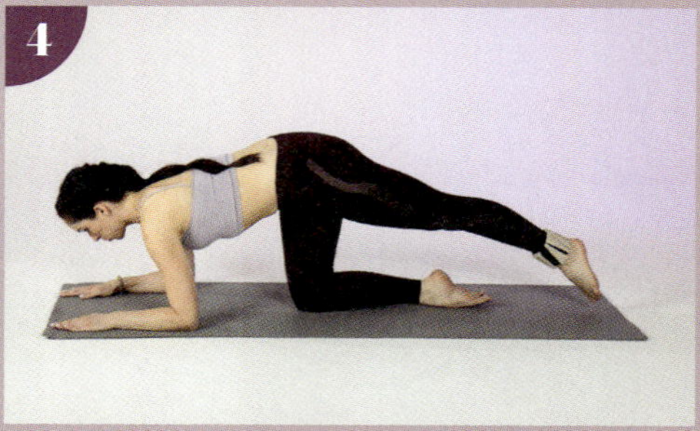

10 Wiederholungen Halbkreise

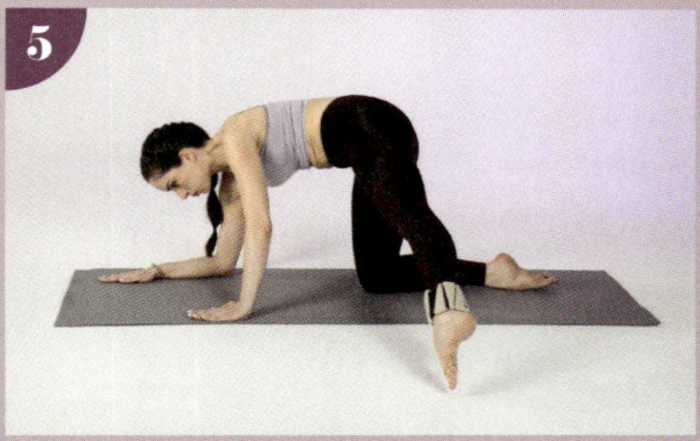

30 Sekunden Heben-Senken zur Seite,
30 Sekunden auf der Seite halten; dann
alles mit dem zweiten Bein wiederholen

Cool-down

Das war intensiv! Jetzt haben wir noch Zeit, zur Ruhe zu kommen und etwas zu dehnen.

Katze–Kuh

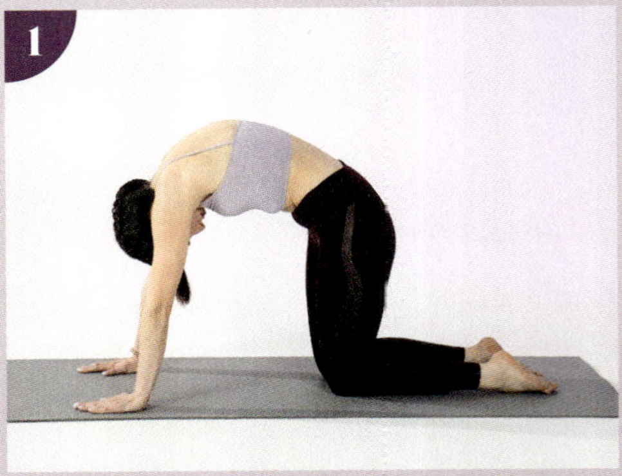

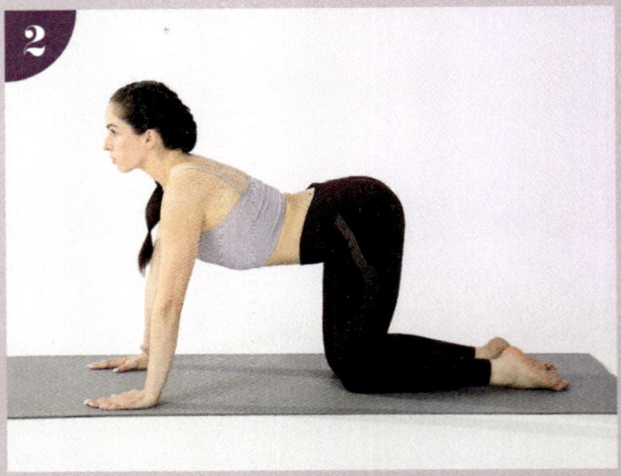

10 Wiederholungen

Schulterdehnung mit Einfädeln

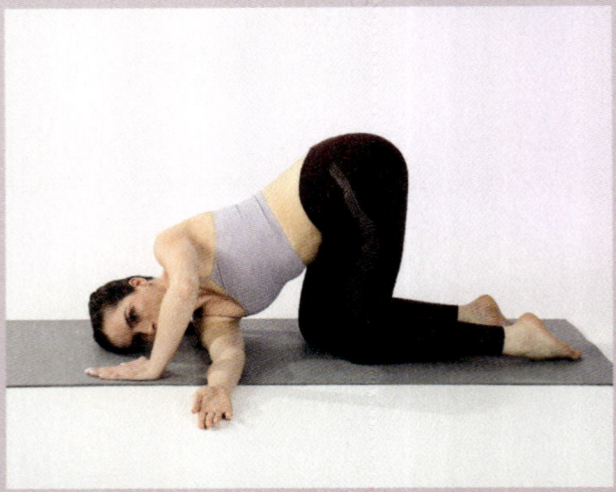

Die Schulter legt ab und hält 5 bis 10 Sekunden, mache 3 Wiederholungen pro Seite

Dehnung von Leiste und Oberschenkelvorderseite

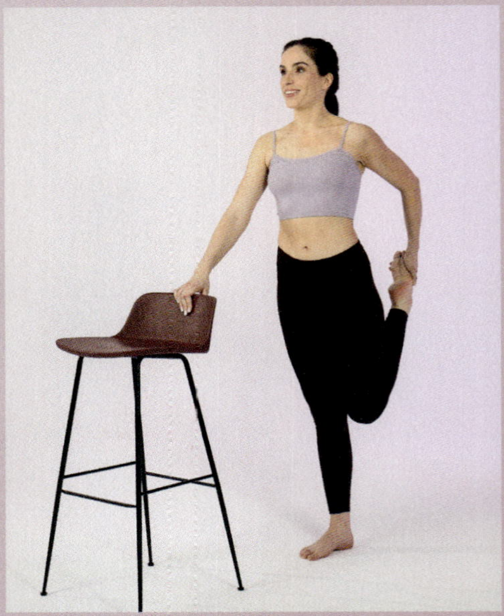

Etwa 20 bis 30 Sekunden halten pro Seite

Figure 4

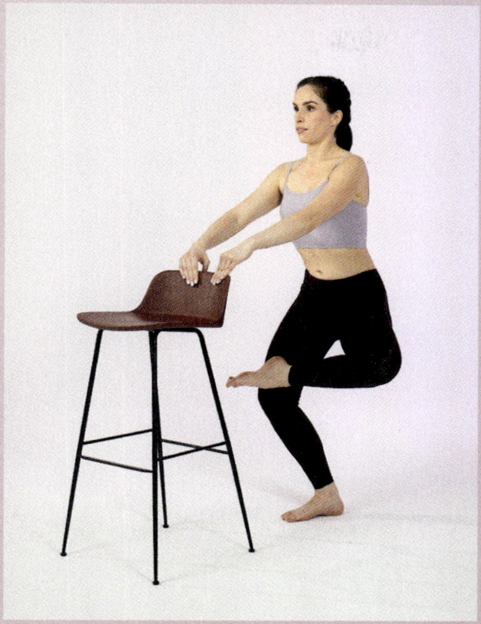

Etwa 20 bis 30 Sekunden halten pro Seite

Workout 5

Barre-Einsteiger

Ganzkörpertraining für Newbies

Dauer: 30 Minuten

Equipment: Fitness- oder Yogamatte oder ein Handtuch, Stuhl mit Lehne, Kurzhanteln (optional)

Du hast, bevor du dieses Buch in den Händen hattest, noch nie von Barre gehört? Du möchtest ein Workout testen, bevor du dich in ein Studio wagst? Dann ist nachfolgendes Workout optimal, um erste »Barre-Luft« zu schnuppern.

Die vorgeschlagenen Sequenzen sind für Anfänger*innen bestens geeignet, da sie die Grundlagen des Barre-Trainings aufgreifen und ein gutes Gefühl für die Basics in Bezug auf Haltung und Ausführung vermitteln.

Warm-up

Nimm dir zum Ankommen in deinem Training erst mal ein paar tiefe Atemzüge Zeit. Stelle dich hüftbreit in die Mitte deiner Matte, du machst dich lang und deine Wirbelsäule ist aufrecht. Atme dabei tief in deine Lungenflügel, dein Brustkorb hebt sich. Wenn du möchtest, kannst du hier zu Beginn gerne noch einmal die Augen schließen.

Nun geht es los mit dem eigentlichen Warm-up. Nimm die vier wichtigsten Grundpositionen im Barre – erste Position, zweite Position, erste Position Relevé und Tuck – jeweils kurz ein, um sie dir wieder ins Gedächtnis zu rufen und einzuprägen.

Erste Position

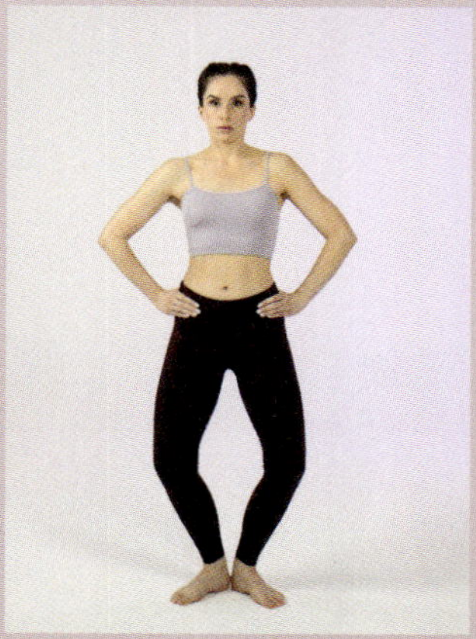

Zweite Position

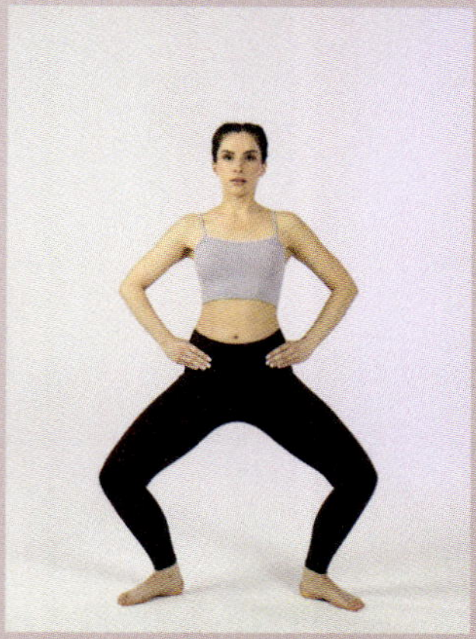

Erste Position Relevé

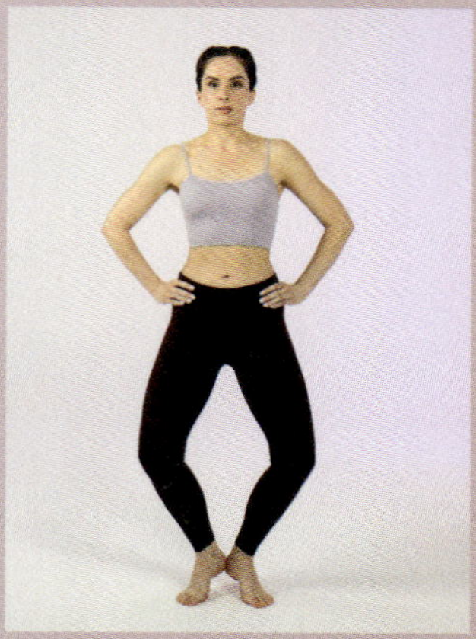

Tuck

1

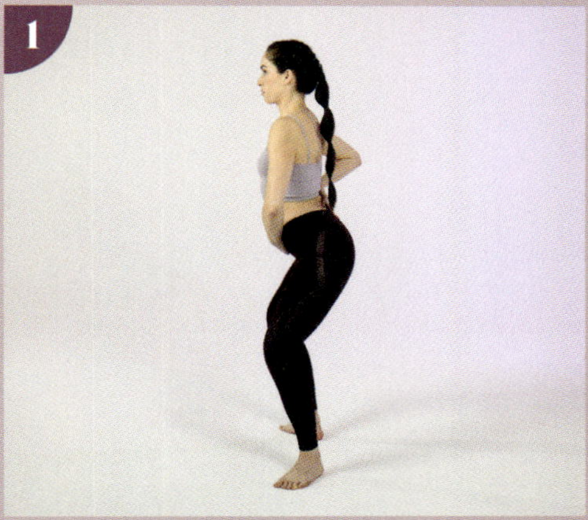

2

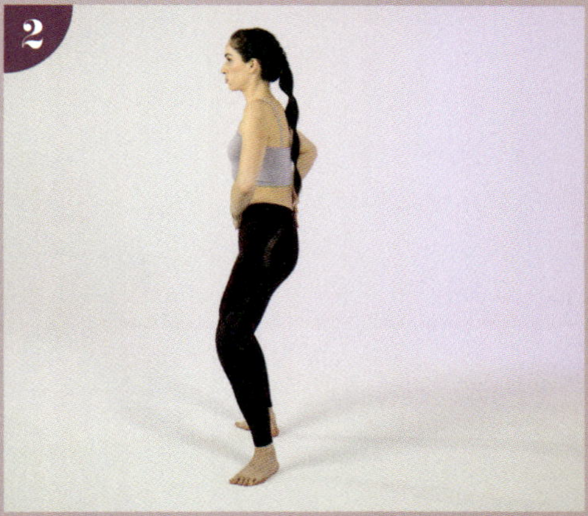

Gelenkmobilisation Füße, Knie und Hüfte

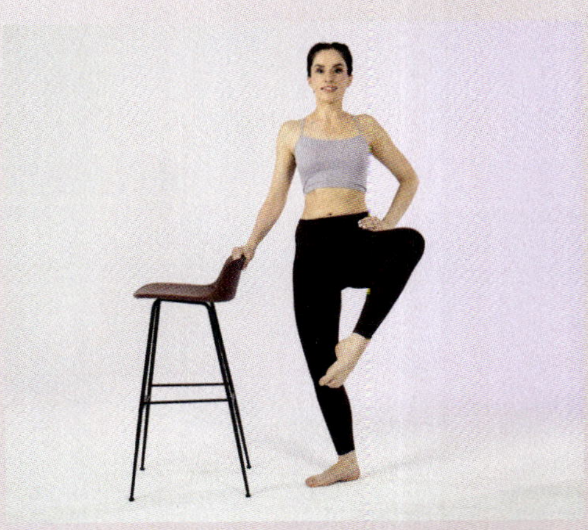

Fußgelenkkreisen: 30 Sekunden pro Richtung; Fuß flexen und pointen: 30 Sekunden; Hüftmobilisation: 20 Wiederholungen; auslockern und mit dem zweiten Bein wiederholen

Gelenkmobilisation Schulter

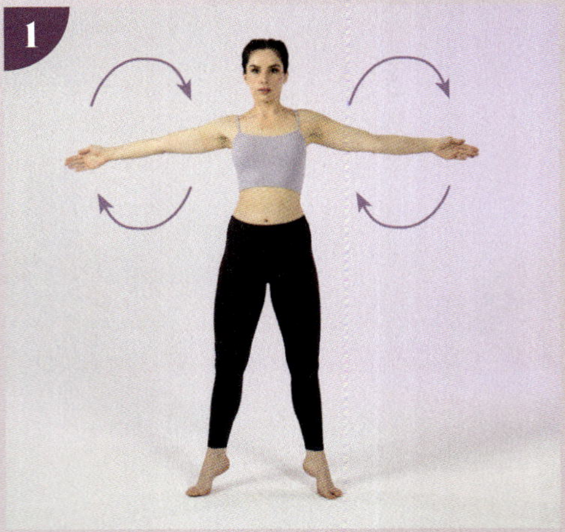

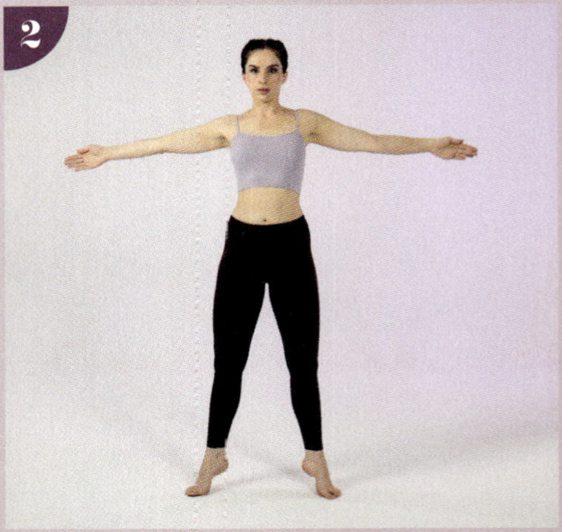

15 Wiederholungen Schulterkreisen, 30 Sekunden zurückkreisen, 30 Sekunden nach vorn kreisen, 30 Sekunden Armkreisen zurück, 30 Sekunden Armkreisen nach vorn bis zur T-Position; 30 Sekunden Arme strecken

Marschieren am Platz

30 Sekunden; dann jedes Bein 30 Sekunden anziehen und halten; lockere die Beine, nimm dir wenn du magst einen Schluck zu trinken und dann starten wir ins Workout – let's go!

Hauptteil

Wir starten mit Übungen für die Beine.

Plié in erster Position

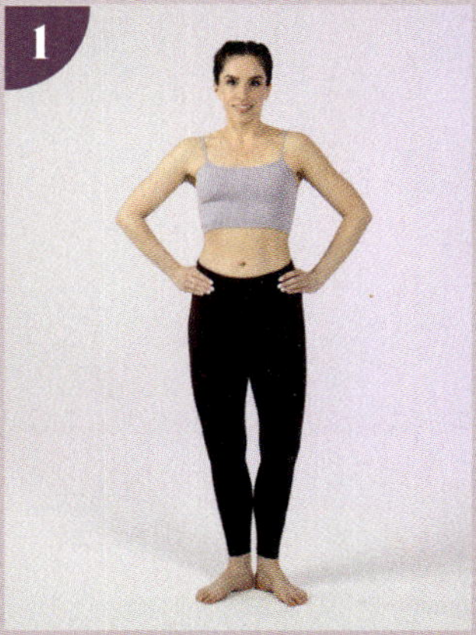

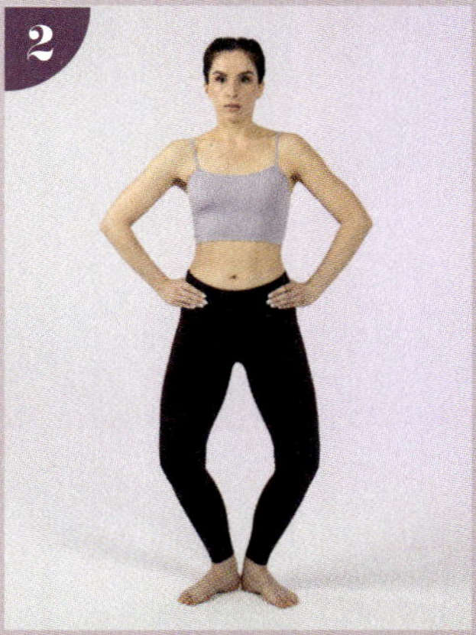

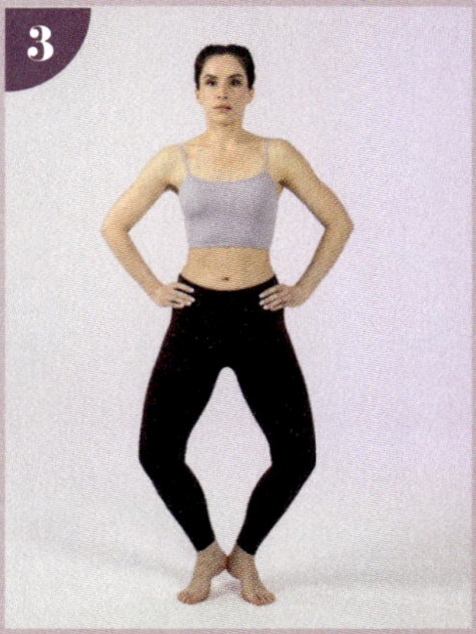

30 Wiederholungen, 30 Sekunden in der tiefsten Position halten, 30 Sekunden Pulses, 30 Sekunden am tiefsten Punkt halten; im Plié Fersen heben (Relevé) und dabei zusammendrücken

Butterfly

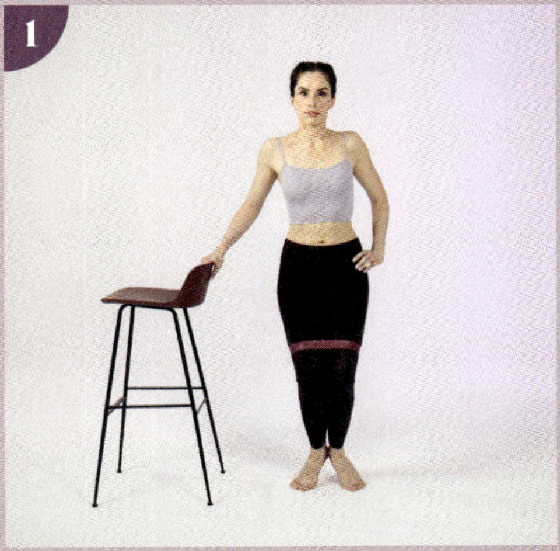

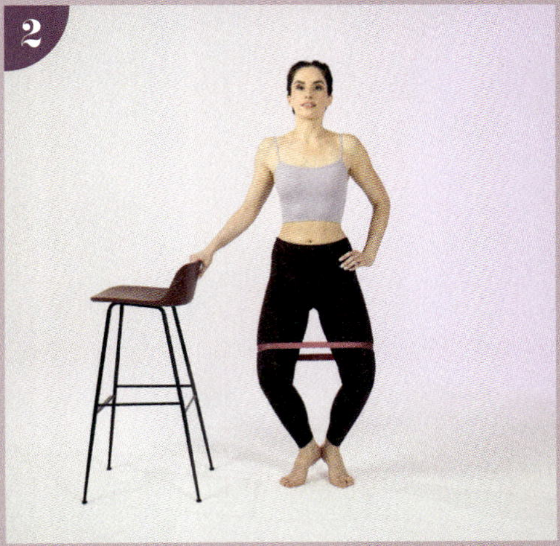

30 Wiederholungen, 20 Sekunden in der tiefsten Position halten, Beine lockern

Plié in zweiter Position

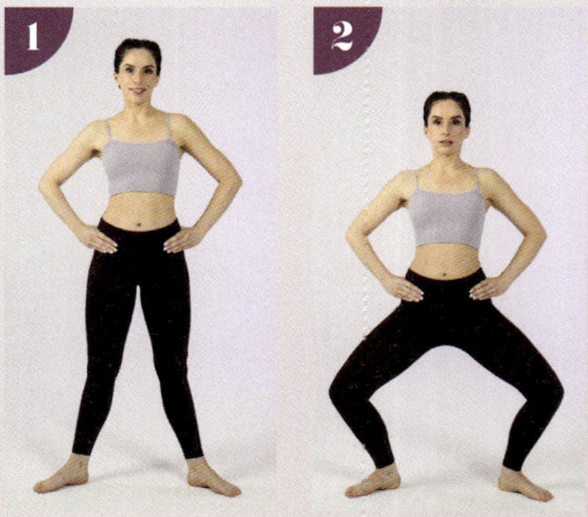

30 Wiederholungen, 30 Sekunden in der tiefsten Position halten, 30 Sekunden Pulses, 30 Sekunden am tiefsten Punkt halten

Fersen heben

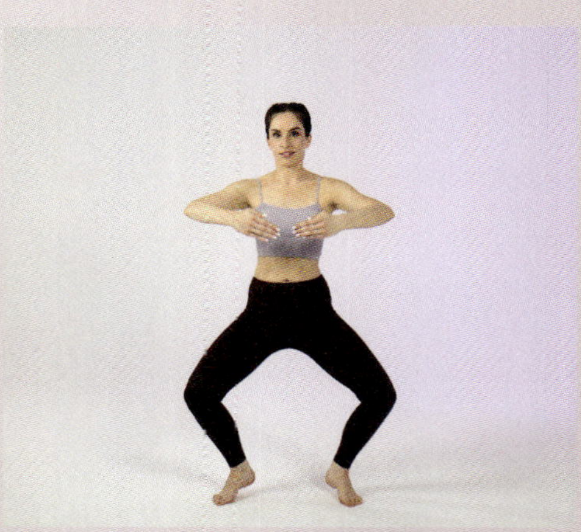

15 Wiederholungen pro Seite, 30 Sekunden in der tiefsten Position halten mit beiden Fersen angehoben (Relevé), Beine lockern

Hantel-Plié-Flow

Für den Arm-Teil des Workouts kannst du bei Bedarf Hanteln mit einem geringen Gewicht (0,5 oder 1 Kilogramm) nutzen. Das ist aber kein Muss – auch ohne Zusatzgewicht wirst du deine Arm- und Schultermuskulatur spüren.

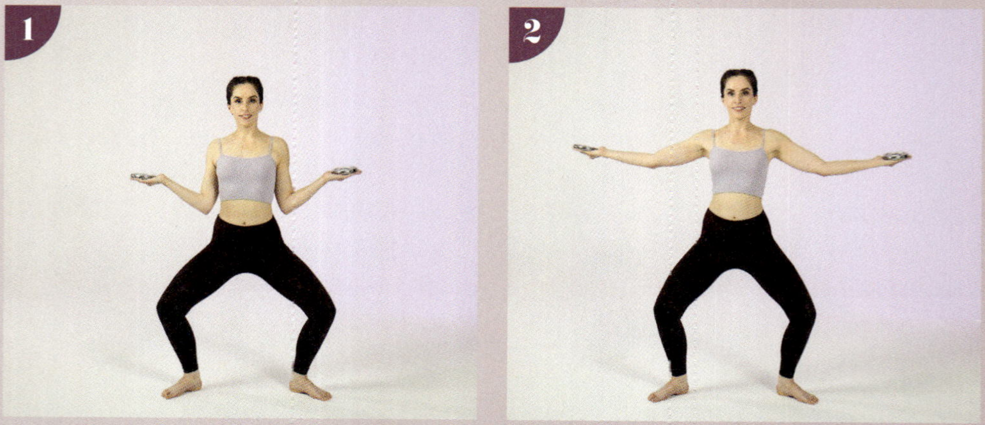

30 Wiederholungen Arme zur Seite strecken mit Plié und Beine strecken, 30 Sekunden in der tiefsten Position halten, Arme komplett durchgestreckt; Pulses mit gestreckten Armen, zähle hier langsam von 30 bis auf 0 herunter

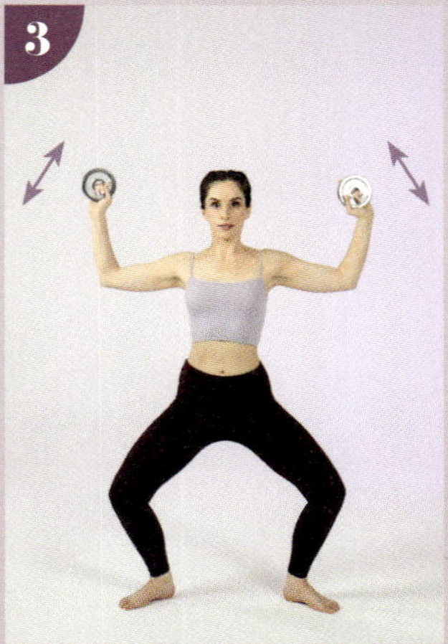

Arme in Kaktus-Haltung, Arme abwechselnd nach oben schieben, 30 Wiederholungen pro Seite

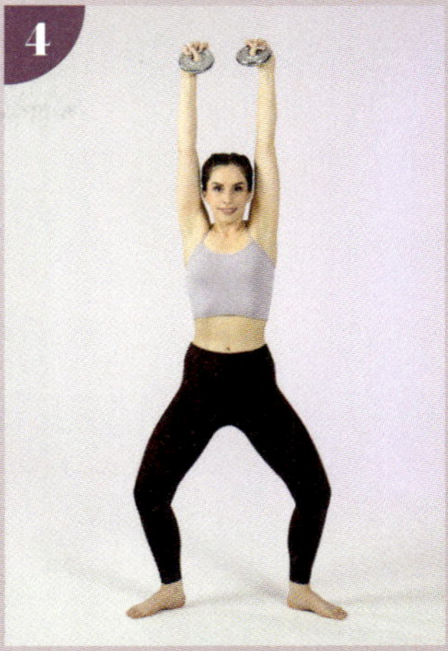

30 Wiederholungen beide Arme gleichzeitig nach oben schieben, 30 Sekunden in der Kaktus-Haltung halten

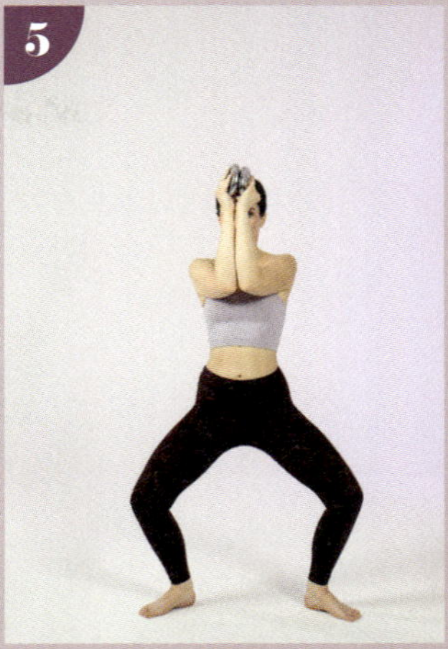

Die Unterarme nach vorn zusammenführen und öffnen, 30 Wiederholungen

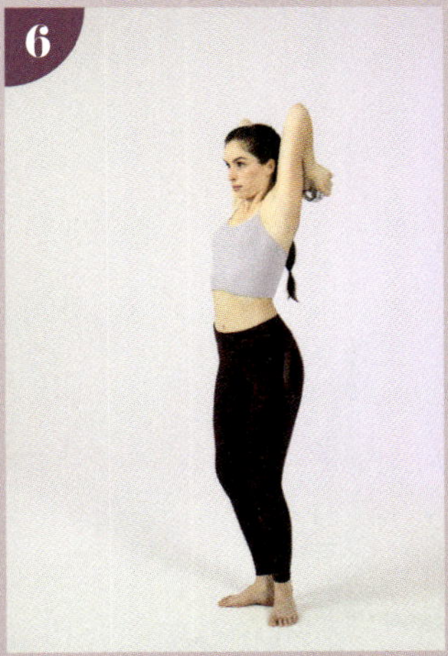

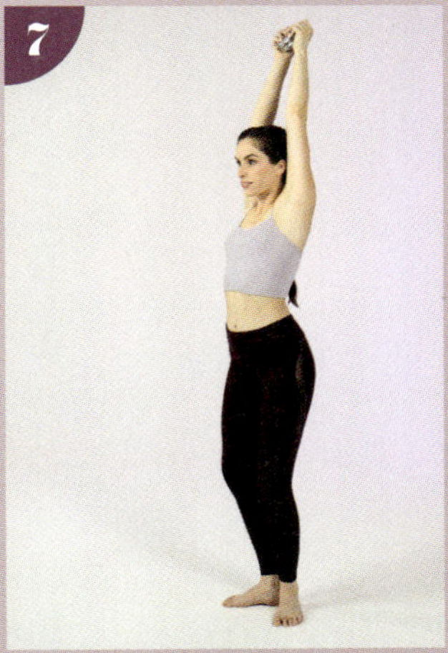

Zum Schluss Arme hinter Kopf, Ellbogen eng anlegen, 30 Wiederholungen Arme nach oben strecken und wieder hinter Kopf beugen, dann 30 Sekunden Pulses in der gebeugten Haltung, 30 Sekunden halten; auslockern

Arabesque Lift

Weiter geht es mit dem Gesäß. Hierfür benötigst du einen Stangenersatz, also zum Beispiel einen Stuhl oder Küchentresen.

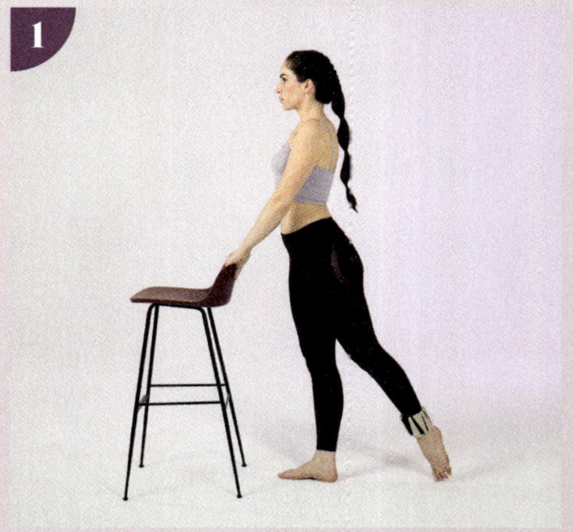

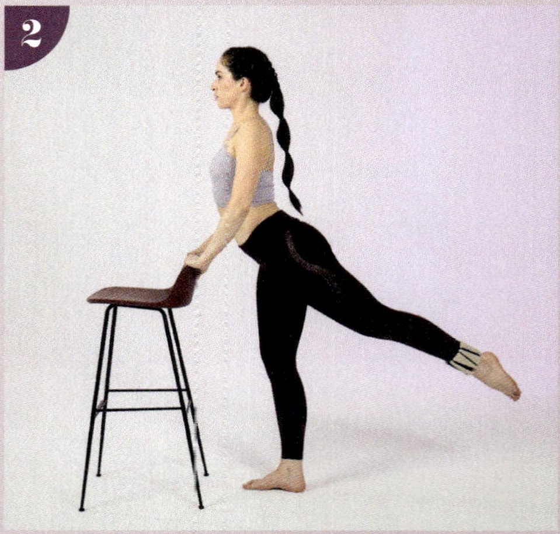

30 Wiederholungen, dann 30 Sekunden in der oberen Position halten, anschließend dort kleine Bewegungen nach rechts und links, als würdest du das Bein über einen Tisch ziehen, zähle dabei von 30 auf 0 herunter, dann noch mal 30 Sekunden in der oberen Position halten

Donkey Kick im Stehen

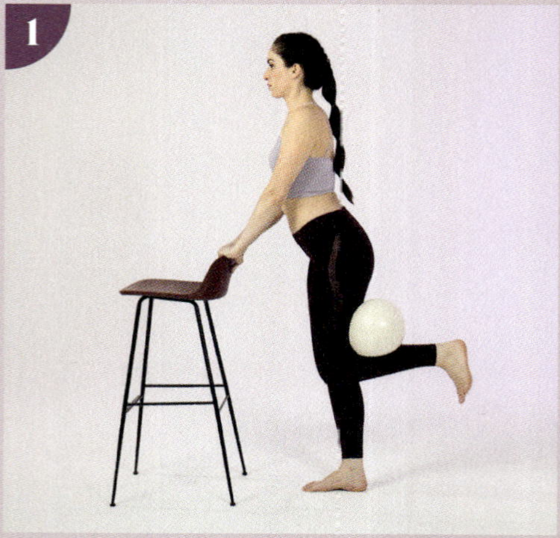

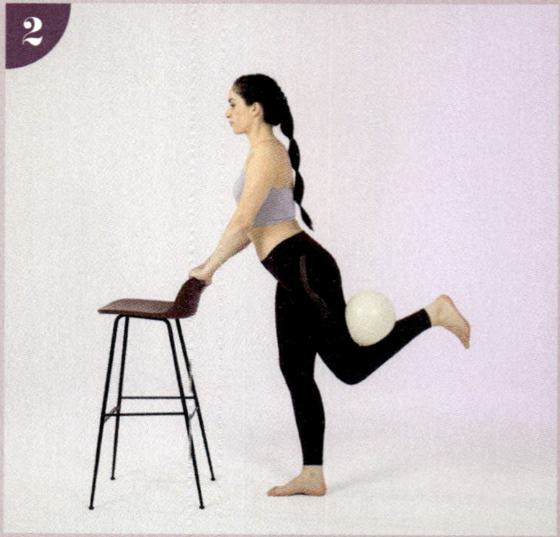

30 Wiederholungen, 30 Sekunden in der obersten Position halten, Bein auslockern. Wiederhole dann beide Übungen – Leg Lift und Donkey Kick – auf der anderen Seite.

Cool-down

Du bist durch für heute, super durchgezogen! Für den Cool-down kommst du auf den Boden und legst dich auf deine Matte.

Dehnung Gesäß und Oberschenkelrückseite im Liegen

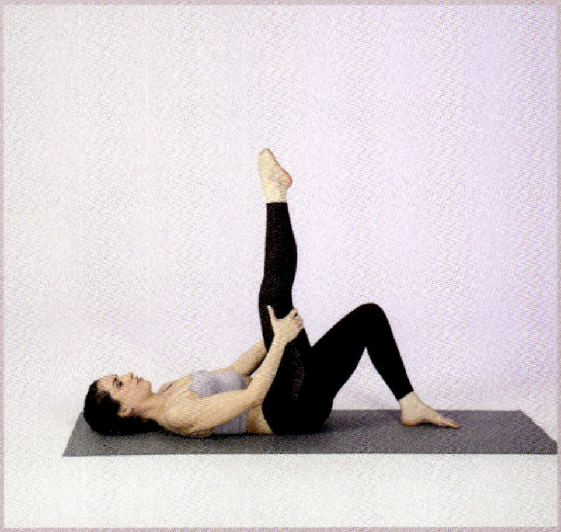

Bleibe für fünf tiefe Atemzüge ruhig auf dem Rücken liegen und bringe deinen Puls langsam zur Ruhe; 30 Sekunden ein Knie anziehen, Bein nach oben ausstrecken und dort 30 Sekunden halten, 30 Sekunden im Twist halten. Wiederhole das Ganze auf der anderen Seite.

Entlastungshaltung für den unteren Rücken
30 Sekunden

Leg dich flach auf dem Boden ab und nimm noch ganz in Ruhe 10 tiefe Atemzüge. Sei stolz auf dich – du hast es geschafft!

Workout 6

Barre Sweaty
Cardio-Barre

Dauer: 20 Minuten

Equipment: Fitness- oder Yogamatte, Stuhl mit Lehne, Küchentresen oder großen Sessel als Barre-Ersatz

Das Barre-Workout fokussiert auf die Beanspruchung der Tiefenmuskulatur, oftmals durch etwas langsamere, kontrollierte Bewegungsabläufe. Aber auch im Barre-Training gibt es Möglichkeiten, um das Herz-Kreislauf-System des Körpers anzusprechen und zu fordern.
In diesem 20-minütigen Workout kombinieren wir klassische Barre-Elemente mit Ausdauerübungen – mit dem Ziel, die Sauerstoffversorgung der Muskulatur anzukurbeln, die Fettverbrennung anzuregen und dich auszupowern.

Warm-up

Lass uns starten. Du beginnst in einer aufrechten Position, deine Beine sind hüftbereit aufgestellt.

Warm-up für die Arme

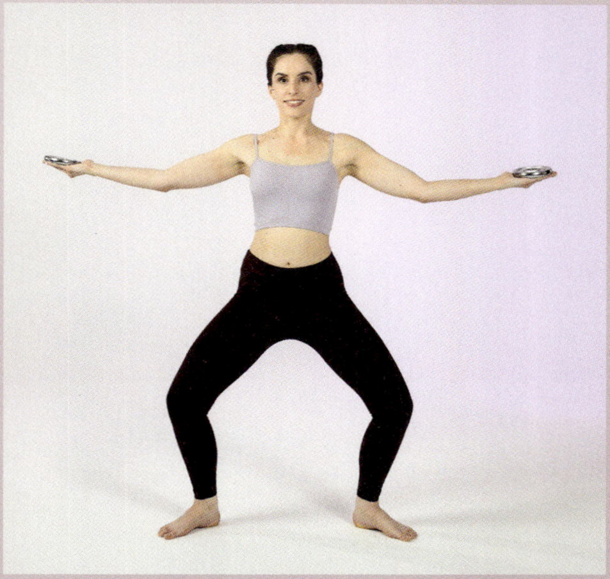

30 Sekunden Pulses vor und zurück

Hampelmann

30 Sekunden

Windmühle

15 Wiederholungen pro Seite

Beinrückseiten-Stretch und Frosch

30 Wiederholungen Stretch und Frosch, 5 Wiederholungen pro Seite Rotation mit Armheben

Hauptteil

Wir starten wieder mit Übungen, die vor allem die Beine und das Gesäß beanspruchen.

Squat mit langen Armen im freien Raum

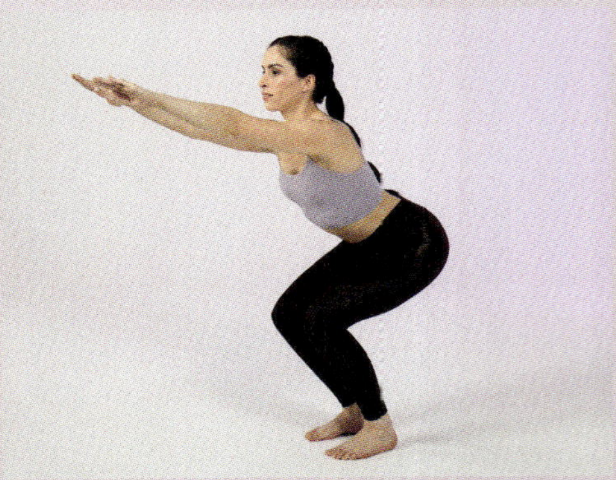

30 Wiederholungen, danach 30 Sekunden Pulses in der tiefsten Position, danach 30 Sekunden in der tiefsten Position halten.

Jump Squat

Das nächste Level kommt, let's get sweaty: 20 Wiederholungen, danach 30 Sekunden Pulses in der tiefsten Position, danach 30 Sekunden in der tiefsten Position halten

Step-out

Gerne kannst du einen Arm an den Barre-Ersatz bringen, für etwas mehr Stabilität. Für etwas mehr Intensität schnappe dir gerne ein Theraband!

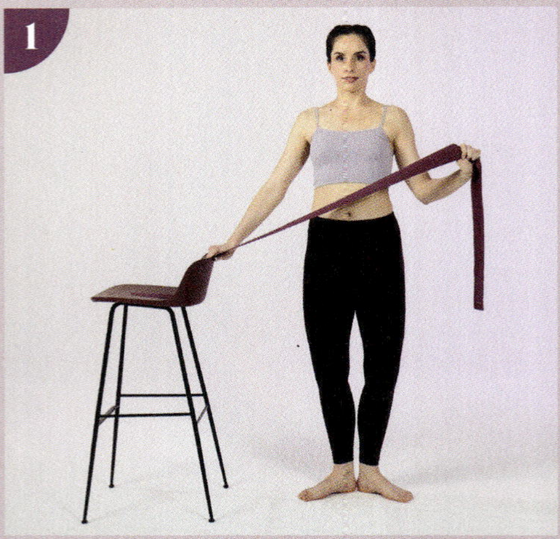

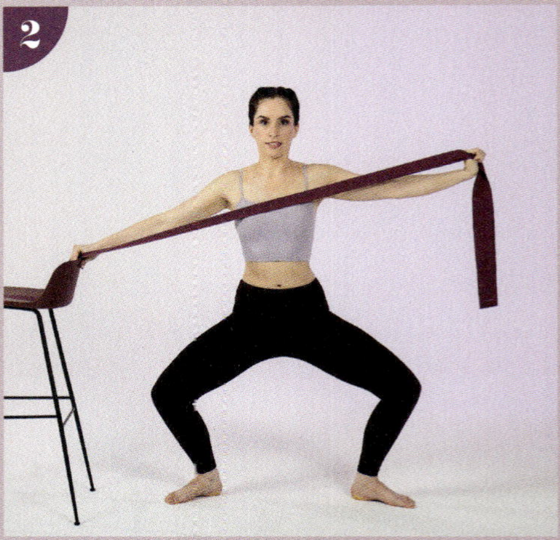

30 Wiederholungen zu einer Seite, danach 30 Sekunden Pulses in der zweiten Position, danach 30 Sekunden in der zweiten Position halten

Leg Lift an der Stange

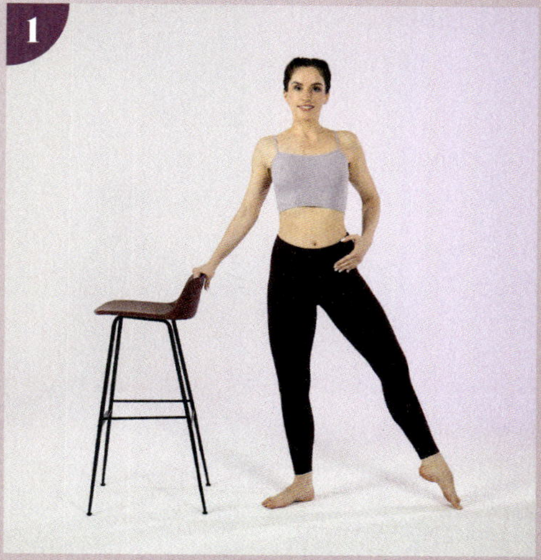

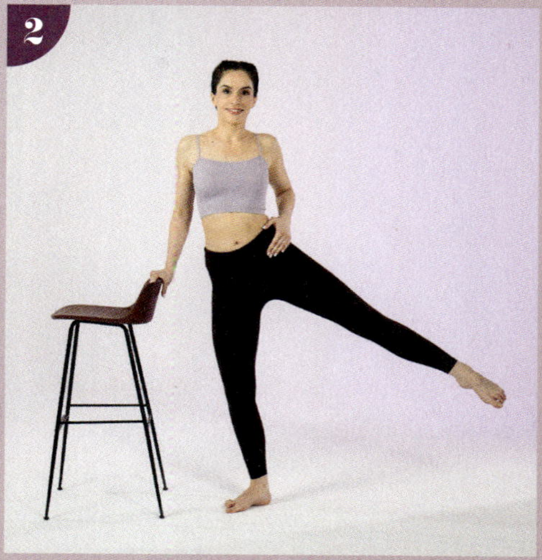

20 Wiederholungen zur gleichen Seite wie beim Step-out, danach 30 Sekunden Pulses in der oberen Position, danach 30 Sekunden in der oberen Position halten; danach Seitenwechsel für Step-out und Leg Lift an der Stange

Lunge

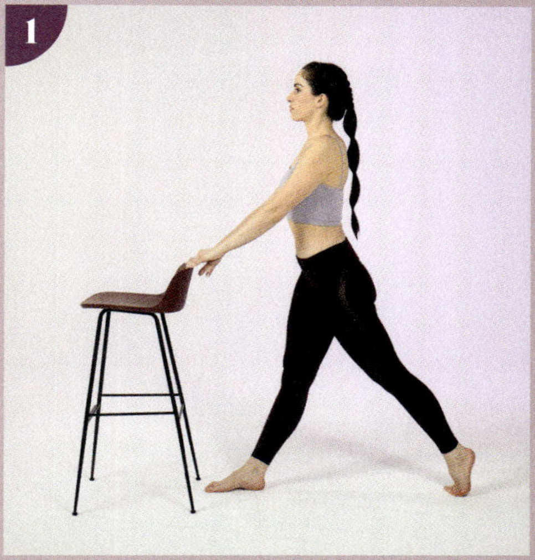

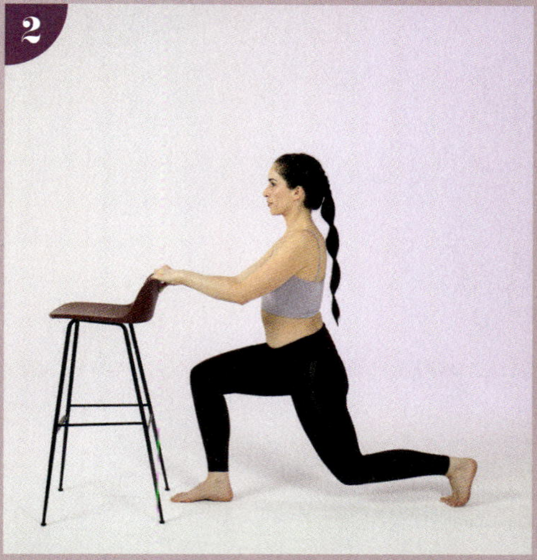

20 Wiederholungen pro Seite, direkt abwechselnd rechts und links nach hinten steigen

Wechselsprünge

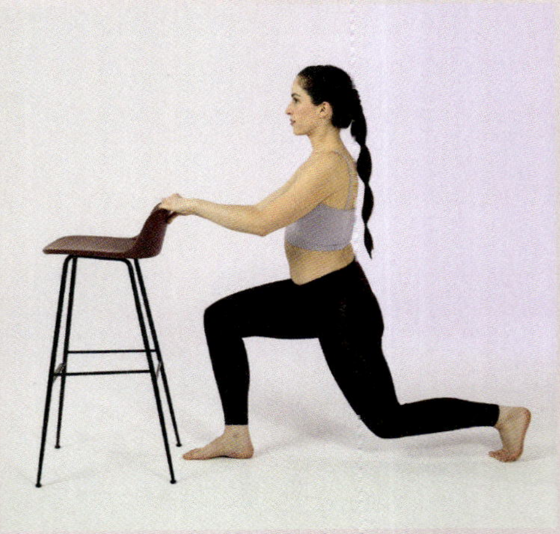

Jetzt werden wir dynamischer: Wechselsprünge bedeuten, du wechselst ohne Pause direkt im Sprung. Hier sollte der Herzschlag ordentlich hochgehen. Achte trotzdem noch auf eine kontrollierte Ausführung und sichere Landung. 20 Wiederholungen dynamisch, danach 30 Sekunden pro Seite Pulses in der tiefen Lunge-Position und 30 Sekunden halten.

Push-up

Kommen wir nun zu den Armen und dem Oberkörper.

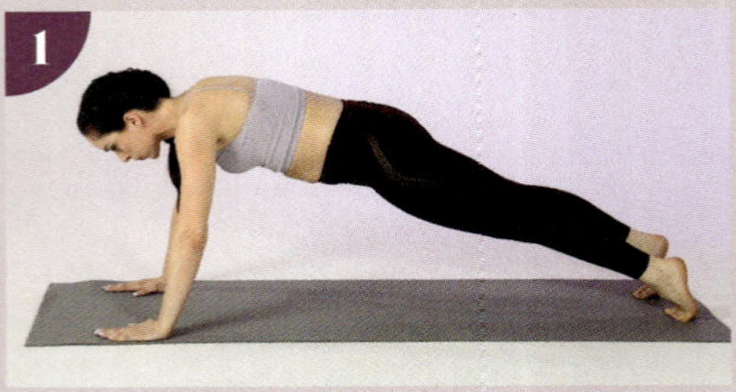

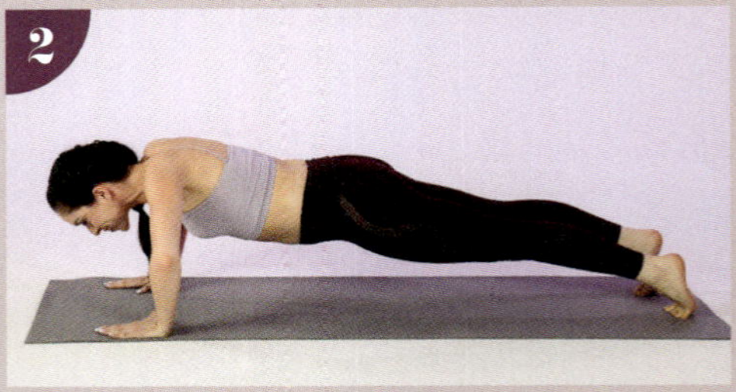

10 Wiederholungen, danach 30 Sekunden die tiefe Liegestützposition halten

Ballerina Climber

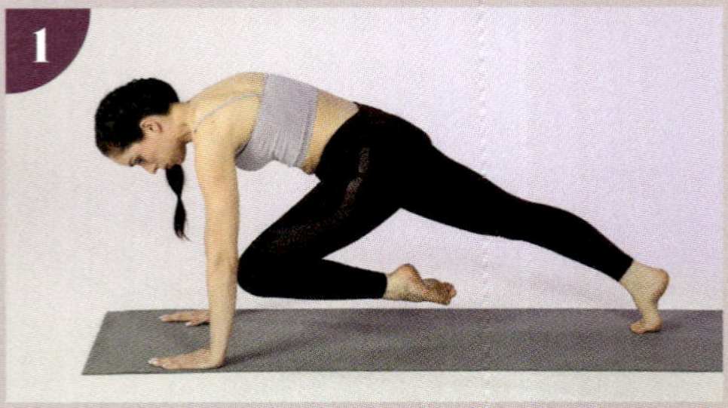

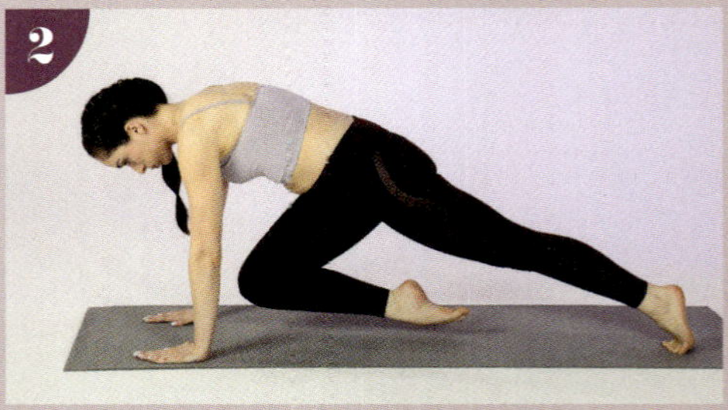

30 Wiederholungen pro Seite so schnell du kannst (wenn du eine Pause brauchst, dann pausiere!), danach 30 Sekunden in der hohen Stützposition halten, danach erneut 30 Wiederholungen pro Seite so schnell du kannst, und noch mal 30 Sekunden in der hohen Stützposition halten

Cool-down

Für das Cool-down kommst du nun wieder in Rückenlage. Zeit für ein bisschen Entspannung nach diesem schweißtreibenden Workout!

Kindposition
20 bis 30 Sekunden in der Dehnung bleiben

Länge für Beinrückseite und Gesäß
Knie anziehen: 30 Sekunden halten
Bein strecken: 30 Sekunden halten

Figure 4

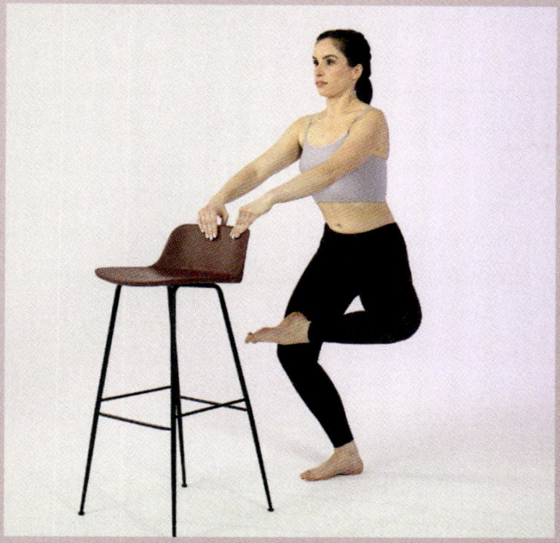

Viererzeichen: 30 Sekunden halten; danach alle 3 Dehnungen mit der anderen Seite wiederholen

Entlastungshaltung
30–45 Sekunden

Nimm mit den Beinen Schwung, sodass du ins Sitzen kommst. Richte dich hier im Schneidersitz ein, beide Sitzbeinhöcker fest in die Matte gepresst, und nimm einen tiefen Atemzug. Good job!

Workout
7

Barre Core
Express-Workout für die Körpermitte

Dauer: 15 Minuten

Equipment: Fitness- oder Yogamatte

In diesem 15-minütigen Workout widmen wir uns hauptsächlich deiner Rumpfmuskulatur im Bauch- und Rückenbereich. Durch seinen ganzheitlichen Ansatz stärkt das Barre-Training strukturell die Körpermitte und hilft bei Aufrichtung und Haltungsverbesserung.

Warm-up

Wir starten mit einem kleinen Warm-up für den ganzen Körper.

Hüftkreise

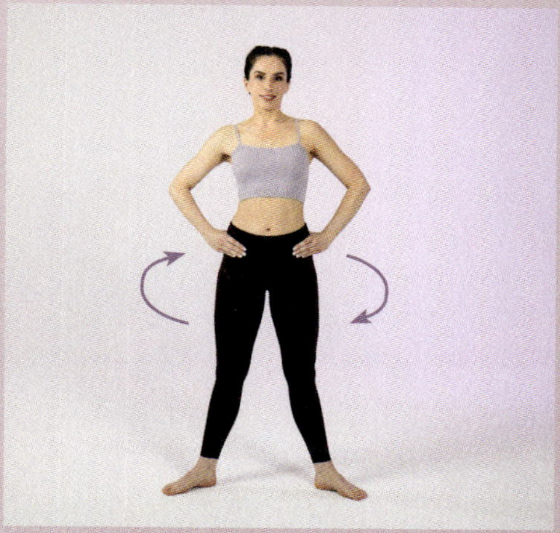

5 Atemzüge im Stand, dann 15 Kreise im Uhrzeigersinn, danach 15 Kreise gegen den Uhrzeigersinn

Tuck

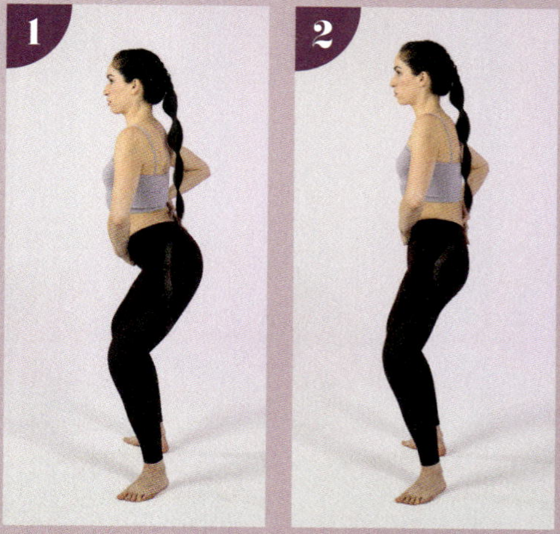

10 Wiederholungen

Überkopf-Strecken aus dem Kaktus (siehe Armzirkel, Teil 2)

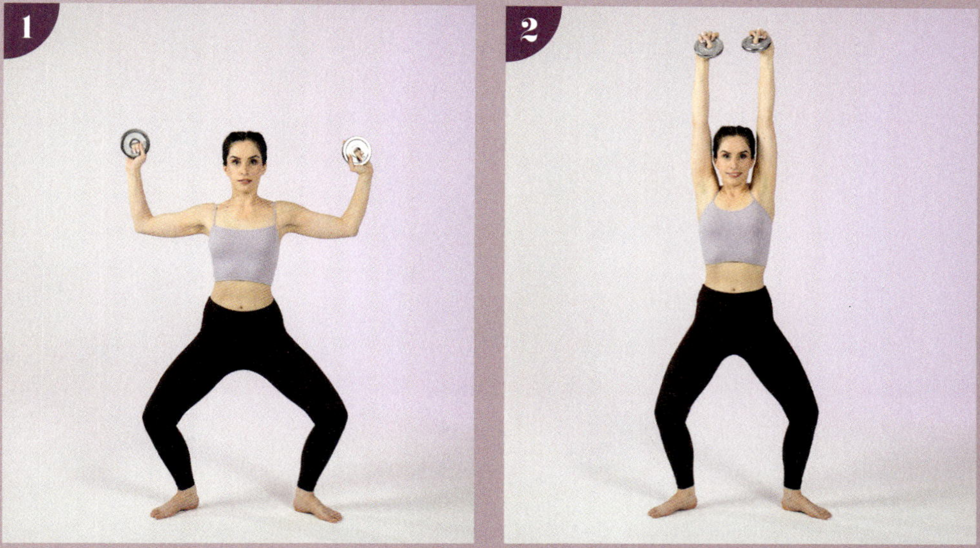

20 Wiederholungen mit Konzentration auf die Spannung in der Körpermitte

Hauptteil

Wir starten in den Hauptteil des Workouts. Hierfür brauchst du deine Yogamatte. Breite sie auf dem Boden vor dir aus und begib dich in Rückenlage.

C-Curve

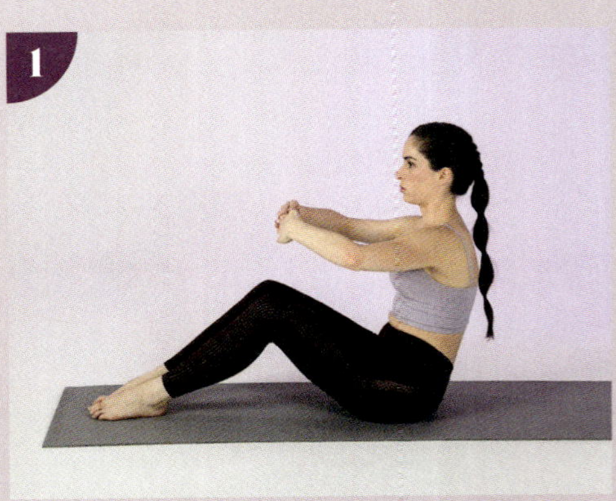

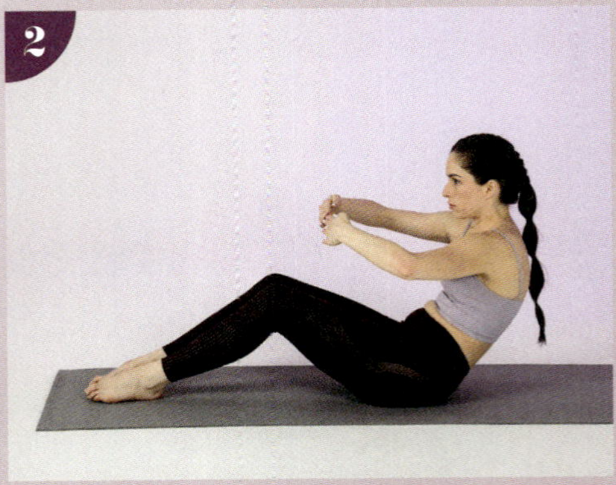

20 Wiederholungen, danach 30 Sekunden in der zurückgelehnten Position halten

C-Curve mit Armheben

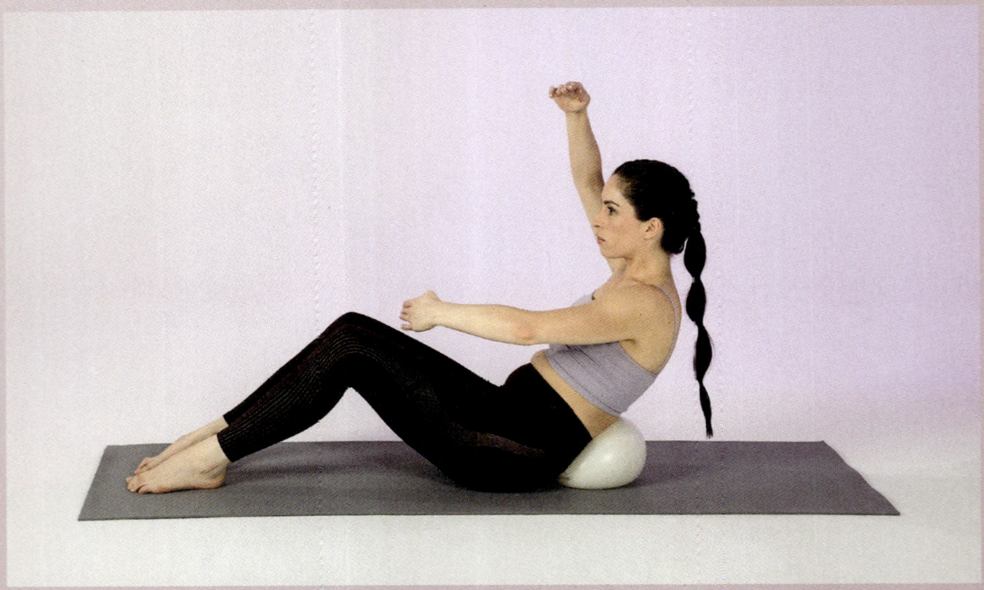

20 Wiederholungen pro Seite

C-Curve mit Rotation

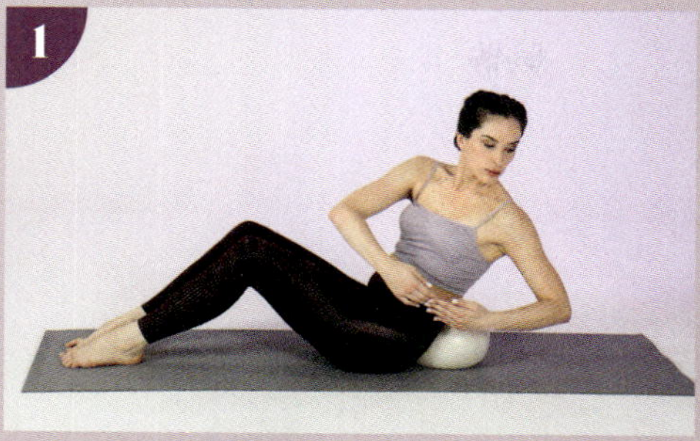

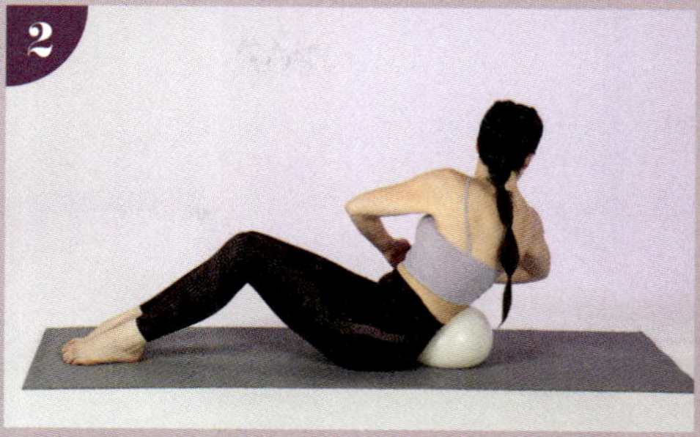

20 Wiederholungen pro Seite.

Kurze Pause, lege dich ab und entspanne deine Bauchmuskeln. Du kannst sie auch gerne sanft mit deinen Händen massieren. Atme durch und mache dich bereit für die nächste Übung.

Oberkörperheben aus der Bauchlage

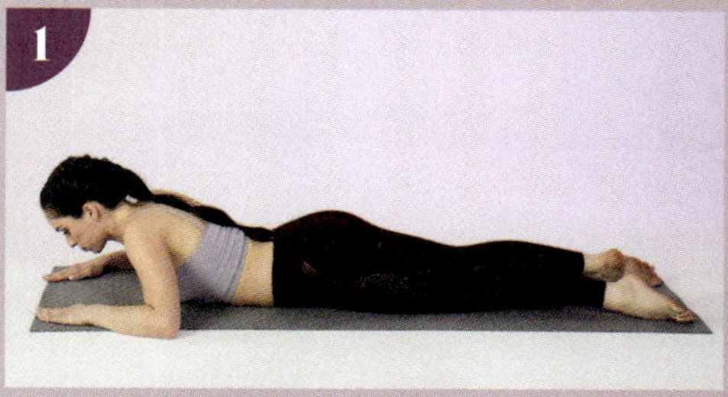

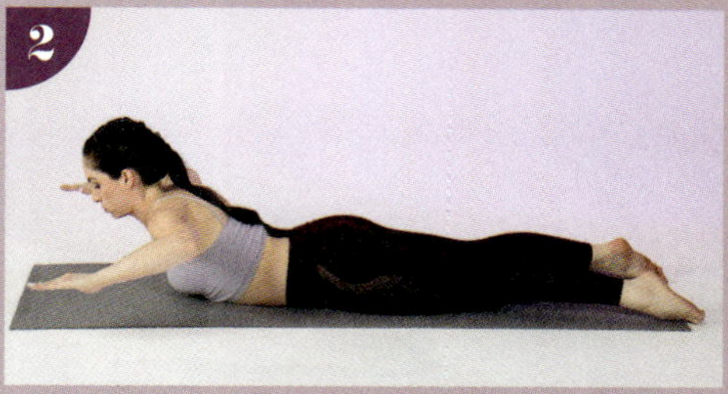

20 Wiederholungen

Superman

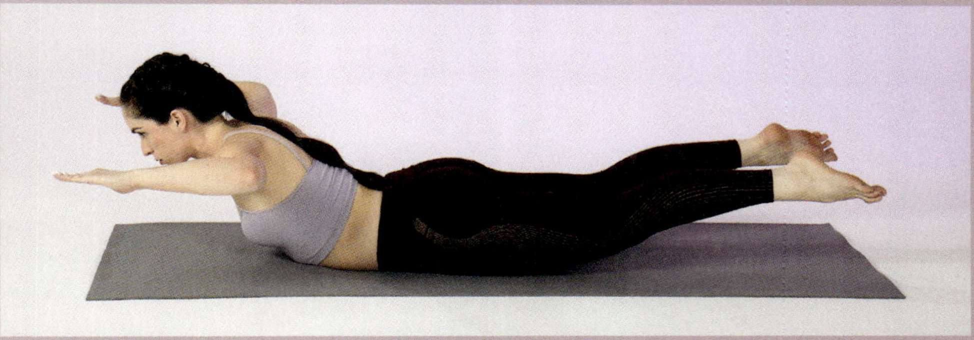

10 Wiederholungen dynamisch, danach 20 Sekunden in der oberen Position halten, danach 20 Sekunden Paddelbewegungen

Prone Plié

Wir bleiben in Bauchlage. Jetzt wird dein Gesäß ein wenig gefordert.

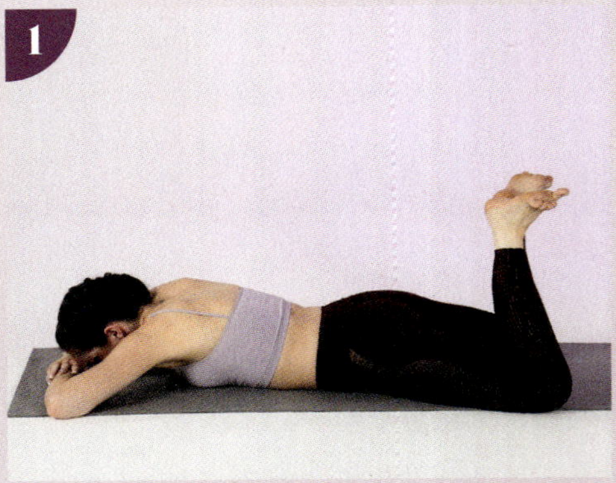

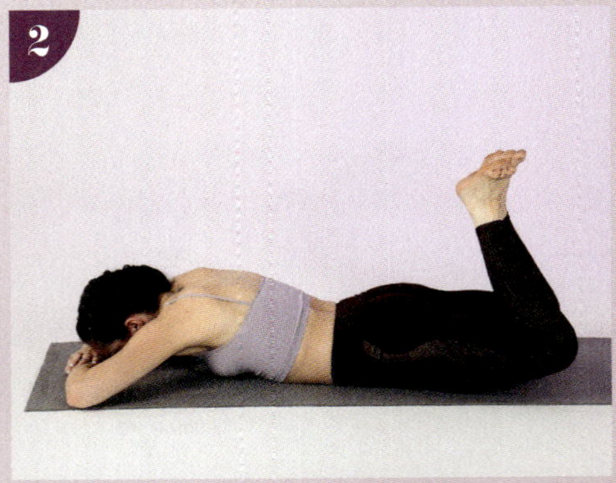

20 Wiederholungen

Ballerina Climber

Für die letzte Übung im Hauptteil kommst du aus der Bauchlage in den Vierfüßlerstand. Wir wollen deinen Core noch mal ordentlich fordern!

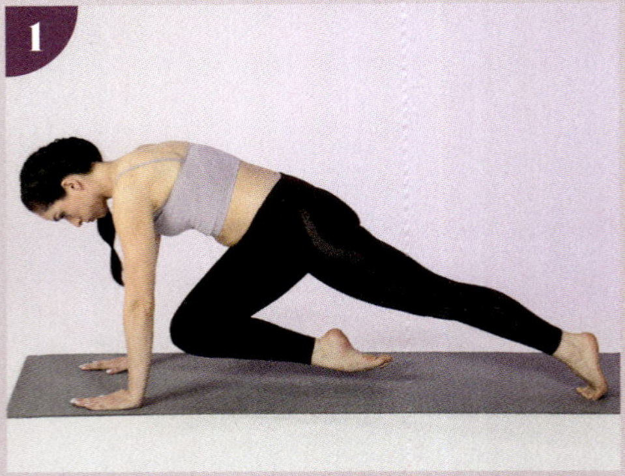

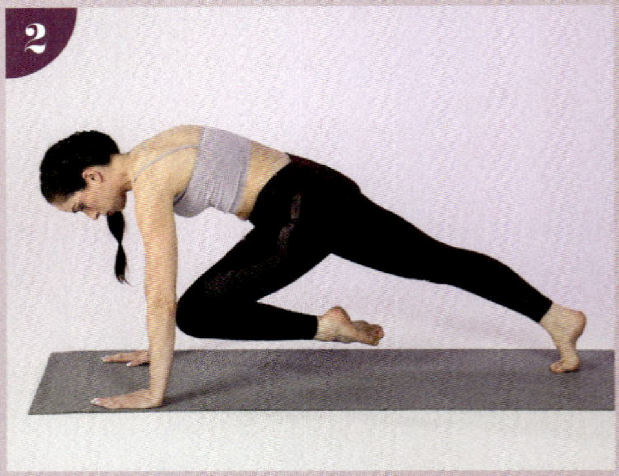

8 Wiederholungen pro Seite

Cool-down

Relax, leg dich ab, wir kommen zum entspannten Abschluss.

Rückenlage, Arme über dem Kopf
10 tiefe Atemzüge

Katze–Kuh

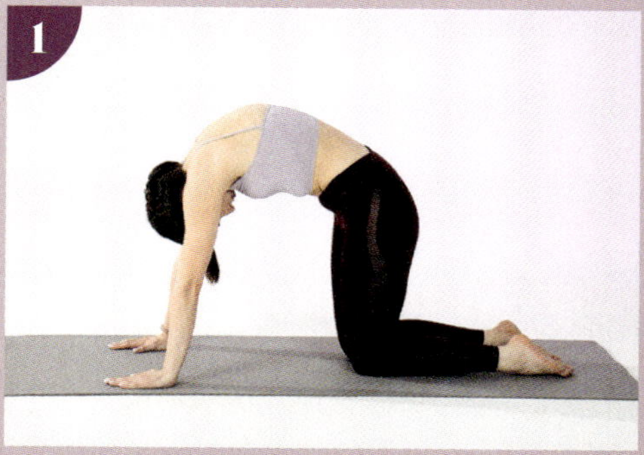

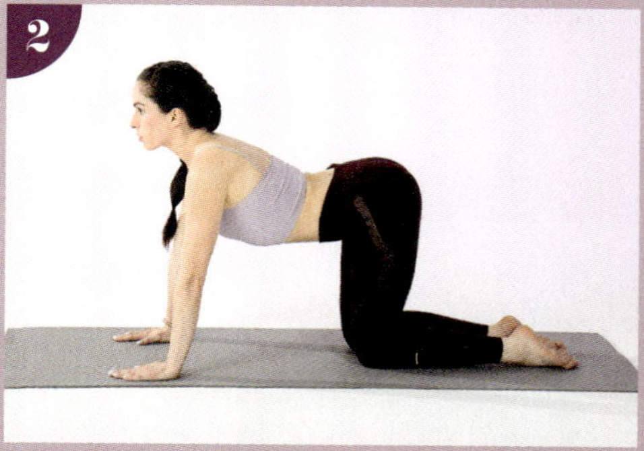

10 Wiederholungen

Schulterdehnung mit Einfädeln

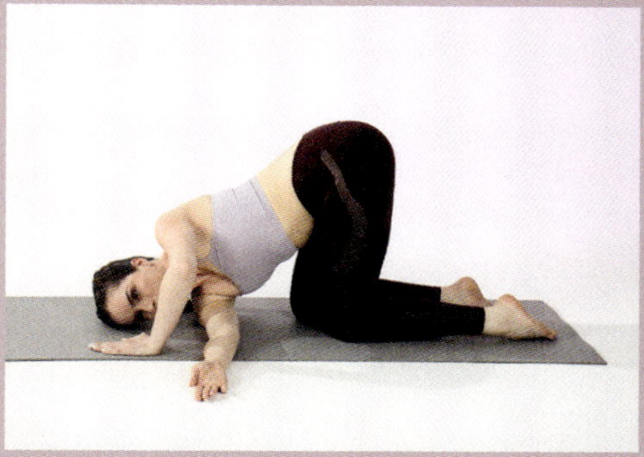

10 bis 15 Sekunden pro Seite

Kindposition
1 Minute halten.

Richte dich über deinen eigenen Weg auf in einen Stand. Strecke die Arme mit der Einatmung lange über den Kopf und mit der Ausatmung bringst du die Hände vor dein Herz – sei stolz auf dich! Gut gemacht!

Workout 8

Barre Advanced

Flow für Fortgeschrittene

Dauer: 20 Minuten

Equipment: Stuhl, Küchentheke oder anderer Stangenersatz, Pilatesball und Gewichtsmanschetten (optional)

Wenn du schon einige Barre-Workouts praktiziert hast, kannst du dich gern langsam an etwas komplizierte Bewegungen wagen. Grundsätzlich gilt natürlich, dass du jede Barre-Übung durch zusätzliches Gewicht oder zum Beispiel durch längeres Halten einzelner Positionen intensivieren kannst. Erfahrene Barre-Coaches kombinieren mehrere Übungen zu einem schönen Flow – den erlebst du am besten in einem Barre-Studio in deiner Nähe. Für heute also erst mal einige etwas fordernde Übungen für zu Hause. Los geht's!

Warm-up

Schulter-Warm-up

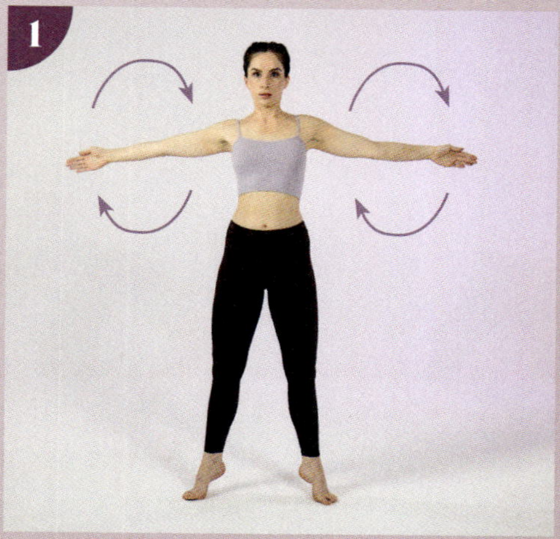

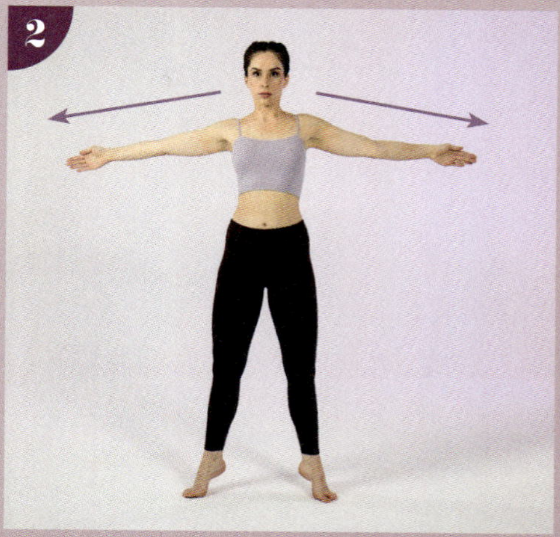

10 Schulterkreise in jede Richtung (vorne und hinten), 10 Wiederholungen Seitziehen

Leg Lift im freien Raum

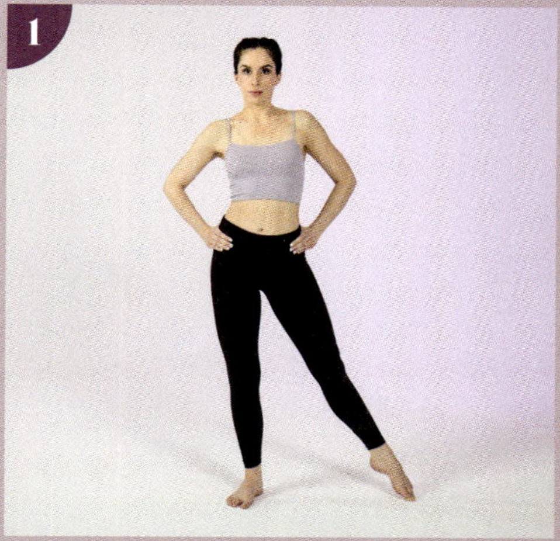

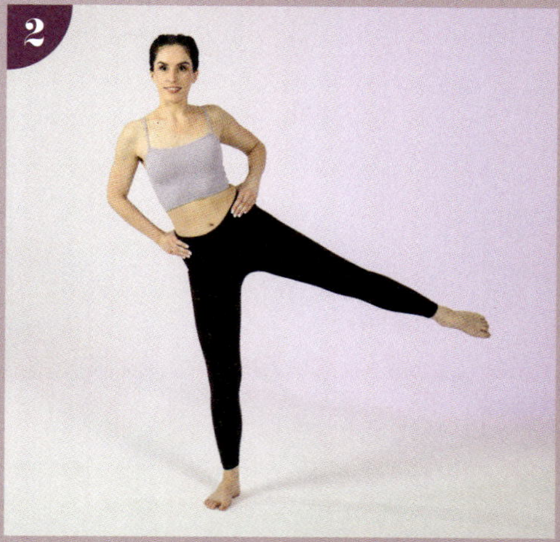

20 Wiederholungen pro Seite

Hauptteil

Curtsy Plié

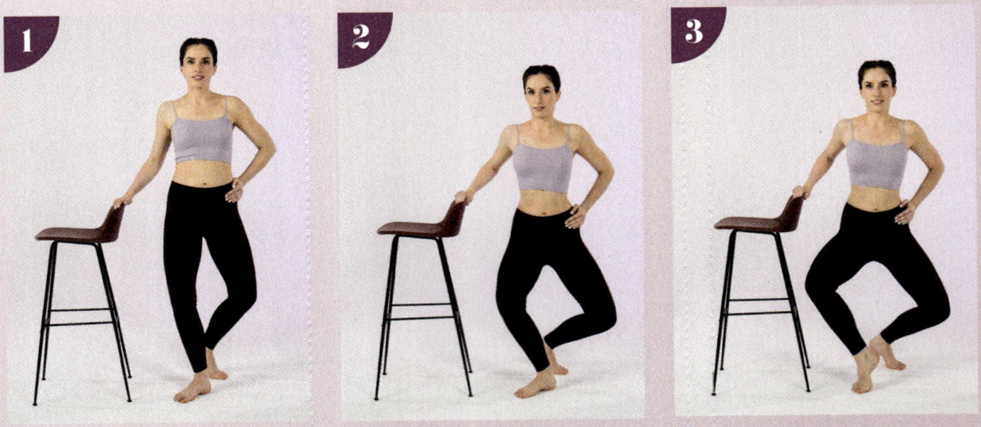

20 Wiederholungen, danach in der tiefsten Position halten, dann hier für 20 Wiederholungen die vordere Ferse heben und senken, danach beide Fersen heben und 30 Sekunden Pulses, danach die Position am tiefsten Punkt 30 Sekunden halten; danach Seitenwechsel

Passé

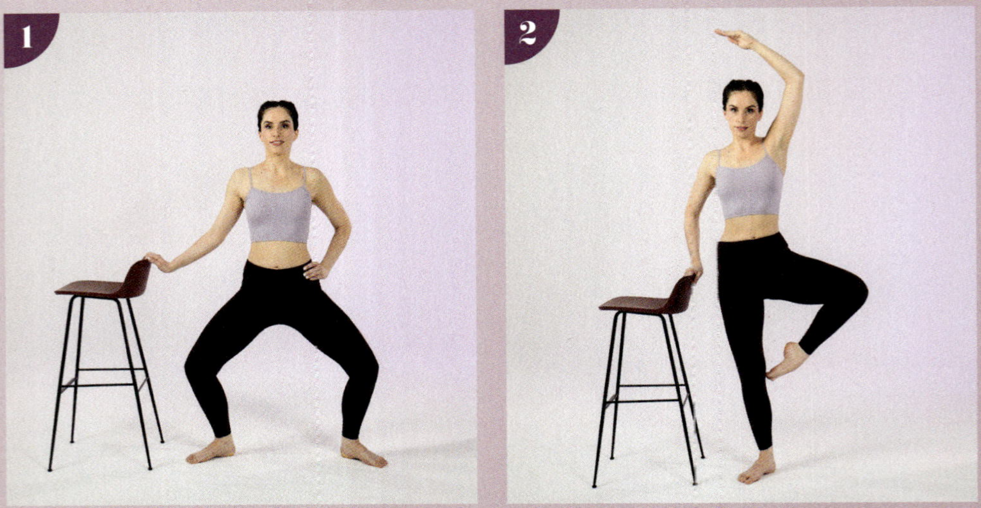

20 Wiederholungen, danach 30 Sekunden in der oberen Position halten; danach Seitenwechsel

Leg Lift an der Stange mit Ball

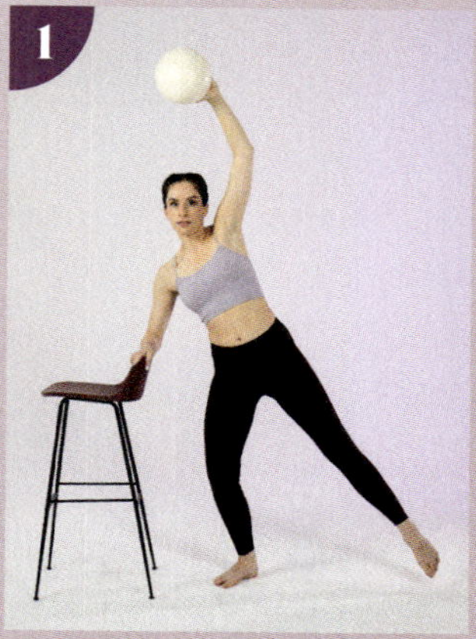

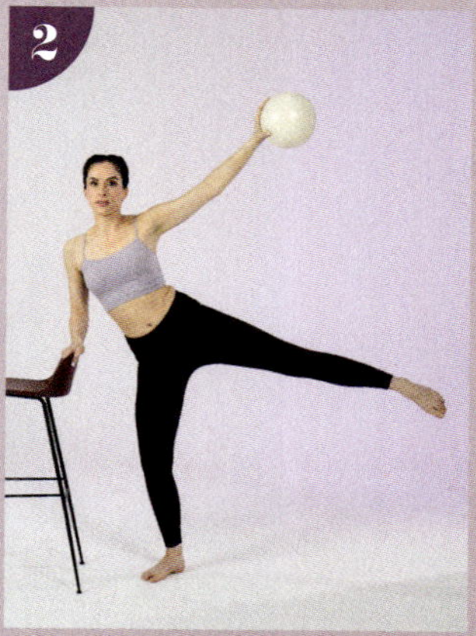

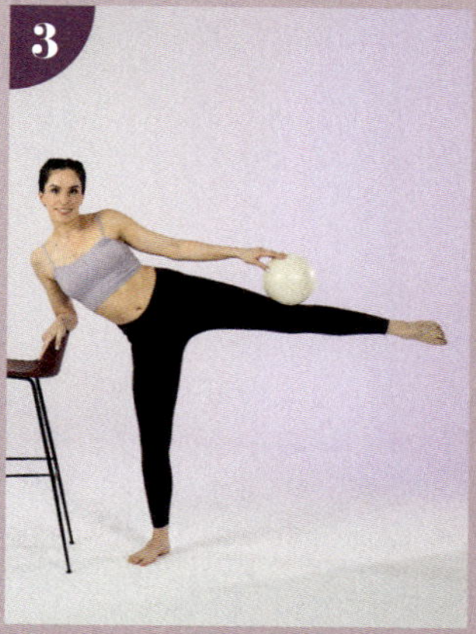

20 Wiederholungen heben und senken, danach in der oberen Position 20 Sekunden halten und Ball und Bein zusammenbringen und wieder lösen

Cool-down

Dehnung von Leiste und Oberschenkelvorderseite

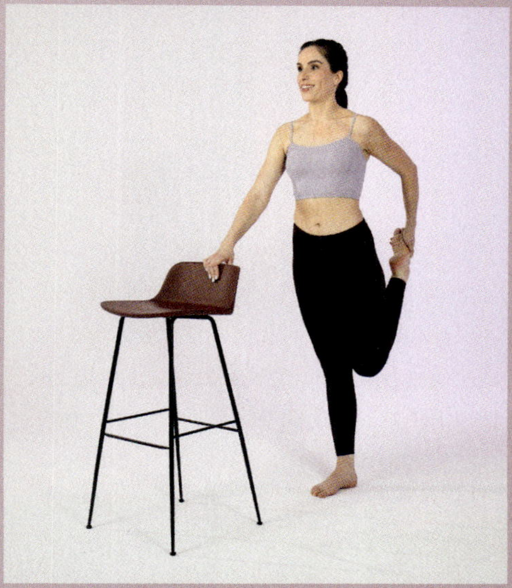

30 bis 45 Sekunden pro Seite

Katze–Kuh

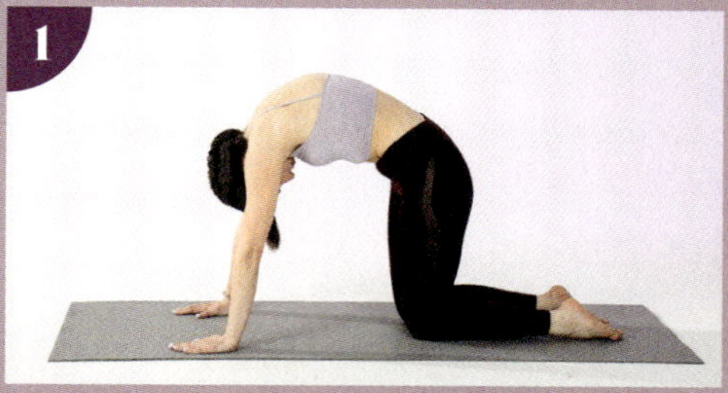

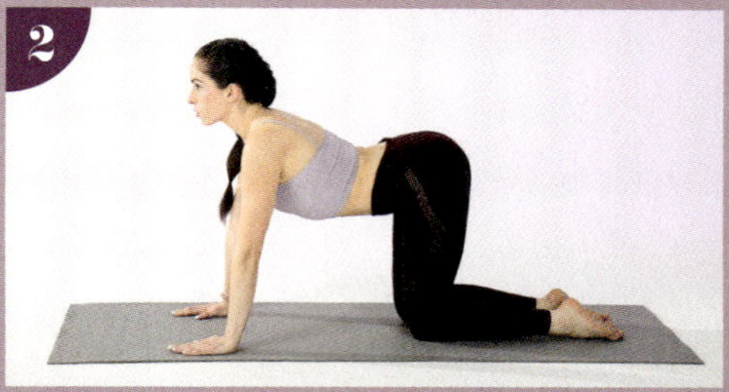

20 Wiederholungen, danach auf den Bauch legen, die Hände unter die Schläfen, und für ein paar Atemzüge verweilen

Workout 9

Barre Stretch
Stretch-Flow

Dauer: 10 Minuten

Equipment: stabiler Stuhl mit Lehne oder Küchentresen, Gewichtsmanschetten (optional)

Wer viel Krafttraining macht, sollte auch regelmäßig dehnen. Stretching ist sehr wichtig für den Körper, denn es verbessert die Beweglichkeit und kann Verletzungen vorbeugen. Durch regelmäßige Dehnübungen wird eine gute Durchblutung sichergestellt. Beim Barre spielt Stretching eine große Rolle. Häufig werden Übungen, die die Muskeln dehnen, direkt ins Training integriert und kurze Dehnsequenzen an kräftigende Abschnitte angeschlossen. Es gibt aber auch reine Barre-Stretch-Klassen, in denen es eine Stunde lang ausschließlich um Dehnungen geht. Dieses Workout kommt fast ganz ohne Warm-up und Cool-down aus, du startest direkt in die Übungen beziehungsweise nutzt die ersten Übungen, um die Muskeln aufzuwärmen. In diesem 10-minütigen Barre-Stretch-Flow aktivierst du die Muskeln zunächst und dehnst sie dann gezielt. Dein Körper wird es dir danken!

Warm-up

Schulter-Warm-up

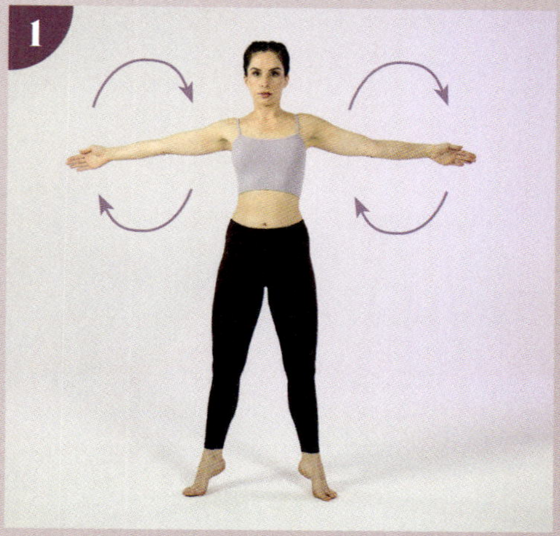

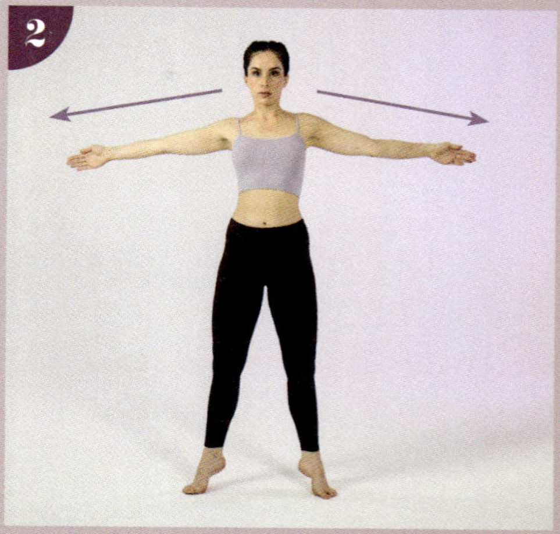

10 Schulterkreise in jede Richtung (vorne und hinten), 10 Wiederholungen Seitziehen

Tendu nach vorn

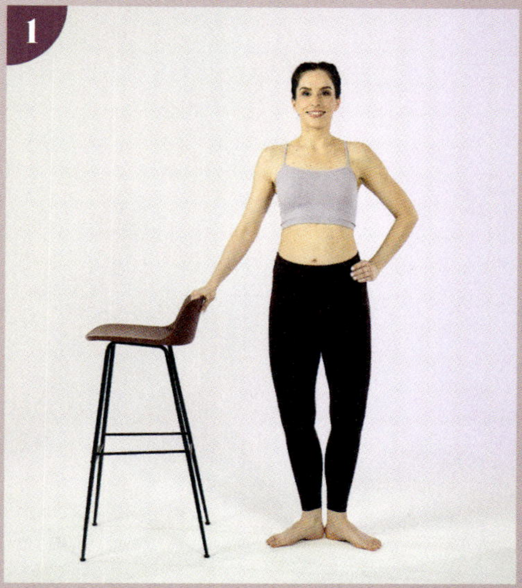

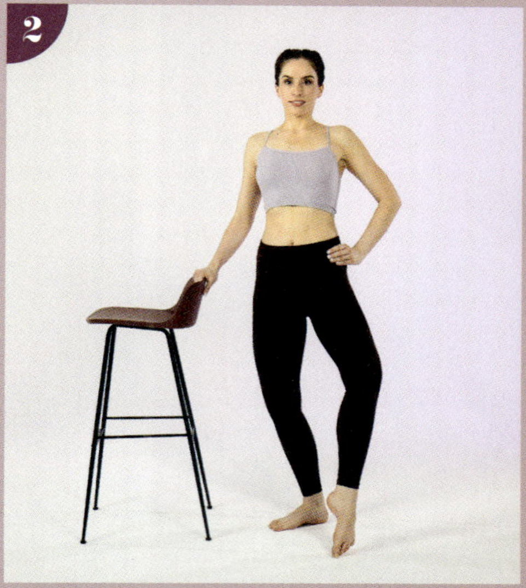

20 Wiederholungen, danach 30 Sekunden Pulses in der oberen Position, danach 30 Sekunden in der oberen Position halten; dann Seitenwechsel

Tendu nach hinten

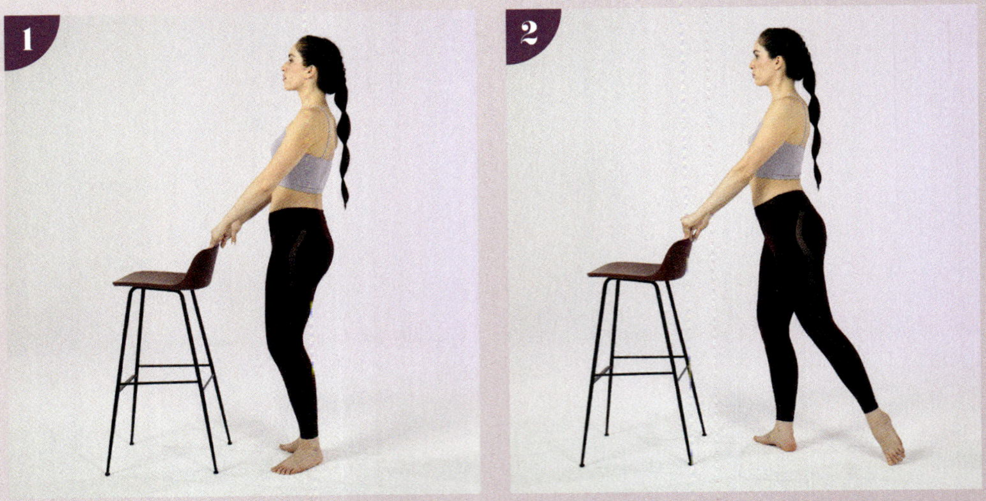

20 Wiederholungen, danach 30 Sekunden Pulses in der oberen Position, danach 30 Sekunden in der oberen Position halten; dann Seitenwechsel

Hauptteil

So, jetzt geht es nach der kurzen, aber intensiven Aktivierung ans Stretching.

Front Split Stretch

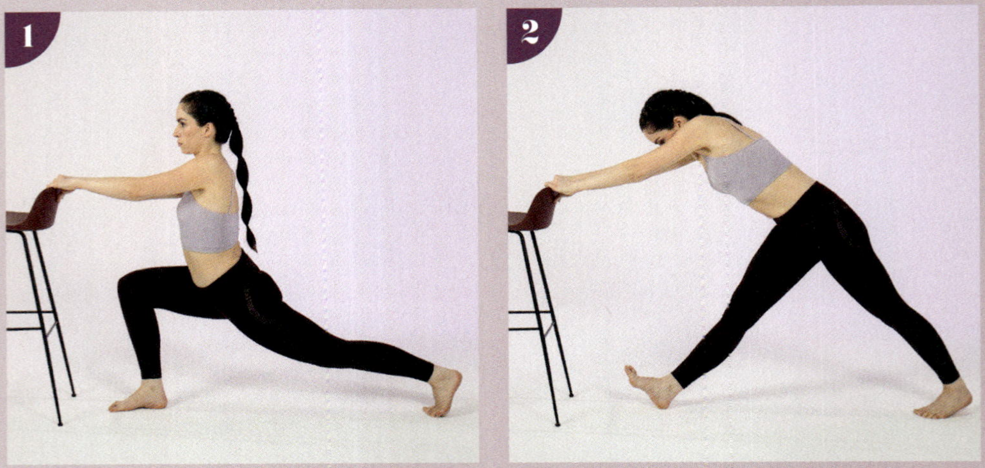

15 Wiederholungen pro Seite

Side Split Stretch

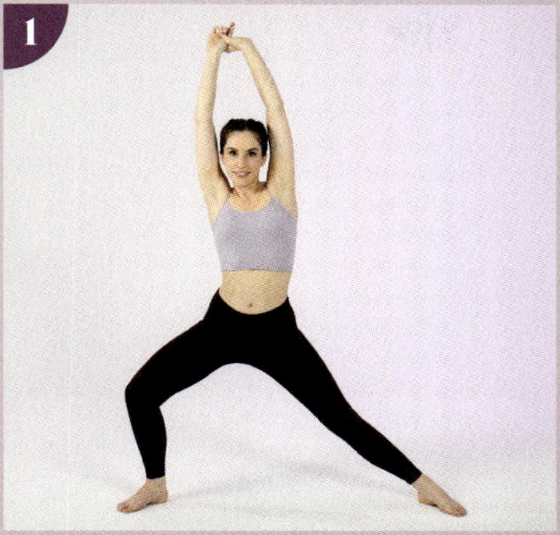

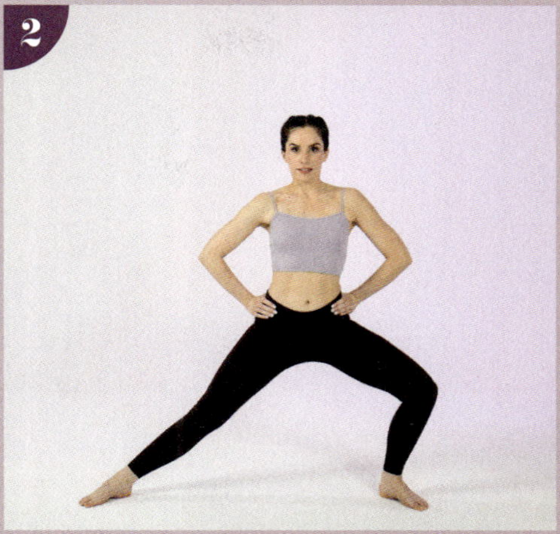

15 Wiederholungen pro Seite

Cool-down

Katze–Kuh

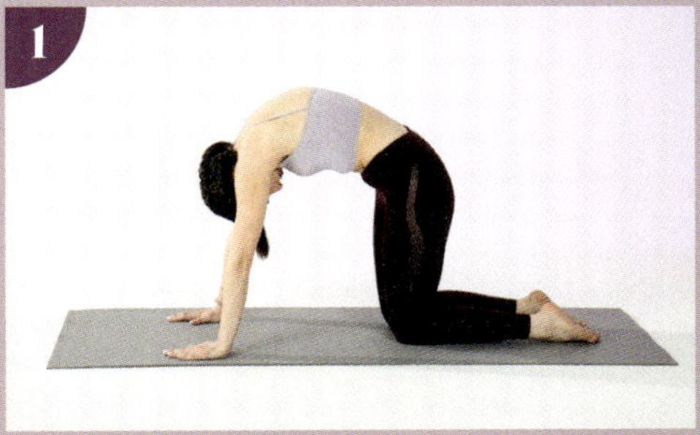

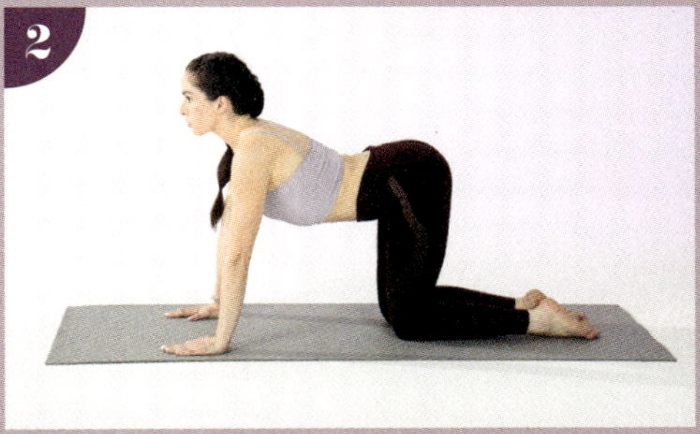

10 Wiederholungen

Geschafft, 10 Minuten Stretching sind erledigt! Dein Körper wird es dir danken!

Workout 10

Lunch Break Barre

Aktivierender Flow

Dauer: 15 Minuten

Equipment: Barre-Ersatz wie Küchentresen oder stabiler Stuhl, Fitness- oder Yogamatte

Viele Menschen bewegen sich nicht ausreichend. Die Erklärung lautet oft: »Ich habe keine Zeit.«. Ja, der Alltag kann sehr vollgepackt sein mit Aufgaben und dann ist man abends auch mal ganz froh, sich etwas erholen zu können. Aber es hilft oft schon, regelmäßig ein kurzes Workout in den Tagesablauf zu integrieren. 15 Minuten Barre in der Mittagspause zum Beispiel – das funktioniert natürlich super zu Hause, aber auch im Büro kannst du diese kurze Trainingseinheit sehr gut ausführen. Du brauchst lediglich einen Barre-Ersatz – am besten einen Küchentresen oder einen Schreibtisch, alternativ einen stabilen Stuhl mit Lehne sowie eine Yogamatte oder einen anderen weichen Untergrund, auf den du dich ohne schlechtes Gefühl legen kannst. Du brauchst auch nicht zwingend Sportkleidung – nur eine Hose, in der du dich gut bewegen kannst, ist wichtig.

Warm-up

Squat mit langen Armen im freien Raum

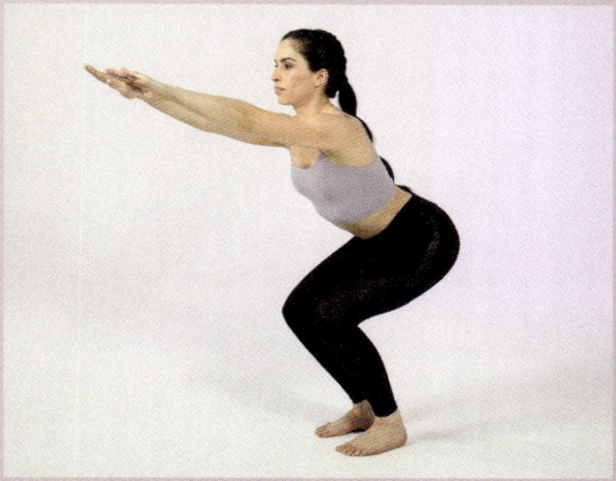

Aus dem Stand mit hängenden Armen nach hinten setzen, Arme neben den Kopf anheben; wieder aufrichten und Arme senken; 15 Wiederholungen

Hauptteil

Deine Pomuskeln sollten jetzt gut aktiviert sein und auch der Rest des Körpers ist durch die notwendige Spannung »angeschaltet«.

Standing Pretzel

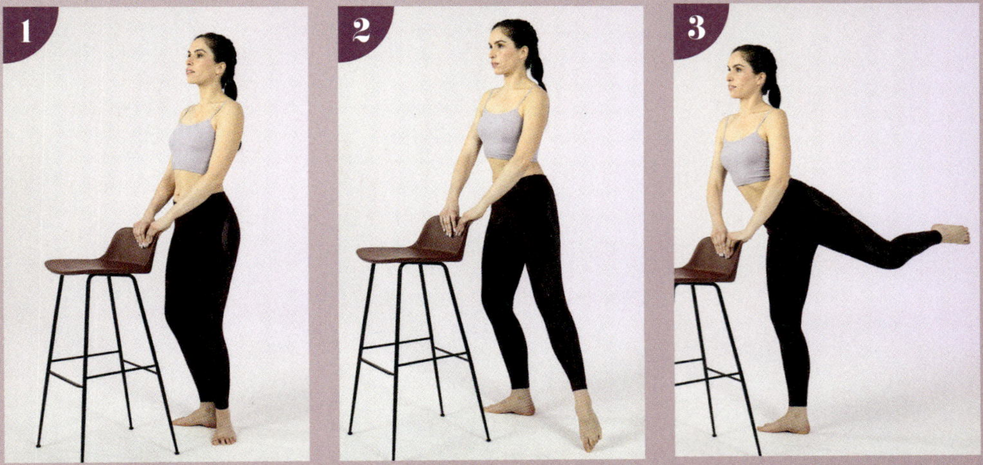

20 Wiederholungen heben und senken, danach 60 Sekunden Pulses, 30 Sekunden in der obersten Position halten; dann Seitenwechsel

Sexy Walk

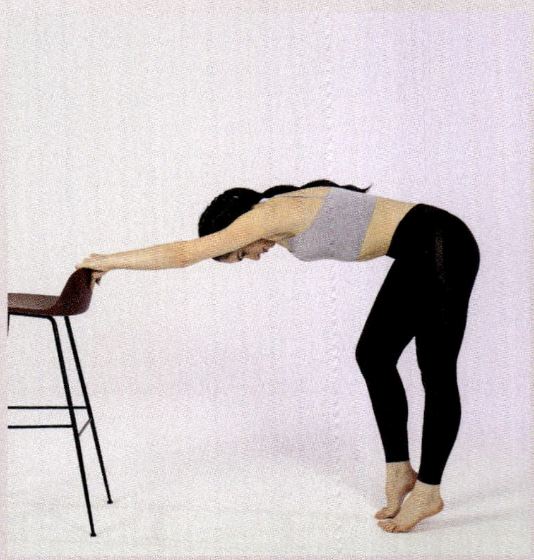

30 bis 45 Sekunden

Push-up im Stehen

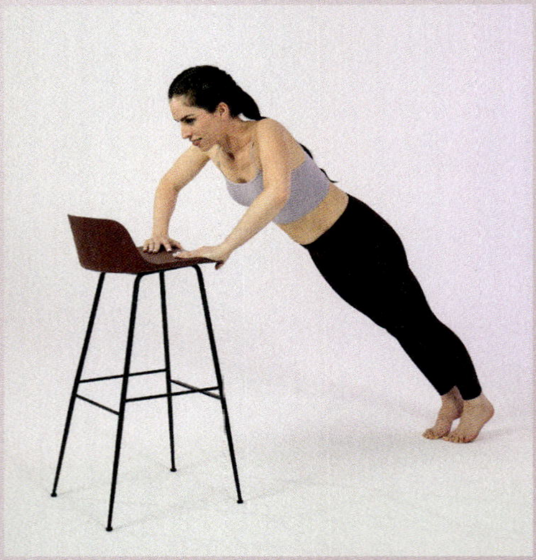

15 Wiederholungen mindestens, gern mehr

Chest and Back Opener

Nach den Push-ups wollen wir eine kurze Dehnübung dazwischenschieben, bevor es wieder anstrengend wird.

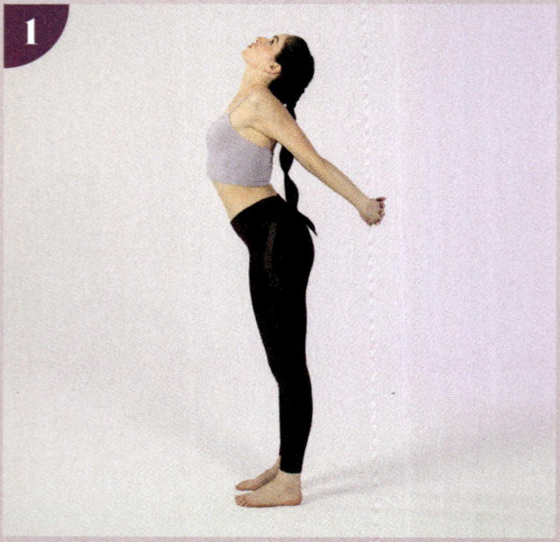

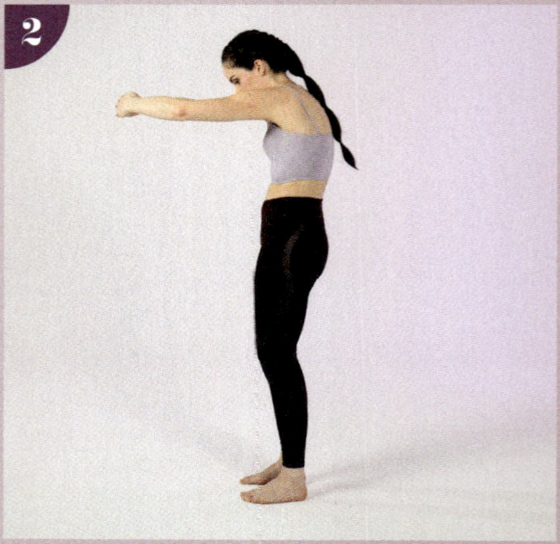

je 30 Sekunden halten

Trizeps-Dips

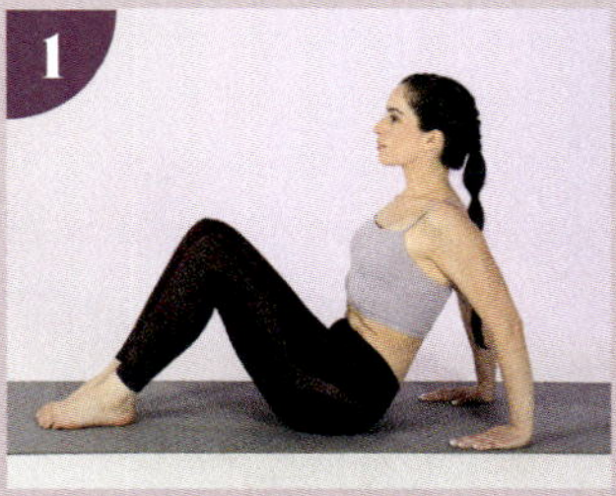

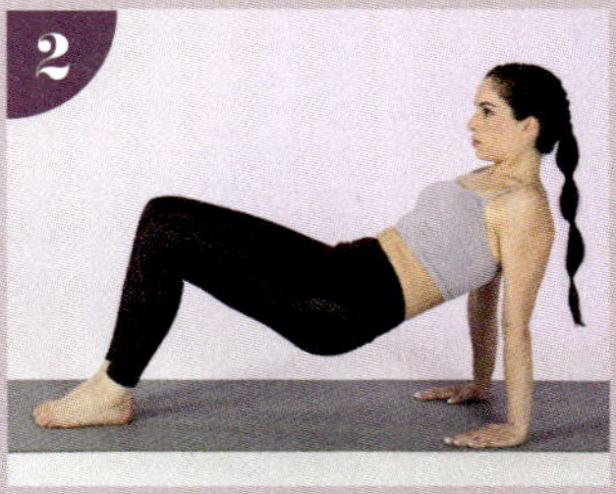

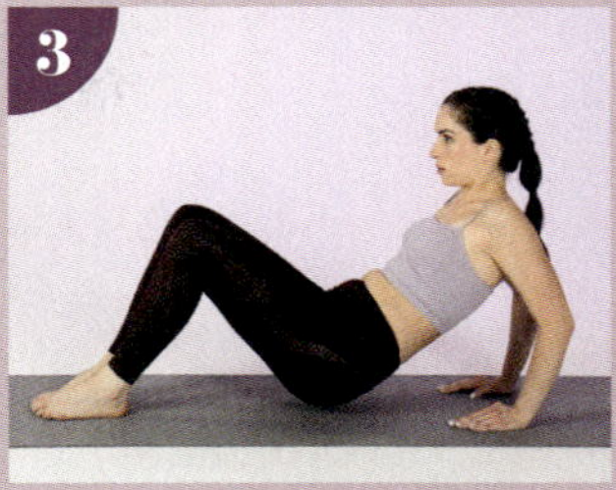

20 Wiederholungen

Bridging

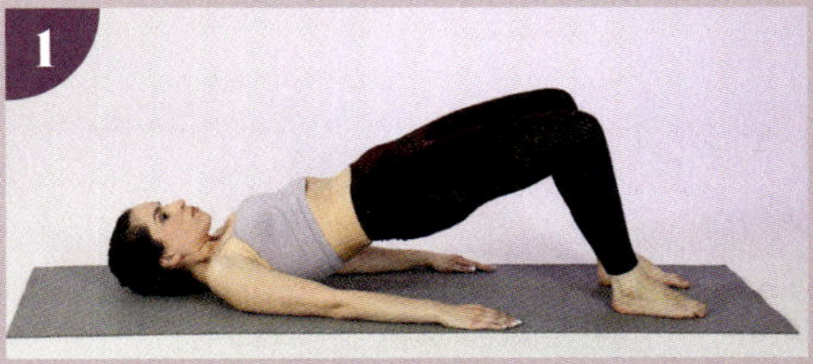

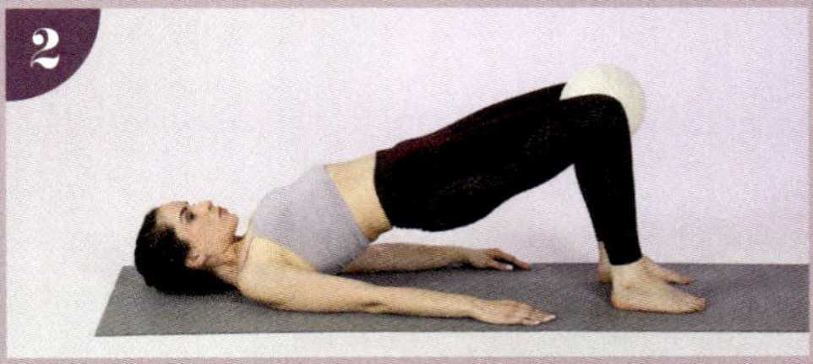

20 Wiederholungen Becken heben, optional mit Pilatesball zwischen den Knien, 30 Sekunden Pulses am höchsten Punkt; wieder 20 Wiederholungen und 30 Sekunden Pulses; wer noch nicht genug hat: Löse ein Bein vom Boden und strecke es aus. 20 Wiederholungen, dann Seitenwechsel.

Cool-down

Dehnung der Beinrückseite in der Rückenlage

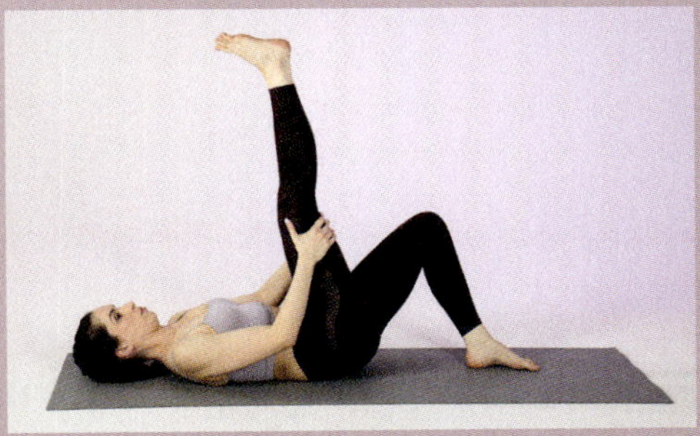

30 Sekunden pro Seite, zusätzlich gern mit dem Fuß kreisen

15 Minuten Lunch Break Barre geschafft – jetzt kann es wieder mit der Arbeit weiter gehen!

Workout 11

Pregnancy-friendly **Flow**

Dauer: 20 Minuten

Equipment: Loop-Widerstandsband und langes Widerstandsband

Dieses Workout ist ein herausforderndes Training für alle. Das Besondere und warum ich ihm diesen Namen gegeben habe: Auch schwangere Frauen in jedem Trimester können es ohne Bedenken absolvieren, da das Training ohne Belastung der geraden Bauchmuskeln auskommt. Aber denke nicht, dass die Körpermitte hier nicht trainiert wird: Die tief liegenden Muskeln werden durch ausgleichende Haltearbeit die ganze Zeit genutzt.

Warm-up

Marschieren am Platz
30 Sekunden

Oberkörperrotation
5 Wiederholungen pro Seite

Schulter-Warm-up

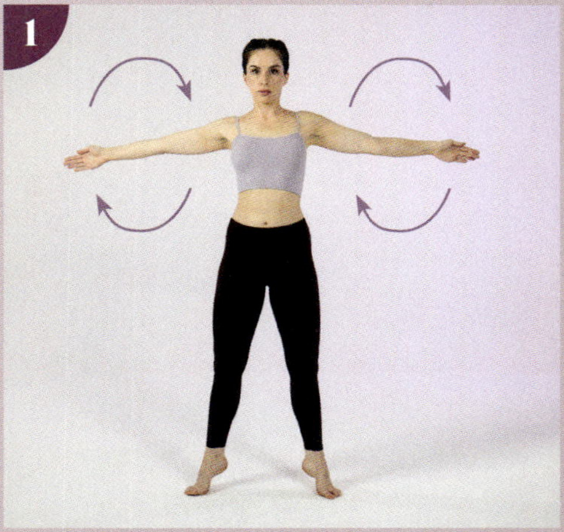

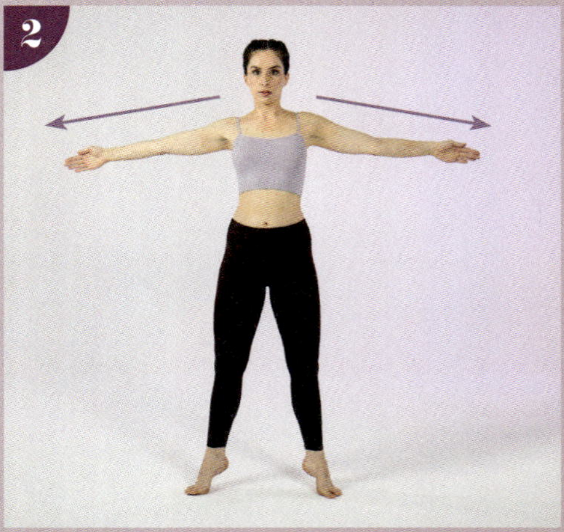

10 Schulterkreise in jede Richtung (vorne und hinten), 10 Wiederholungen Seitziehen

Hauptteil

Plié mit Loop

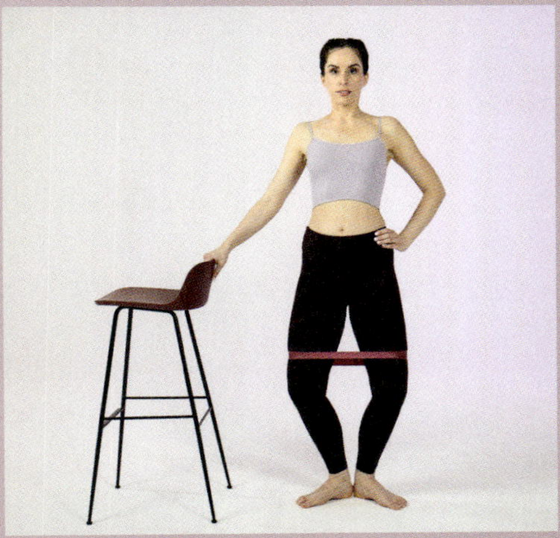

20 Wiederholungen

Pliés im Relevé

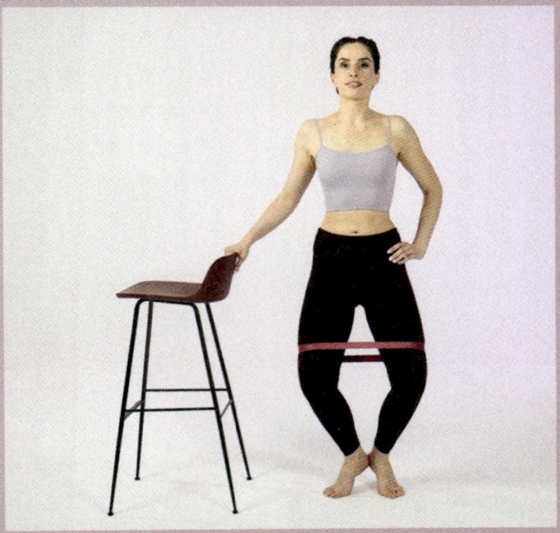

20 Wiederholungen

Knie im Relevé öffnen und schließen

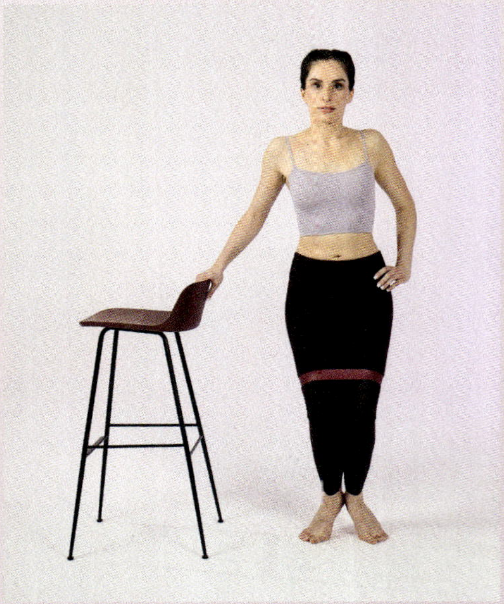

20 Wiederholungen, danach 30 Sekunden Pulses in der geöffneten Position, danach 30 Sekunden in der tiefsten Beuge bleiben

Chair Squat mit oder ohne Loop

Für die nächste Übung brauchst du einen etwas stabileren Stangenersatz, der nicht nachgibt. Ein Küchentresen würde sich gut eignen. Das Loop bleibt um deine Beine gespannt, oberhalb deiner Knie. Wem das mit Loop zu viel sein sollte, kann einfach entspannt ohne mitmachen – brennt trotzdem!

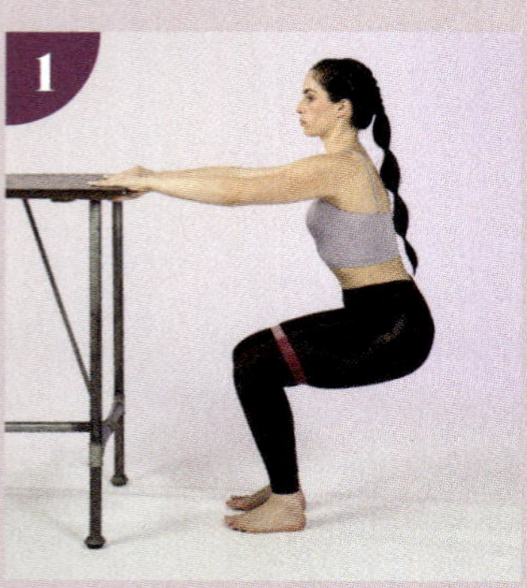

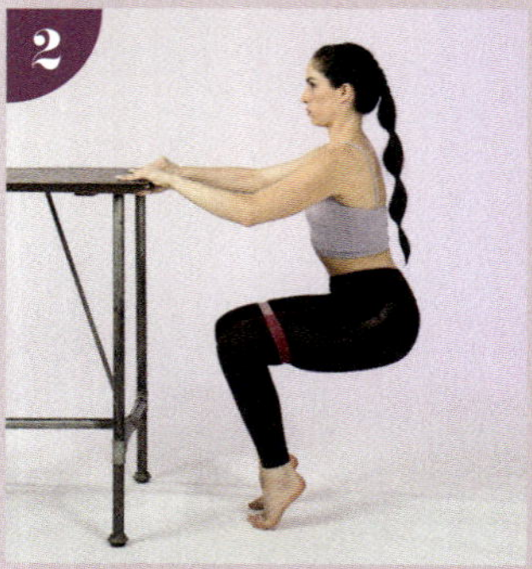

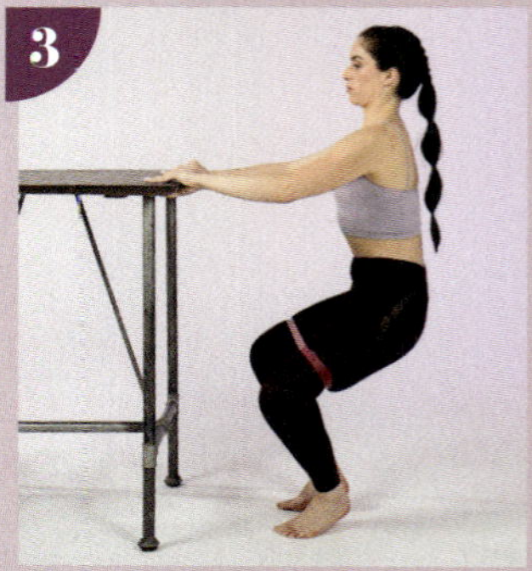

20 Wiederholungen, danach 20 Wiederholungen beide Fersen gleichzeitig anheben und wieder absetzen, danach 20 Wiederholungen Knie öffnen und schließen mit angehobenen Fersen

Bizeps-Curl und Arm Opener

Als Nächstes widmen wir uns dem Oberkörper.

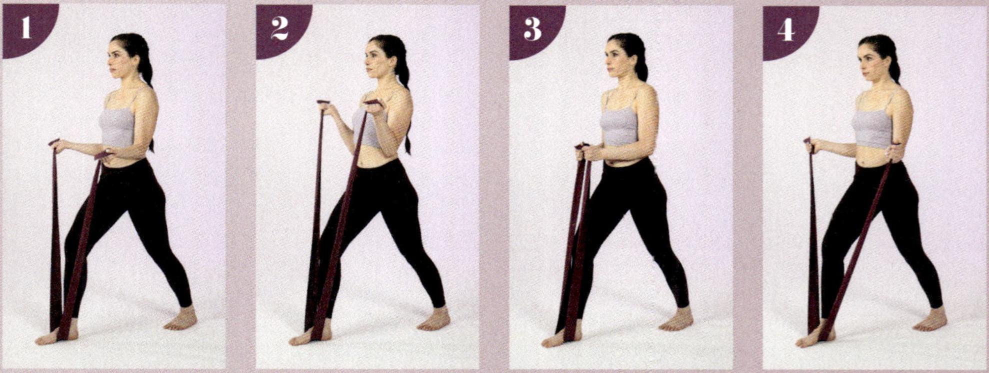

20 Wiederholungen Bizeps-Curl, danach 20 Wiederholungen Arm Opener

Plié Presses

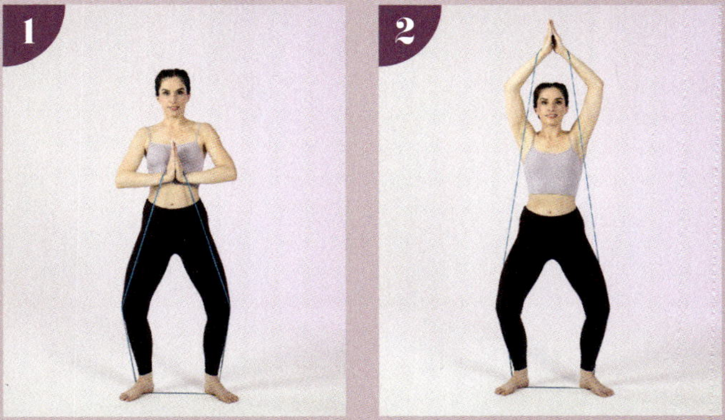

20 Wiederholungen, danach 30 Sekunden Pulses, danach 30 Sekunden die obere Position halten; lege dich danach auf den Rücken und atme tief durch

Sideline Developpé

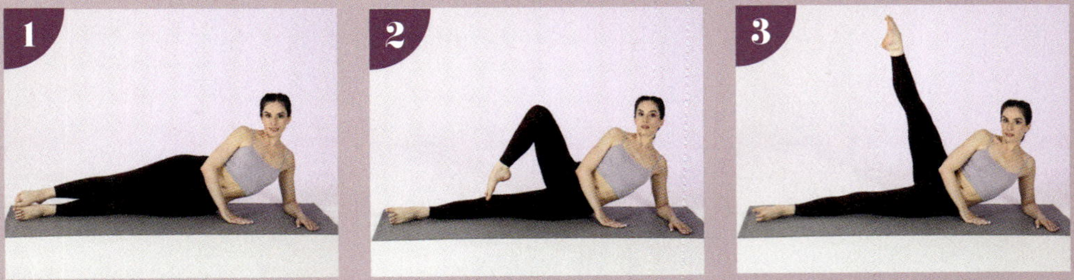

20 Wiederholungen auf jeder Seite

Hydrant

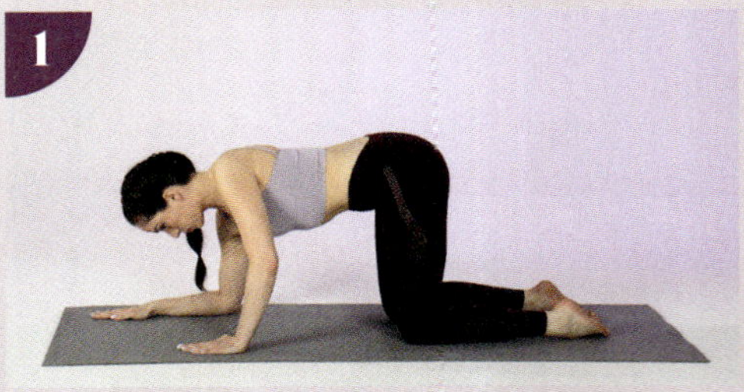
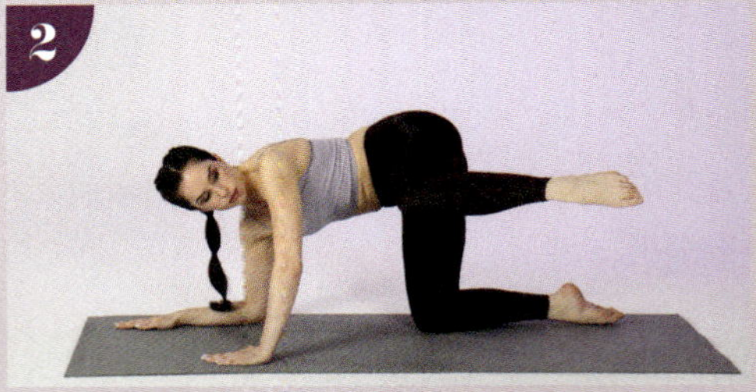

20 Wiederholungen, danach kurz ausschütteln, Knie anheben und 30 Sekunden Pulses nach oben

Sidekicks aus dem Hydrant

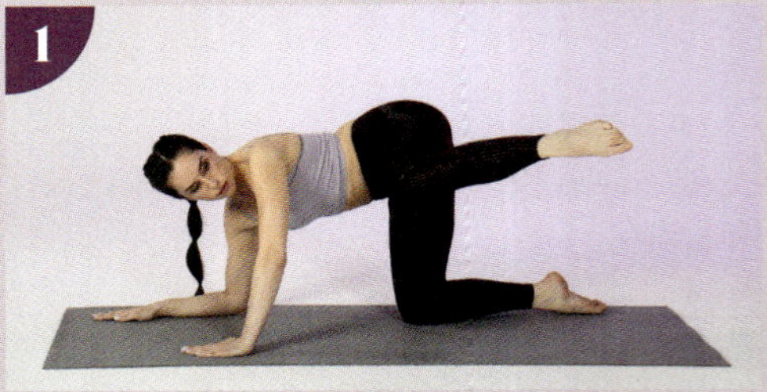
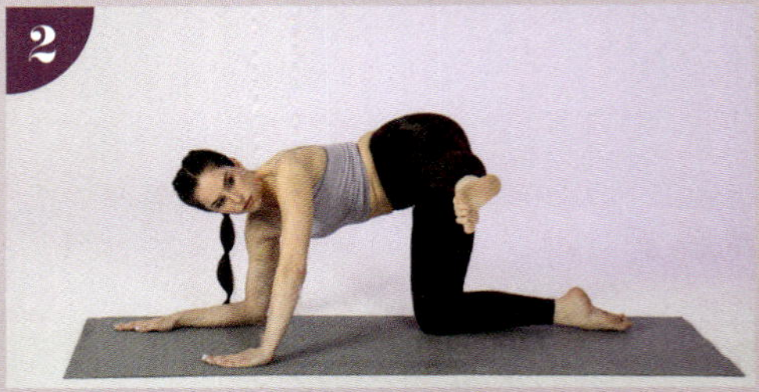

15 Wiederholungen, danach in der Streckung 30 Sekunden Pulses, danach 30 Sekunden das gestreckte Bein halten. Beide Übungen auf der anderen Seite wiederholen.

Cool-down

Dehnung Gesäß und Oberschenkelrückseite im Liegen

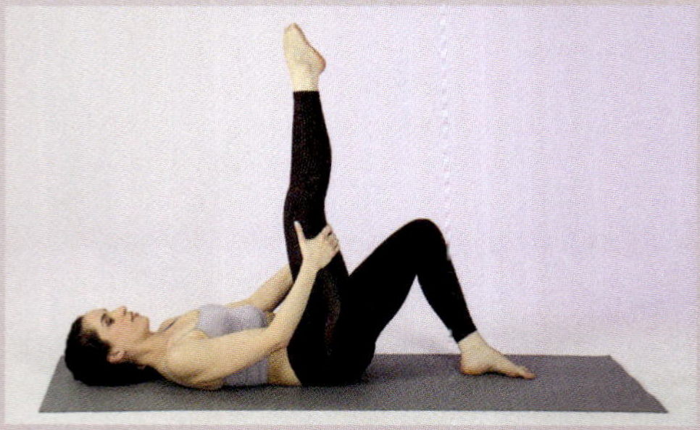

30 Sekunden pro Seite; danach kurz in Rückenlage verweilen

Lege dich dann noch mal in Rückenlage, atme ruhig und langsam und tanke wieder auf. Super Leistung!

Schlusswort

Barre ist ein ganz besonderes Training, das vollkommen zu Recht nach und nach auch den deutschen Fitnessmarkt erobert. Dennoch haben viele Menschen noch nie von Barre gehört. Mit diesem Buch möchte ich dir zeigen, wie kraftvoll, effektiv und leicht zugänglich das Barre-Training sein kann – egal, wo du gerade in deinem Leben oder auf deinem Fitnessweg stehst. Ich möchte dich ermutigen, Bewegung als etwas zu erleben, das auf verschiedenen Ebenen stärkt, anstatt auszulaugen. Mit Hintergrundinformationen, Erklärungen zur korrekten Technik und zahlreichen Übungen möchte ich dich dazu motivieren, den Einstieg in das Barre-Workout zu wagen.

Barre hat mein eigenes Leben verändert – nicht nur was den Körper angeht, sondern auch im Geiste. Zu spüren, wie der eigene Körper stärker wird, wie man resilienter wird und ein Stückchen selbstbewusster durch den Alltag läuft, ist ein großartiges Gefühl. Diese Erfahrung weiterzugeben und vielen anderen Menschen zu mehr innerer und äußerer Stärke zu verhelfen, ist mein Antrieb – in meinen Studios, im Austausch mit meinen Teilnehmer*innen und nun auch in diesem Buch.

Ich lade dich ein, das Gelernte in deinen Alltag zu integrieren, dir regelmäßig kleine Inseln für Bewegung zu schaffen und auf deine eigene Stärke zu vertrauen. Du musst nicht perfekt sein, du musst nicht super in Form sein, du musst nicht direkt viel Zeit und Geld in Stunden investieren – du musst einfach nur anfangen. Mein Tipp: Nimm andere mit auf die Reise, such dir Verbündete und trainiert gemeinsam – zu Hause oder in einem Studio in deiner Nähe.

Übungsverzeichnis

Dank

Zum Schluss möchte ich mich noch bedanken – bei meinen Teams in den Studios, die mir tagein und tagaus den Rücken freihalten und es mir ermöglichen, dass ich meinen vielen Projekten nachgehen kann. Ohne euch würde es nicht funktionieren. Danke auch an meinen Mann Philipp, der mir seit Jahren den Rücken freihält, meine Leidenschaften teilt und mich unterstützt, wo er nur kann. Ohne ihn wäre ich nicht da, wo ich heute stehe. Ein herzliches Dankeschön auch an unsere Studiobesucher*innen für ihre Besuche. Und auch an dich, dafür, dass du dieses Buch gelesen hast und dich auf diese Reise eingelassen hast. Vielleicht sehen wir uns einmal persönlich in einem meiner Studios oder online.

Lass uns in Bewegung bleiben – innerlich und äußerlich.

Über die Autorin

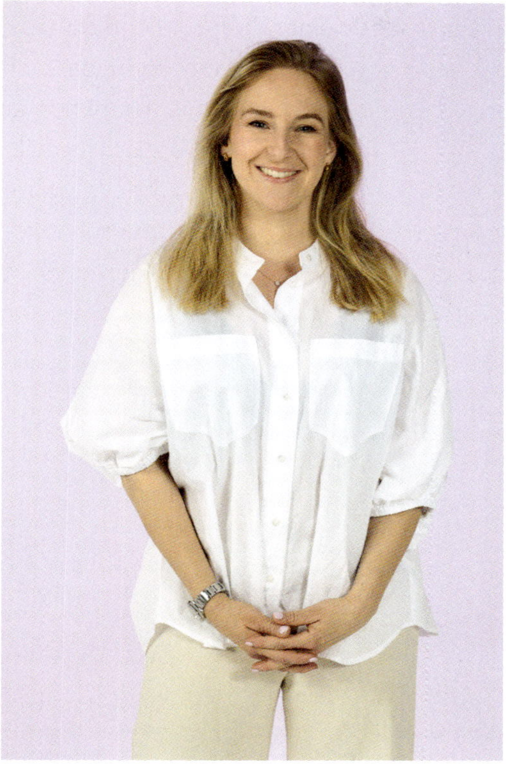

Dr. Liesa Marie Lier ist promovierte Sportökonomin und Expertin für ganzheitliches Training. Seit sechs Jahren leitet sie erfolgreich eigene Barre-Studios in Köln und hat sich durch zahlreiche Weiterbildungen im Bereich Barre sowie in anderen Fitnessmethoden tiefgehend spezialisiert. Aktuell führt sie zwei Studios in ihrer Heimatstadt, wo sie gemeinsam mit einem rund 50-köpfigen Team täglich zahlreiche Kursteilnehmer*innen innerlich wie äußerlich stärkt. Mit diesem Buch möchte sie die Wirksamkeit und Vielseitigkeit des Barre-Trainings einem noch breiteren Publikum zugänglich machen. Dr. Lier lebt mit ihrer Familie in Köln.

Bibliografische Information der Deutschen Nationalbibliothek
Die Deutsche Nationalbibliothek verzeichnet diese Publikation in der Deutschen Nationalbibliografie. Detaillierte bibliografische Daten sind im Internet über https://dnb.de abrufbar.

Für Fragen und Anregungen
info@m-vg.de

Wichtige Hinweise
Dieses Buch ist für Lernzwecke gedacht. Es stellt keinen Ersatz für eine individuelle medizinische Beratung dar und sollte auch nicht als solcher benutzt werden. Wenn du medizinischen Rat einholen willst, konsultiere bitte einen qualifizierten Arzt. Der Verlag und die Autorin haften für keine nachteiligen Auswirkungen, die in einem direkten oder indirekten Zusammenhang mit den Informationen stehen, die in diesem Buch enthalten sind.

Ausschließlich zum Zweck der besseren Lesbarkeit wurde auf eine genderspezifische Schreibweise sowie eine Mehrfachbezeichnung verzichtet. Alle personenbezogenen Bezeichnungen sind somit geschlechtsneutral zu verstehen.

Originalausgabe
1. Auflage 2026

Türkenstraße 89
80799 München
Tel.: 089 651285-0

Redaktion: Susanne Schneider
Umschlaggestaltung: Karina Braun
Umschlagabbildung: shutterstock / Katarina Kuljaca
Bildnachweis Innenteil: Alle Abbildungen von Bettina Theisinger, www.fotodesign-theisinger.de, außer: Anna Lena Pauly: Illustrationen Seite 42, 43, 44, 45
Layout und Satz: Daniel Förster
Druck: Florjancic Tisk d.o.o., Slowenien
Printed in the EU

ISBN Print 978-3-7423-2868-7
ISBN E-Book (EPUB, Mobi) 978-3-7453-2645-1